"十四五"职业教育国家规划教材

供护理、助产、医学检验技术、药剂、营养与保健、康复技术、口腔修复工艺、医学影像技术、中医等专业使用

病理学基础

（第四版）

主　编　贺平泽
副主编　胡利萍　吴红侠　张丽平　严葵花
编　者　（按姓氏汉语拼音排序）
　　　　杜　敏（山西晋中市卫生学校）
　　　　冯丽霞（阳泉市卫生学校）
　　　　贺平泽（吕梁市卫生学校）
　　　　胡利萍（广西河池市卫生学校）
　　　　纪　萍（通化市卫生学校）
　　　　陶晓燕（昆明卫生职业学院）
　　　　吴红侠（沈阳市中医药学校）
　　　　徐传磊（安徽省淮南卫生学校）
　　　　严葵花（大连铁路卫生学校）
　　　　杨祖良（昆明卫生职业学院）
　　　　张丽平（长治卫生学校）
　　　　赵　鸿（长治卫生学校）

科学出版社

北　京

内 容 简 介

本书为"十四五"职业教育国家规划教材，包括病理解剖学和病理生理学的课程内容，分总论和各论两部分。总论讲述疾病的普遍规律，是许多疾病共有的病理变化；各论讲述各系统常见疾病的特殊规律。为了帮助学生复习，加深理解，把握教材的重点、难点、检验学习效果，每章都有案例分析、链接、小结、目标检测及数字化课程模块。针对中等卫生职业学校教学需求，本书主要突出了基本概念、基本理论和病理学与临床的联系。本书编写参考了国家护士执业资格考试大纲，渗透了足够的考点和知识点。

本书适宜于护理、助产、医学检验技术、药剂、营养与保健、康复技术、口腔修复工艺、医学影像技术、中医等专业使用。

图书在版编目(CIP)数据

病理学基础/贺平泽主编．-4版．-北京：科学出版社，2017.1
"十四五"职业教育国家规划教材
ISBN 978-7-03-050028-1

Ⅰ.病… Ⅱ.贺… Ⅲ.病理学-中等专业学校-教材 Ⅳ.R36

中国版本图书馆 CIP 数据核字(2016)第 232492 号

责任编辑：曾小珍／责任校对：张怡君
责任印制：吴兆东／封面设计：张佩战

版权所有，违者必究。未经本社许可，数字图书馆不得使用

科学出版社 出版
北京东黄城根北街 16 号
邮政编码：100717
http://www.sciencep.com

涿州市殷润文化传播有限公司印刷
科学出版社发行 各地新华书店经销

*

2003 年 2 月第 一 版　开本：787×1092 1/16
2017 年 1 月第 四 次印刷　印张：14 1/2
2025 年 8 月第四十八次印刷　字数：344 000

定价：49.80 元
（如有印装质量问题，我社负责调换）

中等职业教育数字化课程建设项目教材出版说明

为贯彻《国家中长期教育改革和发展规划纲要（2010—2020）》、《教育信息化十年发展规划（2011—2020）》等文件精神，落实教育部最新《中等职业学校专业教学标准（试行）》要求；为调动广大教师参与数字化课程建设，提高其数字化内容创作和运用能力，结合最新数字化技术促进职业教育发展，科学出版社于 2015 年 9 月正式启动了中等职业教育护理、助产专业数字化课程建设项目。

科学出版社前身是 1930 年成立于上海的龙门联合书局，1954 年，龙门联合书局与中国科学院编译局合并组建成立科学出版社，现隶属中国科学院，员工达 1200 余名，其中硕士研究生及以上学历者 627 人（截至 2016 年 7 月 1 日），是我国最大的综合性科技出版机构。依托中国科学院的强大技术支持，我社于 2015 年推出最新研发成果："爱医课"互动教学平台（见封底）。该平台可将教学中的重点内容以视频、语音及三维模型等方式呈现，学生用手机扫描常规书页即可免费浏览书中配套 3D 模型、动画、视频、护考模拟试题等教学资源。

本项目分数字化教材建设与资源建设两部分。数字化课程建设项目与"爱医课"互动教学平台进行的首次有益结合而成的教材，是我国中等职业层次首套数字化创新教材。2015 年 10 月开展了建设团队的全国遴选工作，共收到全国 62 所院校 575 位老师的申请资料，于 2016 年 1 月在湖北武汉召开了项目启动会及教材编写会。

（一）数字化教材的编写指导思想

本次编写充分体现了职业教育特色，紧紧围绕"以就业为导向，以能力为本位，以发展技能为核心"的职业教育培养理念，遵循"理论联系实际"的原则，强调"必需、够用"的编写标准，以数字化课程建设为方向，以创新教材为呈现形式。

（二）本套数字化教材的特点

1. 按照专业教学标准安排课程结构　本套数字化教材严格按照专业教学标准的要求设计科目、安排课程。全套教材分公共基础课、专业技能课、专业选修课及综合实训四类，共计 39 种，体系完整。

2. 紧扣最新护考大纲调整内容　本套系列教材参考了"国家护士执业资格考试大纲"的相关标准，围绕考试内容调整学习范围，突出考点与难点，方便学生的在校日常学习与护考接轨，适应护理职业岗位需求。

3. 呈现形式新颖　"数字化"是未来教育的发展方向，本项目 39 种教材均将传统纸质教材与"爱医课"教学平台无缝对接，形式新颖。它能充分吸引职业院校学生的学习兴趣，提高课堂教学效果。使学生用"碎片化时间"学习，寓教于乐，乐中识记、乐中理解、乐中运用，为翻转课堂提供了有效的实现手段。

（三）本项目出版教材目录

本项目经中国科学院、科学出版社领导的大力支持，获年度重大项目立项。39 种教材具体情况如下：

中等职业教育数字化课程配套创新教材目录

序号	教材名	主编	书号
1	《语文》	孙 琳 王 斌	978-7-03-048363-8
2	《数学》	赵 明	978-7-03-048206-8
3	《公共英语基础教程（上册）》（双色）	秦博文	978-7-03-048366-9
4	《公共英语基础教程（下册）》（双色）	秦博文	978-7-03-048367-6
5	《体育与健康》	张洪建	978-7-03-048361-4
6	《计算机应用基础》（全彩）	施宏伟	978-7-03-048208-2
7	《计算机应用基础实训指导》	施宏伟	978-7-03-048365-2
8	《职业生涯规划》	范永丽 汪 冰	978-7-03-048362-1
9	《职业道德与法律》	许练光	978-7-03-050751-8
10	《人际沟通》（第四版，全彩）	钟 海 莫丽平	978-7-03-049938-7
11	《医护礼仪与形体训练》（全彩）	王 颖	978-7-03-048207-5
12	《医用化学基础》（双色）	李湘苏 姚光军	978-7-03-048553-3
13	《生理学基础》（双色）	陈桃荣 宁 华	978-7-03-048552-6
14	《生物化学基础》（双色）	赵勋黐 王 懿 莫小卫	978-7-03-050956-7
15	《医学遗传学基础》（第四版，双色）	赵 斌 王 宇	978-7-03-048364-5
16	《病原生物与免疫学基础》（第四版，全彩）	刘建红 王 玲	978-7-03-050887-4
17	《解剖学基础》（第二版，全彩）	刘东方 黄嫦斌	978-7-03-050971-0
18	《病理学基础》（第四版，全彩）	贺平泽	978-7-03-050028-1
19	《药物学基础》（第四版）	赵彩珍 郭淑芳	978-7-03-050993-2
20	《正常人体学基础》（第四版，全彩）	王之一 覃庆河	978-7-03-050908-6
21	《营养与膳食》（第三版，双色）	魏玉秋 戚 林	978-7-03-050886-7
22	《健康评估》（第四版，全彩）	罗卫群 崔 燕	978-7-03-050825-6
23	《内科护理》（第二版）	崔效忠	978-7-03-050885-0
24	《外科护理》（第二版）	闵晓松 阴 俊	978-7-03-050894-2
25	《妇产科护理》（第二版）	周 清 刘丽萍	978-7-03-048798-8
26	《儿科护理》（第二版）	段慧琴 田 洁	978-7-03-050959-8
27	《护理学基础》（第四版，全彩）	付能荣 吴姣鱼	978-7-03-050973-4
28	《护理技术综合实训》（第三版）	马树平 唐淑珍	978-7-03-050890-4
29	《社区护理》（第四版）	王永军 刘 蔚	978-7-03-050972-7
30	《老年护理》（第二版）	史俊萍	978-7-03-050892-8
31	《五官科护理》（第二版）	郭金兰	978-7-03-050893-5
32	《心理与精神护理》（双色）	张小燕	978-7-03-048720-9
33	《中医护理基础》（第四版，双色）	马秋平	978-7-03-050891-1
34	《急救护理技术》（第三版）	贾丽萍 王海平	978-7-03-048716-2
35	《中医学基础》（第四版，双色）	伍利民 郝志红	978-7-03-050884-3
36	《母婴保健》（助产，第二版）	王瑞珍	978-7-03-050783-9
37	《产科学及护理》（助产，第二版）	李 俭 颜丽青	978-7-03-050909-3
38	《妇科护理》（助产，第二版）	张庆桂	978-7-03-050895-9
39	《遗传与优生》（助产，第二版，双色）	潘凯元 张晓玲	978-7-03-050814-0

注：以上教材均配套教学 PPT 课件，在"爱医课"平台上提供免费试题、微视频等多种资源，欢迎扫描封底二维码下载

科学出版社

2016 年 12 月

前　言

党的二十大报告对新时代新征程上推进健康中国建设作出了新的战略部署，提出"把保障人民健康放在优先发展的战略位置"。这凸显了以人民为中心的发展思想，是推进中国式现代化的重要内涵。这对医药卫生事业提出了更高要求。贯彻落实党的二十大决策部署，积极推动健康事业发展，离不开人才队伍建设。"培养造就大批德才兼备的高素质人才，是国家和民族长远发展大计。"教材是教学内容的重要载体，是教学的重要依据、培养人才的重要保障。本次教材修订旨在贯彻党的二十大报告精神，坚持为党育人、为国育才。

本书是根据教育部倡导的卫生职业教育教学改革和全国卫生职业教育新模式研究课题组精神，由科学出版社组织出版的数字化创新教材。本书以护理专业为主要对象，兼顾医药类其他相关专业需求，本着贴近学生、贴近岗位、贴近社会的基本原则，围绕国家护士职业资格考试大纲，兼容科学性、思想性的同时，体现实用性、可读性和创新性。

本书编写使用了大量临床真实案例、大体标本、组织切片插图和归纳性图表，突出基本知识、基本理论，病例与护理、临床及其他相关医学专业的内在联系，以3D模型、视频、动漫、音频等形式展现给学生，尽量简化发病机制的叙述，病理变化力求简明、条理清晰。每章节附有小结和目标检测，帮助学生总结、思考和验证。

本书承蒙各位编者团结协作及辛勤付出，再次表示诚挚的感谢和敬意。

由于编者学术水平和编写能力有限，书中不足之处所难免，恳请广大师生予以批评指正。

贺平泽

2023年6月

目　　录

绪论 ··· 1
第1章　疾病概论 ·· 4
　　第1节　健康与疾病 ··· 4
　　第2节　病因学概述 ··· 5
　　第3节　发病学概述 ··· 6
　　第4节　疾病的经过与转归 ·· 7
第2章　细胞和组织的适应、损伤和修复 ·· 11
　　第1节　细胞和组织的适应 ·· 11
　　第2节　细胞和组织的损伤 ·· 14
　　第3节　细胞和组织损伤的修复 ·· 18
第3章　局部血液循环障碍 ··· 25
　　第1节　充血 ·· 25
　　第2节　出血 ·· 28
　　第3节　血栓形成 ·· 30
　　第4节　栓塞 ·· 34
　　第5节　梗死 ·· 37
第4章　炎症 ·· 42
　　第1节　炎症的原因 ··· 42
　　第2节　炎症的基本病理变化 ··· 42
　　第3节　炎症的局部表现和全身反应 ·· 47
　　第4节　炎症的类型及病变特点 ·· 48
　　第5节　炎症的结局 ··· 54
第5章　肿瘤 ·· 58
　　第1节　肿瘤的概述 ··· 58
　　第2节　肿瘤的特征 ··· 59
　　第3节　肿瘤对机体的影响 ·· 65
　　第4节　良、恶性肿瘤的区别 ··· 66
　　第5节　肿瘤的命名与分类 ·· 67
　　第6节　癌前病变、原位癌和早期浸润癌 ·· 69
　　第7节　常见肿瘤举例 ·· 70
　　第8节　肿瘤的病因和发病学概要 ··· 75
　　第9节　肿瘤的防治原则 ··· 76
第6章　水、电解质代谢紊乱 ··· 79
　　第1节　水、钠代谢紊乱 ··· 79
　　第2节　钾代谢紊乱 ··· 83
　　第3节　水肿 ·· 86
第7章　发热 ·· 94
　　第1节　概述 ·· 94
　　第2节　发热的原因与机制 ·· 94
　　第3节　发热的时相与热型 ·· 96
　　第4节　发热时机体的代谢与功能变化 ··· 97
　　第5节　发热的生物学意义 ·· 98
　　第6节　发热的治疗原则与护理 ·· 98

第8章	休克	100
第9章	心血管系统疾病	109
第1节	原发性高血压	109
第2节	动脉粥样硬化及冠心病	113
第3节	风湿病	118
第4节	心瓣膜病	120
第5节	心肌炎	122
第6节	心力衰竭	122
第10章	呼吸系统常见疾病	130
第1节	慢性支气管炎	130
第2节	慢性阻塞性肺气肿	131
第3节	慢性肺源性心脏病	132
第4节	肺炎	133
第5节	呼吸衰竭	136
第11章	消化系统疾病	140
第1节	慢性胃炎	140
第2节	消化性溃疡	141
第3节	病毒性肝炎	143
第4节	肝硬化	147
第5节	肝性脑病	151
第12章	泌尿系统疾病	156
第1节	肾小球肾炎	157
第2节	肾盂肾炎	162
第3节	肾衰竭	165
第13章	生殖系统与性传播疾病	172
第1节	子宫疾病	172
第2节	乳腺疾病	176
第3节	前列腺疾病	179
第4节	常见性传播疾病	180
第14章	传染病	187
第1节	结核病	187
第2节	伤寒	195
第3节	细菌性痢疾	198
第4节	流行性脑脊髓膜炎	200
第5节	流行性乙型脑炎	202
实验指导		207
实验一	组织、细胞的适应、损伤和修复	207
实验二	局部血液循环障碍	208
实验三	炎症	209
实验四	肿瘤	210
实验五	心血管系统疾病	211
实验六	呼吸系统疾病	212
实验七	消化系统疾病	213
实验八	泌尿系统疾病	214
实验九	女性生殖系统与性传播疾病	214
实验十	传染病	215
参考文献		217
病理学基础教学大纲		218
自测题参考答案		224

绪　论

一、病理学的任务和内容

病理学是研究疾病发生、发展规律的科学。它研究疾病的病因、发病机制、病理变化（形态结构、功能代谢变化）、病变与临床之间的联系，以及病变的转归与结局。通过学习来认识和掌握疾病的本质及其发生发展规律，为正确诊治和预防疾病奠定理论基础。

病理学分为病理解剖学和病理生理学。前者侧重从形态结构角度研究疾病的发生发展规律；后者侧重从功能代谢角度研究疾病的本质。由于机体的形态结构变化与功能代谢变化紧密联系，互为因果，所以，病理解剖学和病理生理学两门学科之间不能截然分开。

本书内容包括总论（第1~8章）和各论（第9~14章）。总论讲述了疾病的普遍规律，是许多疾病共有的病理变化；各论讲述了各系统常见疾病的特殊规律，是研究各种疾病的病因、发病机制、病理变化与临床联系及其转归规律。病理学总论和各论的内容，是研究疾病普遍规律和特殊规律的两种认识过程，从认识疾病的共性着手，进一步研究疾病的个性，两者互相补充，深化认识疾病的过程。

二、病理学在医学实践中的地位

现代科学技术的迅速发展，使得医学基础学科之间，越来越互相渗透、互相依赖和互相促进。病理学需以解剖学、生理学、组织胚胎学、细胞生物学、生物化学、微生物学、免疫学和寄生虫学为依托。这些基础医学的每一重大进展，都能有力地促进病理学向前发展。另外，病理学与临床各科密切相关。内科、外科、儿科、妇产科、五官科等必须以病理学的知识为基础。病理学是介于基础医学与临床医学之间的桥梁学科，尤其对疾病的临床诊断，是任何手段难以替代的（如影像学、内镜技术、分子生物学技术等）。许多疾病（特别是肿瘤）最终仍需通过病理组织学检查才能确诊。同时，临床各种丰富的实践，不断向病理学提出新的研究课题；而病理学的研究成果，又不断对疾病本质的认识进一步深化和提高。

三、病理学的研究方法

病理学十分重视对患病机体各器官、组织形态结构和功能代谢变化的研究，通常采用各种观察手段（如肉眼、光镜、电镜、组织和细胞化学、免疫等）和有关学科的先进技术与方法，对来源于尸体、活体、实验动物、体外培养组织和细胞，进行全面观察、分析综合，得出客观科学的依据。其具有极强的实践性和直观性。其研究方法主要有以下几种：

1. 尸体解剖（简称尸检） 即对死者的遗体进行病理解剖，全面检查各系统、各脏器、组织的病理变化，其特点：①确定诊断，查明死因。总结经验教训，提高诊治水平。②及时发现各种传染病、地方病等。③积累大体标本和组织切片材料。

2. 活体组织检查（简称活检） 即采用手术切取、钳取、细针穿刺病变组织，进行形态学观察，做出病理诊断。其特点：①组织新鲜，可供各种研究方法选用（如免疫组化、组织培养等）；②诊断及时，必要时可在手术进行中作冷冻快速诊断；③确定疾病性质，指导临床治疗和判断疾病预后。

3. 细胞学检查 采用刮取或针刺黏膜、浆膜表面脱落的细胞（如口腔、鼻咽部、女性生殖道、痰液、乳腺溢液、胸腔、腹腔、心包积液等）进行形态学观察，做出细胞学诊断。其特点：①设备简单，操作简便；②患者痛苦少，价廉，易接受；③适用于较大范围的健康普查。

4. 动物实验 在动物体内复制人类疾病的模型，人为地控制各种条件，多方面对其形态结构、功能代谢变化进行动态研究，从中发现其规律性。其特点：①可根据需要，进行任何方式的观察研究，并与人体疾病对照。②不能在人体作的研究（如致癌物、某些生物因子的治病作用等），可予弥补。但需明确，人与动物在遗传学上存在很大差异，不能随意套用。③可多次重复验证、积累资料，从而推动医学科学的发展。

5. 组织培养与细胞培养 将某种组织或单细胞在体外实验，研究在各种因子作用下细胞、组织病变的发生和发展。近年来通过组织培养和细胞培养，对肿瘤的生长、细胞癌变、病毒的复制、染色体变异及组织损伤后细胞生长调节等方面的研究，均取得了重大进展。其特点：①周期短，见效快；②体外因素单纯，容易控制，能避免体内因素的干扰。

由于免疫学和分子生物学等学科的飞速发展，极大地推动了病理学研究方法的改进，如免疫组织化学、基因工程、原位分子杂交等技术的应用，进一步加强了形态结构与功能代谢变化的综合研究，促使现代病理学向着更深、更广、更高的水平发展。

四、病理学的学习方法

病理学是人类与疾病斗争过程中逐渐认识和研究发展起来的，是一门理论性、实践性较强的学科。其基本概念、基本病变和基本理论揭示了疾病发生发展过程中所出现的共性、个性变化及其转化规律。结合本学科特点，学习时应注意以下几点：

1. 正确认识原因与条件、形态与功能、局部与整体、病变与临床之间的辩证关系，不断提高综合分析和解决问题的能力，为学习临床医学和专业知识打下坚实的基础。

2. 加强理论联系实践，重视实验课学习，通过大体标本、组织切片及动物实验的观察、尸体解剖见习，使感性认识与理性认识有机结合，力争达到理论与实践的统一。

3. 运用动态的、发展的观点分析疾病的全过程。任何疾病及其病理变化，从它的发生、发展到结局，都有其不同的演变过程，在观察病变时，既要看到它的现状，也要想到它的过去和未来。

4. 注重病理与临床、护理及其他相关专业的联系。以新医学观生物、心理、家庭、社会、生活方式等多层面因素的影响去认识健康与疾病，从而有效地预防、治疗、护理疾病，增进人类的健康。

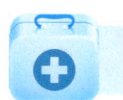

一、名词解释
病理学

二、选择题
1. 临床上最为广泛应用的病理学研究方法是（　　）
   A. 活检　　　　　　B. 尸体解剖
   C. 组织培养　　　　D. 动物实验
   E. 细胞培养
2. 宫颈涂片属于哪种病理学研究方法（　　）
   A. 活检　　　　　　B. 组织培养
   C. 脱落细胞学检查　D. 动物实验
   E. 细胞培养
3. 侧重功能代谢变化研究疾病发生发展规律的学科是（　　）
   A. 病理学　　　　　B. 病理解剖学
   C. 病理生理学　　　D. 免疫病理学
   E. 实验病理学

三、简答题
1. 简述病理学的任务。
2. 为什么说病理学是一门桥梁学科？

（贺平泽）

第1章 疾病概论

健康与疾病是生命中两种对立的状态。人的一生，经常受到各种疾病的困扰，使其健康受损。

第1节 健康与疾病

案例 1-1

患者，男性，34岁，已婚，大学毕业，世界500强企业职员，工作8年，任小组长。工作任务较繁重，经常加班加点、搞设计、提建议，付出了辛勤的劳动，但得不到领导的认可，提交的一份份方案报告总是被否决。近期，原本乐观向上的他变得十分小心谨慎，少言寡语，整天提心吊胆，时不时出现头晕眼花、恶心、手足冷汗等不适。医院全面检查，未发现任何器质性病变。

问题：1. 该男士身体处于什么状况：健康？疾病？还是亚健康？
   2. 出现的各种不适现象是怎样引起的？

一、健康的概念

世界卫生组织（WHO）提出：健康不仅是没有疾病和病痛，而且是躯体上、精神上和社会上的良好状态。健康意味着有强壮的体魄（有效的劳动能力）、正常的生理功能和健全的心理精神状态（包括对社会的适应性）。这种良好状态有赖于机体内部结构与功能、代谢的协调，有赖于机体各调节系统对内环境的调节与稳定。健康对人来说是相对的，不同的地域条件、年龄结构、生存状况，标准不尽相同，也可以随时空变化而改变。因此，增强健康意识，是和谐社会的基础，是每位公民的责任。

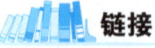

亚健康状态

20世纪80年代以来，人们提出亚健康概念。认为亚健康是介于健康与疾病之间的状态——亚健康状态。包括：①心身轻度失调状态：表现为情绪低落、注意力不集中、食欲不振、烦躁、失眠、纳呆等；②潜在临床状态：即潜伏着发展成为某一病理损害的可能；③前临床状态：即已有病理改变，但临床症状不明显。很显然，亚健康阶段中，心身交互作用，促进着疾病的发生。如果从心理、行为、生活方式等多个环节采取干预措施，有可能阻断亚健康向临床疾病方向发展，使机体保持良好的状态。

案例 1-1 分析

1. 该男士处于亚健康状态。
2. 出现这种状况的原因是由于工作任务繁重，经常加班加点熬夜，工作成绩得不到领导的认可，压力较大造成的。应该及时调整工作状态，保持积极乐观的生活态度，按时作息。

二、疾病的概念

目前认为，疾病是机体在致病因素的损伤与抗损伤相互作用下，自稳调节紊乱而发生的异常生命活动过程。此时，机体内环境紊乱（形态结构和功能代谢改变）和（或）与外界环境的平衡失调（心理、社会适应能力异常、劳动力的降低）。患者出现各种症状、体征、心理障碍和行为异常（图 1-1）。

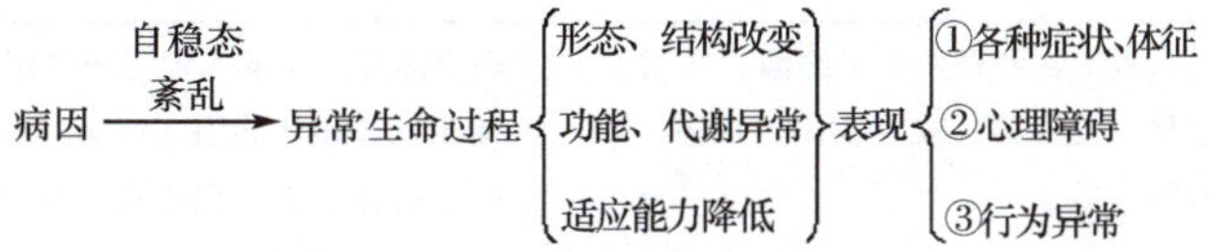

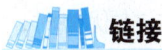

图 1-1 疾病概念示意图

应当指出，并不是所有疾病都有症状、体征和心理障碍、行为异常。也不是有症状、体征就必然出现心理障碍和行为异常。疾病可以是隐藏在身体内的缺陷或功能不全，只有表现出来时才会使人感到不适或痛苦，如病毒性肝炎、动脉粥样硬化、癌症等。

第 2 节 病因学概述

病因学是研究疾病发生的原因和条件的科学。原因是能引起某种疾病发生并决定疾病特异性的体内外因素，简称病因。条件是指在疾病原因作用机体的前提下，影响或促进疾病发生发展的因素，包括通常所说的诱因。危险因素是指与疾病发生发展关系密切的因素，目前难以确定其性质究竟属于原因还是条件。例如，高血压、高血脂、高血糖、吸烟等被认为是动脉粥样硬化形成的危险因素。

原因与条件引起疾病发生有以下特点：①一种疾病可以由一种病因或几种病因共同作用引起；②同一种病因可能引起一种或几种不同的疾病，如内毒素血症，既可引起休克，又可导致 DIC 的发生；③同一种因素，对一种疾病是原因，而对另一种疾病则为条件，如免疫功能缺陷是免疫缺陷病的原因，但对感染性疾病则属于条件；④年龄、性别、遗传、自然环境等因素往往是某些疾病发生的条件。

病因的种类很多，常见的有：①生物性因素；②物理性因素；③化学性因素；④营养性因素；⑤遗传因素；⑥免疫因素；⑦心理、社会因素。病因的类型和致病特点归纳为表 1-1。

链接

心理、社会因素在疾病发生中的作用

据统计，在综合医院初诊患者中，至少有 1/3 患者的身体疾病与心理、社会因素有关。社会因素主要表现在环境对人的影响，包括生活、工作环境、人际关系、家庭状况、社会制度、经济条件、社会地位、宗教信仰、文化教育水平等。从流行病调查资料看，职业紧张、战争、天灾人祸、噪声、环境污染、交通拥挤、人口密度、生活方式等都是导致身心疾病常见的社会因素。据统计，身心疾病的发病率，发达国家高于发展中国家，城市高于农村，脑力劳动者高于体力劳动者。

影响身心疾病的心理因素主要有情绪和人格特征。积极和愉快的情绪对人体的生命活动起到良好的促进作用，使人保持健康。消极或不乐观的情绪，如多疑、焦虑、悲伤、惊恐、愤怒等，如强度过大或时间过久，便可导致精神神经功能失调，使机体器官功能紊乱。性格指个人对客观现实的态度，研究证明，不同人格特征的人对某些身心疾病的易患性具有明显的差异。

随着社会经济发展，科技进步，环境巨变，人口老龄化，体力活动减少，精神压力加大，病因将向复杂多变及心理、社会因素占非常重要的地位转变。

表1-1 常见病因的类型和致病特点

类型	病因举例	致病特点
生物性因素	各种病原微生物和寄生虫（细菌、病毒、螺旋体、支原体、立克次体、真菌、原虫和蠕虫等）	①病原体有一定的入侵门户和定位；②病原体必须与机体相互作用才能引起疾病；③病原体作用于机体既改变了机体状态，也改变了病原体本身
物理性因素	各种机械伤、温度、电流、气压、电离辐射等	①与疾病的发生有关，对疾病发展不起作用；②除射线外，潜伏期短或无潜伏期；③无明显的组织、器官选择性；④致病程度与作用强度、时间、部位有关
化学性因素	强酸、强碱、有害气体、化学毒物、农药、药物等	①与性质、浓度、剂量、作用时间有关；②除慢性中毒外，潜伏期短；③多数对机体作用部位有选择性
营养因素	机体必需物质（糖、脂肪、蛋白质、水、氧、无机盐、维生素、微量元素）	缺乏或过多都可致病
遗传因素	遗传物质的改变（基因突变、染色体畸变）	①遗传性疾病；②遗传易感性
免疫因素	免疫功能先天不足或后天低下、免疫缺陷、免疫功能异常	①变态反应；②免疫缺陷病；③自身免疫性疾病；④继发感染、癌变等
心理、社会因素	紧张、忧虑、抑郁、怨恨、恐惧、失望等	①应急性疾病；②变态人格；③身心疾病等

第3节　发病学概述

发病学是研究疾病发展规律的科学。每一种疾病都有自己的发展规律，但不同疾病又存在着共同的基本规律，概括如下：

一、疾病过程中的损伤与抗损伤反应

致病因素作用于机体引起损伤的同时，机体则调动各种防御、代偿功能来对抗致病因素及其引起的损伤。损伤与抗损伤反应贯穿疾病过程的始终，并影响着疾病的发展和转归。当损伤占优势时，病情向恶化的方向发展，甚至造成死亡；反之，当抗损伤反应占优势时，病情逐渐缓解，直至康复。例如，外伤性出血引起血压下降、组织缺氧等损伤的同时，机体通过神经体液调节，引起外周血管收缩、心率加快、血凝加速等抗损伤反应，使回心血量和心排血量增加，维持血压和心、脑重要脏器的血液供给，同时起到减少出血和止血的目的。若损伤较轻，通过抗损伤反应和适当治疗，机体便可康复；若损伤严重，抗损伤反应不足以对抗损伤引起的变化，又得不到及时有效的治疗，导致创伤或失血性休克，甚至

危及生命。

损伤与抗损伤反应在一定条件下可互相转化。上述血管收缩有抗损伤意义，但持续时间过长，便可加重组织缺氧，引起酸中毒及肾衰竭等病理过程，即原来的抗损伤反应转变成为损伤因素。医学实践中，必须掌握疾病过程中损伤与抗损伤互相转化的规律，才能对病情作出正确的判断和处理。

二、疾病过程中的因果转化

因果转化是指初始病因作用下，机体发生了某些损伤性变化（结果），而这些结果又可以引起机体新的变化，原因、结果交替不已，形成链式的发展过程，推动着疾病的进一步发展。在此过程中，如果几种变化互为因果，形成环式运动，而每循环一次使病情进一步恶化，称为恶性循环，反之可称为良性循环（图1-2）。

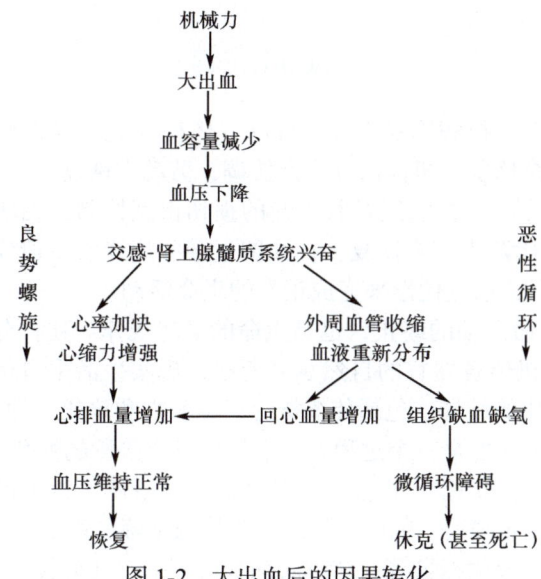

图 1-2　大出血后的因果转化

三、机体局部与全身相互影响

疾病过程中，局部组织、器官出现了一些病理变化。这种局部病变通过神经、体液影响整个身体，而全身功能状态又影响着局部病变的发展与转归。例如，大叶性肺炎，病变在肺，导致咳嗽、咳痰、呼吸困难等，但同时也会出现寒战、发热、血液中白细胞增多，甚至引起中毒性休克等全身反应，表明局部病变可以影响整体。而白细胞增多又有利于肺部病变的消退，表明整体对局部的影响。正确认识局部与整体的相互关系对疾病的诊治具有重要的意义。

第4节　疾病的经过与转归

一、疾病的经过

绝大多数疾病都有一个发生、发展和转归过程。不同的疾病，其发展过程不尽相同。

如急性传染病其阶段性比较明显；而外伤等，其阶段性区分不明显。通常把疾病的发展过程分为以下四个阶段。

1. 潜伏期　指病因作用于机体到疾病最初症状出现前的这一阶段。此期患者没有症状，临床上不易发现。不同的疾病，潜伏期时间长短不一，长者可达数月、数年；短者可无明显的潜伏期。

2. 前驱期　指疾病最初的症状出现，到该疾病的主要症状出现前的这一阶段。虽然临床出现症状，如全身不适、乏力、头痛、厌食等，但多无特异性，容易误诊。医护人员需熟悉、重视此期特点，有助于早期诊断和早期治疗。

3. 症状明显期　指疾病的主要症状、典型症状相继出现的这一阶段。临床上常以此期的症状和体征作为诊断疾病的重要依据。

4. 转归期　指疾病过程的最后阶段，取决于损伤与抗损伤反应和是否得到及时、恰当的治疗。

二、疾病的转归

1. 完全康复（痊愈）　指病因被消除，症状、体征消退，被损伤的组织、器官功能、代谢和形态结构得到完全修复，机体内外平衡协调，劳动力恢复。

2. 不完全康复（好转）　指病因及其引起的损伤得到控制，临床主要症状消退，受损组织细胞的形态和功能代谢未完全恢复，往往留下某些病变或后遗症（如风湿性心内膜炎遗留的瓣膜病变等），只能通过代偿来完成正常的生命活动。

3. 死亡　是机体生命活动的终止，也是生命的必然规律。死亡分为生理性死亡和病理性死亡。生理性死亡是机体各器官的自然衰老所致，现实生活中自然死亡实属罕见，病理性死亡是疾病进行性恶化的结局，包括传统概念、脑死亡和猝死三种认识。

（1）传统概念：认为死亡是一个过程，一般经历三个阶段的变化。

1）濒死期（临终状态）：指死亡前的垂危状态，患者脑干以上的中枢神经处于抑制状态，各系统功能和代谢严重障碍。临床主要表现为体温下降、意识模糊或丧失、心跳减弱、血压下降、呼吸不规则、反射迟钝等。持续时间长短不一，几分钟、几小时或达几天。

2）临床死亡期：此时中枢抑制已达延髓以上，表现为心跳、呼吸停止，反射消失，但机体各组织细胞仍进行着微弱的代谢活动。如能及时抢救，患者有望复苏成功。

案例 1-2

患者，男性，70岁。原发性高血压20年，糖尿病10年，冠心病心绞痛6年。近1个月来心绞痛发作频繁，且休息及硝酸甘油含服效果不佳，以"不稳定型心绞痛"收住入院。今晨，患者在洗漱过程中突然摔倒，意识丧失，大动脉搏动消失，呼吸停止。医护人员立即行胸外心脏按压，并实施电除颤2次，3分钟后患者意识恢复，出现心跳和呼吸。

问题：1. 判断心脏停搏最有效最迅速的方法是什么？
　　　2. 在心肺复苏过程中，心电图发现患者有心室纤颤，首先应采取的措施是什么？

案例 1-2 分析

1. 判断心脏停搏最有效的方法是大动脉搏动消失，呼吸停止。
2. 首先应该除颤。

3）生物学死亡期：是死亡过程的最后阶段，此时机体各重要器官的代谢活动相继停止，并成为不可逆性变化，随着生物学死亡的发展，尸体逐渐出现尸冷、尸斑、尸僵，最后腐败、分解。

（2）脑死亡：是全脑功能（包括大脑半球、间脑和脑干各部）不可逆的永久性丧失，是判断死亡的新标志。

脑死亡的判定标准：①自主呼吸停止；②不可逆昏迷和大脑无反应性；③脑电波消失；④脑神经反射消失，瞳孔散大或固定；⑤脑血液循环停止。

（3）猝死：6小时或24小时内非暴力意外的突然死亡称为猝死。

> **护考链接**
>
> 卢某，男性，67岁。在施工工地因起重机吊物脱落击伤脑部，出血后出现深昏迷，脑干反射消失，脑电波消失，瞳孔放大，无自主呼吸，患者以上表现应属于
> A. 临床死亡期　　B. 濒死期
> C. 生物学死亡期　D. 脑死亡期
> E. 功能衰退期
> **分析**：患者处于脑死亡期，其主要判断标准：不可逆深度昏迷，自发呼吸停止，脑干反射消失，脑电波消失。临床死亡期心跳、呼吸停止，特别强调心脏停搏。

考点：脑死亡的判断标准

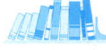
链接

脑死亡的意义

①有利于准确判断死亡的时间，对可能涉及的一些法律问题提供依据；②可协助医务人员确定终止复苏抢救的界线，停止无效的抢救，减少无意义的医疗资源的浪费。③为器官移植创造了良好的时机和合法的根据。因为脑死亡者借助呼吸、循环辅助装置，在一定时间内可维持器官组织低水平的功能活动，是器官移植手术良好的供体。

目前西方发达国家如美国、德国、法国等，亚洲国家如日本，还有中国的台湾、香港、澳门也相继实行了脑死亡法。脑死亡作为死亡的标准是社会发展的需要，相信在不远的将来，脑死亡标准将会在我国境内获得立法通过。

小结

疾病是损伤与抗损伤斗争的过程，没有病因的损伤就无需机体抗损伤，所以无原因的疾病是不存在的。病因包括外界因素、内部因素、自然环境和社会因素。通常疾病的发生是多种因素共同作用的结果，其发展过程具有一定的共同规律，这是医护疾病的基础。

疾病的经过可分为潜伏期、前驱期、症状明显期和转归期，是多数疾病发生、发展的自然过程。疾病的结局包括康复和死亡两种形式。

死亡是生命活动的终止。其过程可分为濒死期、临床死亡期和生物学死亡期三个阶段。前两阶段是实施抢救、体现医护水平及人道主义的关键时刻；后一阶段是我国目前仍然执行的判定死亡的传统标准。

脑死亡是全脑功能的永久性丧失，是机体作为一个整体功能的永久性停止。

自 测 题

一、名词解释

1. 健康 2. 疾病 3. 脑死亡

二、选择题

1. 疾病的发展取决于（　　）
   A. 病因的强度
   B. 是否有诱因存在
   C. 机体免疫功能的强弱
   D. 损伤与抗损伤力量对比
   E. 遗传因素

2. 全脑功能的永久性停止称为（　　）
   A. 植物人状态　　　B. 脑死亡
   C. 临终状态　　　　D. 临床死亡
   E. 生物学死亡

3. 下列哪项不作为脑死亡的标准（　　）
   A. 自主呼吸停止　　B. 心脏停搏
   C. 脑电波消失　　　D. 脑神经反射消失
   E. 不可逆性昏迷

4. 判断不完全康复的依据是（　　）
   A. 病因消除　　　　B. 症状消退
   C. 功能恢复　　　　D. 活动协调
   E. 体内遗留病变损伤过程

5. 濒死期表现为（　　）
   A. 心跳、呼吸停止
   B. 各种反射消失
   C. 意识模糊、反应迟钝、血压下降、呼吸不规则
   D. 脑血液循环停止
   E. 机体难以复苏

6. 某患儿患流行性脑脊髓膜炎，患者出现高热、头痛、呕吐、脑膜刺激征，该疾病过程处于（　　）
   A. 潜伏期　　　　　B. 前驱期
   C. 症状明显期　　　D. 转归期
   E. 濒死期

7. 某些药物能损害正常发育的胎儿，导致胎儿畸形，这种致病因素属于（　　）
   A. 遗传性因素　　　B. 化学性因素
   C. 先天性因素　　　D. 免疫性因素
   E. 营养性因素

三、简答题

1. 疾病的原因、条件是什么？两者有何联系？
2. 脑死亡有何现实意义？

（夏慧慧）

第 2 章 细胞和组织的适应、损伤和修复

机体的正常细胞和组织在生命活动过程中，当体内外环境的刺激发生变化时，可以主动调整自身的代谢、功能和形态以适应环境变化，抵御刺激因子的损害，表现为适应性变化。如果刺激过于强烈，超过了一定界限，则可造成细胞损伤性变化，轻则变性，重则死亡。损伤造成机体部分细胞和组织丧失功能的同时，机体会出现修复性反应，如细胞的再生等。细胞和组织的适应、损伤和修复是疾病过程中的基础性病理变化。通过学习本章，可为将来临床护理工作尤其是损伤的护理打下坚实的基础。

第 1 节 细胞和组织的适应

细胞、组织和器官应对内、外环境各种有害因子的刺激而产生的非损伤性反应，称为适应（adaptation）。适应在形态学上一般表现为萎缩、肥大、增生和化生。

案例 2-1

患者，女性，78 岁。左侧肢体偏瘫，卧床。骶尾部皮肤有 2cm×3cm 溃烂面，创面组织发黑、恶臭，可见大量脓性分泌物和坏死组织，部分骶骨外露。经清创换药及消炎对症治疗，并增加营养后，患者伤口溃烂面逐渐缩小，基底部长出鲜红色、湿润、柔软、细颗粒状突起的组织，最后完全覆盖伤口，逐渐愈合。

问题：1. 该患者骶尾部溃烂是怎么回事？
2. 治疗后伤口基底部长出的是什么组织？
3. 护士如何指导患者家属预防此类情况发生？

一、萎 缩

发育正常的实质细胞、组织或器官的体积缩小称为萎缩（atrophy）。萎缩不同于组织器官未发育或发育不全，后者不属于萎缩的范畴。

考点：萎缩的概念

（一）原因和分类

萎缩可分为生理性萎缩和病理性萎缩两类。前者指随年龄增长而发生的萎缩，如青春期后胸腺萎缩、女性绝经期后性腺萎缩、老年人的器官萎缩等。病理性萎缩按其原因分为以下类型。

考点：病理性萎缩类型

1. 营养不良性萎缩 全身营养不良性萎缩见于慢性消耗性疾病，如长期饥饿、晚期恶

性肿瘤、结核病等。局部营养不良性萎缩见于局部血管阻塞或受压,导致血液供应不足,如脑动脉粥样硬化导致脑组织缺血引起脑萎缩(图2-1)。

2. 失(废)用性萎缩 指器官长期不活动,功能代谢低下而引起的萎缩。例如,四肢骨折后久卧不动,导致肌肉萎缩和骨质疏松。

3. 压迫性萎缩 指组织和器官长期受压而发生的萎缩。例如,尿路梗阻时肾盂积水,导致肾实质萎缩(图2-2)等。

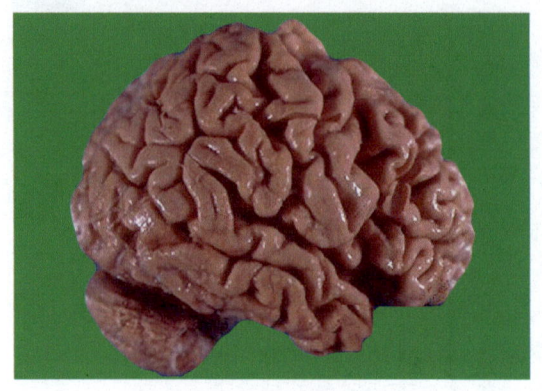

图 2-1　脑萎缩

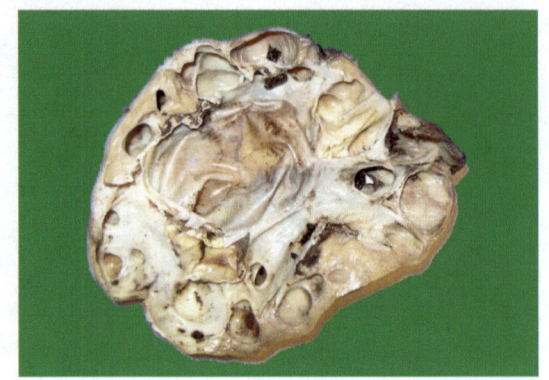

图 2-2　肾压迫性萎缩

4. 去神经性萎缩 指运动神经元或轴突损害引起效应器萎缩。例如,脊髓灰质炎患者因前角运动神经元损害引起下肢肌肉萎缩。

5. 内分泌性萎缩 指由于内分泌腺功能下降引起靶器官细胞萎缩。例如,下丘脑-垂体肿瘤或缺血坏死等,引起肾上腺萎缩。

链接

阿尔茨海默病

阿尔茨海默病又称老年痴呆症,是一种渐进性大脑退行性疾病。目前在老年人群中阿尔茨海默病已成为仅次于心脏病、恶性肿瘤和卒中的第四位死亡的原因,其发病率随年龄增长而显著升高。通常起病隐匿,表现为进行性病程,无缓解。其核心症状是记忆障碍。病理改变主要为大脑皮质萎缩,神经元数量减少或丧失等。临床上除了药物治疗外,还强调对患者进行精神行为症状和社会心理治疗,并且强调生活护理、安全护理等。

(二)病理变化

肉眼观:萎缩的组织、器官体积缩小,重量减轻,色泽变深,包膜皱缩。例如,大脑萎缩时,脑体积缩小,脑回变窄,脑沟变深,皮质变薄,重量减轻。

镜下观:实质细胞体积缩小或数量减少。心肌细胞和肝细胞等萎缩细胞胞质内可见脂褐素颗粒。间质内纤维结缔组织、脂肪组织可增生。

(三)后果

萎缩的组织、器官功能低下。例如,大脑萎缩时患者记忆力和智力降低;腺体萎缩时,分泌减少;肌肉萎缩时,收缩力降低。萎缩一般是可逆性病变,去除病因后,轻度病理性萎缩的器官和组织有可能恢复正常,但持续性萎缩的细胞最终可死亡。

二、肥　　大

细胞、组织或器官体积增大称为肥大（hypertrophy）。肥大通常是由于实质细胞的体积增大，还可伴有实质细胞数量增加所致，分生理性肥大和病理性肥大两种。前者是在生理状态下发生的，如妊娠期子宫平滑肌细胞肥大伴细胞数量增多、青春期乳腺的发育等。病理性肥大的类型有以下两种。

1. 代偿性肥大　由于器官和组织的功能负荷增加而引起，具有功能代偿意义。例如，高血压晚期，心脏后负荷增加，引起左心室心肌肥大（图 2-3）；一侧肾切除后，通过对侧肾肥大来实现功能代偿等。

2. 内分泌性肥大　由于内分泌激素增多使效应器官肥大，如肝硬化男性患者的乳腺肥大等。

肥大组织和器官体积均匀增大。肥大的细胞体积增大，细胞核肥大深染。肥大的器官功能增强，但其代偿是有一定限度的，长时间负荷过重将导致器官功能失代偿，如高血压患者左心室肥大最终导致左心衰竭。

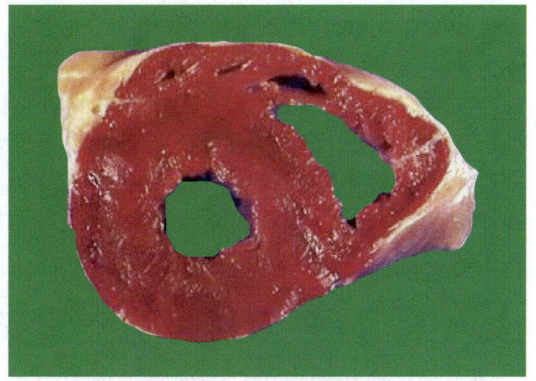

图 2-3　心脏向心性肥大

三、增　　生

组织或器官内细胞数目增多称为增生（hyperplasia）。增生常导致组织或器官的体积增大。增生分生理性增生和病理性增生两种。前者是在生理状态下发生的，如正常女性青春期和哺乳期的乳腺上皮增生，月经期子宫内膜增生等。病理性增生有以下三种类型。

1. 代偿性增生　如部分肝脏被切除后残存肝细胞的增生，来代替和补偿病变处肝脏的功能。

2. 内分泌性增生　如雌激素过多引起的子宫内膜腺体增生和乳腺增生；缺碘引起的甲状腺增生等。

3. 再生性增生（损伤后增生）　常见于慢性炎症时组织和细胞发生的增生，如鼻和肠的炎性息肉，创伤愈合过程中组织的修复。

细胞增生可引起增生的组织和器官体积弥漫性增大或形成单发或多发性增生结节。增生时细胞数量增多，细胞和细胞核形态正常或稍大。增生的组织器官功能常增强，一般去除原因后，细胞增生停止。若增生过度失去控制，则可在不典型增生基础上演变为肿瘤性增生。例如，长期随访子宫颈或食管上皮不典型增生病例，某些患者可发展为癌。

四、化　　生

一种分化成熟的细胞或组织转变为另一种分化成熟的细胞或组织的过程称为化生（metaplasia）。化生只能在同源性细胞之间进行，如柱状上皮化生为鳞状上皮、纤维组织化生为骨组织。化生只见于再生能力较强的细胞和组织。常见的类型有以下三种。

考点：化生的概念

1. 鳞状上皮化生　如慢性支气管炎时，支气管柱状上皮化生为鳞状上皮；慢性子宫颈炎时，子宫颈管的柱状上皮化生为鳞状上皮。

2. 肠上皮化生　如慢性萎缩性胃炎，部分胃黏膜上皮化生为肠黏膜上皮。

3. 结缔组织化生　如骨骼肌损伤后，由成纤维细胞转变为骨细胞或软骨细胞，在肌组织内形成骨组织。

化生对机体的影响，利弊兼有。例如，支气管黏膜上皮鳞状上皮化生后，可抵御不利环境和局部损伤因素的刺激，是一种适应性反应，具有一定的保护作用，但局部丧失了纤毛原有的功能，导致自净功能下降，从而削弱了抗感染能力。某些化生经久不愈还可发展为肿瘤，如慢性萎缩性胃炎时发生肠上皮化生，后者与胃癌的发生有一定关系。

第2节 细胞和组织的损伤

损伤（injury）是指当体内外环境的有害因子的刺激超过了机体的适应能力后，细胞和细胞间质发生的代谢、功能及形态结构的异常变化。例如，局部血液循环障碍导致的缺血缺氧、病原微生物的感染，各种理化因素如高温、低温、强酸、强碱，以及营养失衡、遗传变异等的刺激，均可导致局部组织细胞不同程度的损伤。损伤分可逆性损伤（如变性）和不可逆性损伤（如细胞死亡）等。

一、变　性

由于物质代谢障碍，在细胞或细胞间质内出现异常物质或原有正常物质异常蓄积的现象，称为变性（degeneration）。多数变性是可逆的，去除病因后可恢复，又称为可逆性损伤。但严重时也可导致细胞死亡。常见的变性有以下几种。

（一）细胞水肿

细胞水肿（cellular swelling）是指因线粒体受损，ATP生成减少，细胞膜Na^+-K^+泵功能障碍，导致细胞内Na^+和水的过多积聚。常见于缺氧、感染、中毒时的肾、肝、心等器官的实质细胞。

肉眼观：病变器官体积增大，包膜紧张，切面隆起，边缘外翻，颜色变淡，混浊而无光泽，犹如被开水烫过，故旧称混浊肿胀。

镜下观：早期细胞体积肿大，胞质内出现许多淡红色细小颗粒（电镜下为肿胀的线粒体和扩张的内质网），故又称为颗粒变性（图2-4）。若水、Na^+进一步积聚，细胞质疏松、透亮，称为水变性。若整个细胞肿胀变圆，如同吹胀的气球，则称为气球样变。

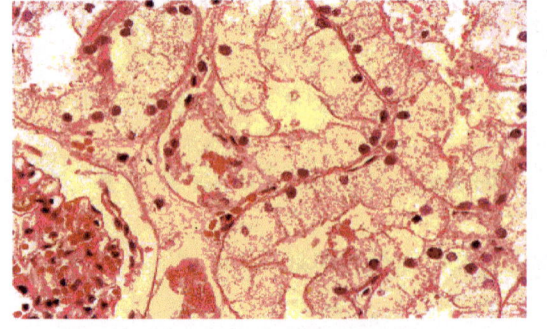

图2-4　肾小管上皮细胞水肿

（二）脂肪变性

中性脂肪特别是三酰甘油蓄积于非脂肪细胞的细胞质中，称为脂肪变性（fatty change）。其多发生于肝、心、肾等器官的实质细胞，与感染、酗酒、中毒、缺氧、营养不良、糖尿病及肥胖有关。正常情况下，除脂肪细胞外的实质细胞内一般不见或仅见少量脂滴，脂肪变性时出现脂滴或脂滴明显增多。

肉眼观：肝脂肪变时，肝体积肿大，包膜紧张，颜色淡黄，质地较软，切面有油腻感（图2-5）。

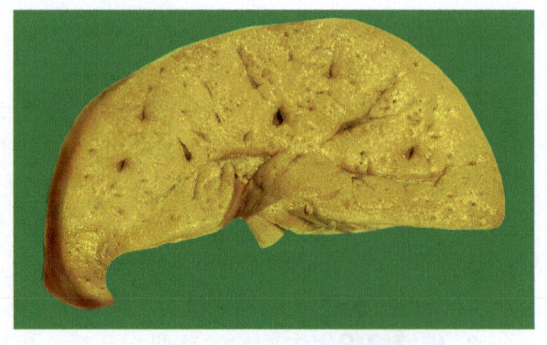

图2-5　肝脂肪变性肉眼观

镜下观：石蜡切片中脂肪变性的肝细胞内见大小不等的球形脂滴（因脂肪被制片时的有机溶剂溶解，故脂滴呈空泡状）。严重脂肪变性的肝细胞，其核被挤向细胞的一侧（图2-6、图2-7）。

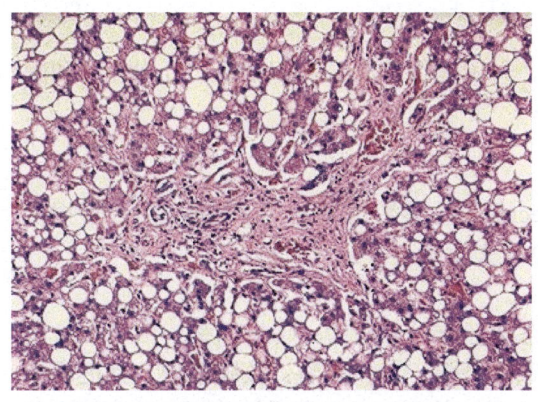

图2-6　肝脂肪变性镜下观（低倍）

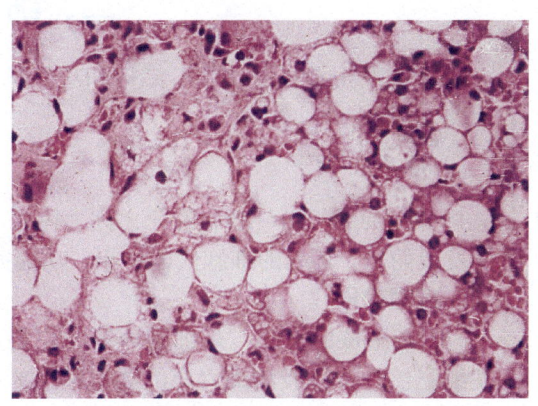

图2-7　肝脂肪变性镜下观（高倍）

轻、中度肝脂肪变性在病因消除后可自行恢复；显著弥漫性肝脂肪变性称脂肪肝，导致肝大和肝功能异常；重度肝脂肪变性，可引起肝细胞坏死，继发纤维化形成肝硬化。

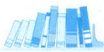 **链接**

脂肪肝

脂肪肝是指肝细胞内显著的弥漫性脂肪堆积过多的病变。它是一种常见的临床现象，而不是一种独立的疾病。脂肪肝的主要病因有肥胖、过量饮酒、糖尿病、内分泌障碍和感染等。其临床表现轻者无症状，重者病情凶猛。一般来说，脂肪肝属可逆性病变，早发现、早诊断、早治疗，可恢复正常。但长期严重肝脂肪变性可引起肝硬化，甚至肝功能障碍。

（三）玻璃样变性

细胞或细胞间质中出现均匀一致、无结构半透明状的蛋白类物质，称为玻璃样变性，又称透明变性（hyaline degeneration）。玻璃样变性是一组形态学上物理性状相同，但其化学成分、发生机制各异的病变。结缔组织和血管壁的玻璃样变性常为不可逆的病变。

1. 细胞内玻璃样变性　细胞质内出现大小不等、均质红染的圆形小体。例如，慢性肾小球肾炎，大量血浆蛋白滤出到肾小管腔中，肾小管上皮细胞重吸收原尿中的蛋白后，在胞质中形成玻璃样小滴。酒精性肝病时，肝细胞内出现红染的玻璃样物质。

2. 细小动脉壁玻璃样变性　由于细动脉持续痉挛，使血管内膜通透性增大，血浆蛋白渗入管壁并凝固成均匀的半透明物质。多见于缓进型高血压的肾、脾、脑和视网膜的细小动脉壁。病变使细小动脉管壁增厚、管腔狭窄甚至闭塞，导致受累器官局部缺血。

3. 结缔组织玻璃样变性　常见于瘢痕组织和动脉粥样硬化的纤维斑块中，肉眼观，呈灰白色、半透明、质韧，缺乏弹性。镜下可见病变区纤维细胞明显减少，胶原纤维增粗融合，形成均匀一致的毛玻璃样物质。

（四）黏液样变性

细胞间质内黏多糖和蛋白质聚积的现象，称为黏液样变性（mucoid degeneration）。常见于间叶组织肿瘤、动脉粥样硬化斑块、风湿病灶等。镜下可见病变处组织疏松的间质内，有多突起的星芒状纤维细胞散布在淡蓝色的黏液基质中。

二、细胞死亡

当细胞发生不可逆代谢、结构和功能障碍，可引起细胞死亡。细胞死亡分为坏死和凋亡两类。

（一）坏死

考点：坏死的概念

活体内局部组织、细胞的死亡称为坏死（necrosis）。多数情况下，坏死是由可逆性损伤逐渐发展而来。坏死的细胞代谢停止，功能完全丧失，是不可逆性损伤。

1. 病理变化

（1）细胞核的变化：是细胞坏死的主要形态学标志。表现为：①核固缩：由于水分脱失使细胞核内染色质浓缩，核的体积缩小，嗜碱性增强；②核碎裂：核膜破裂，染色质崩解成小碎片，散布于胞质中；③核溶解：在 DNA 酶的作用下，染色质被分解，细胞核染色变淡，结构模糊，死亡细胞核在 1~2 天内将会完全消失（图 2-8）。

考点：细胞坏死的主要形态学标志

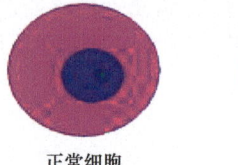
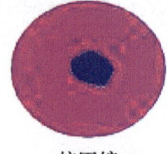
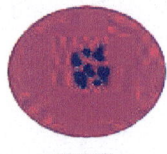
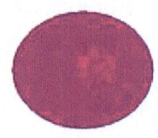

正常细胞　　　核固缩　　　核碎裂　　　核溶解

图 2-8　细胞坏死时细胞核的变化

（2）细胞质的变化：胞质凝固，嗜酸性染色增强呈深红色，有时胞质可完全溶解消失。

（3）间质的变化：胶原纤维肿胀、断裂、崩解，基质逐渐崩解液化，最后融合成片状模糊的无结构物质。

临床上将坏死后的组织，称为失活组织。其特点是：失去原组织的光泽，无血管搏动，无弹性，切割后无新鲜血液流出，失去正常的感觉和运动功能等。

考点：坏死的类型

2. 类型　根据坏死的原因、发生条件及坏死组织的形态学变化，可将坏死分为以下几种类型。

（1）凝固性坏死：蛋白质变性凝固，崩解时释放蛋白凝固酶，坏死区颜色灰白或淡黄，质地坚实干燥，与健康组织分界明显，称为凝固性坏死。常发生于蛋白质含量较高的心、脾、肾等脏器。

结核病时发生的干酪样坏死是一种特殊类型的凝固性坏死，因坏死组织含脂质较多，微黄色，质地松软，状似干酪，称为干酪样坏死（图 2-9）。

（2）液化性坏死：含蛋白质少，脂质和水分含量多的组织坏死时，组织易被溶解液化，可形成筛状软化灶，故发生于脑的液化性坏死，也称为脑软化。化脓性炎症时形成的脓液和急性胰腺炎出现的脂肪坏死也属于液化性坏死。

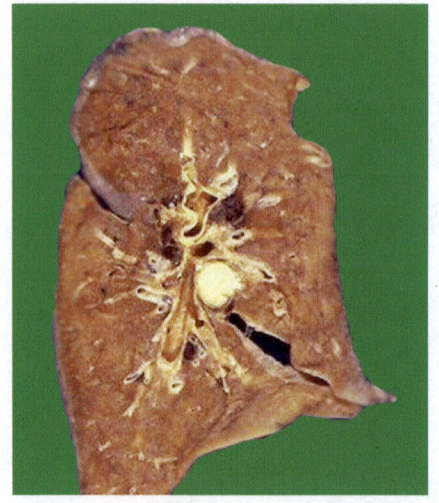

图 2-9　肺结核病肺门淋巴结干酪样坏死

（3）坏疽（gangrene）：局部组织大块坏死合并不

同程度腐败菌感染,称为坏疽。根据坏疽发生的原因、条件和特点不同,可分为以下几种类型。

1) 干性坏疽:常见于动脉阻塞,静脉回流通畅的四肢末端。因水分散失较多,坏死区干燥、皱缩,呈黑色(系腐败组织中的硫化氢与红细胞血红蛋白中的亚铁离子结合,产生硫化亚铁黑色沉淀所致),与健康组织分界清楚。坏死组织干燥,不利于腐败菌快速生长,患者全身中毒症状较轻(图2-10)。

2) 湿性坏疽:常发生于与外界相通的内脏,如肺、肠、子宫、阑尾等,也可发生于动脉阻塞及静脉回流受阻的肢体。坏死区水分较多,腐败菌易于生长,局部组织肿胀、污黑或暗绿,与健康组织分界不清。坏死组织经腐败菌分解产生吲哚和粪臭素,故引起恶臭。病变进展快,患者全身中毒症状较重。

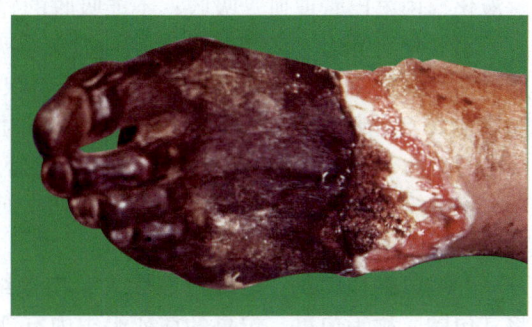

图 2-10　足干性坏疽

3) 气性坏疽:属于湿性坏疽的特殊类型。常见于深达肌肉的开放性创伤,伴产气荚膜杆菌等厌氧菌感染。厌氧菌分解坏死组织产生大量气体,局部肿胀,污秽、暗棕色,有恶臭,呈蜂窝状,按之有捻发感。患者可出现严重的中毒性休克,甚至死亡。三种坏疽的比较,见表2-1。

表 2-1　三种坏疽的比较

	干性坏疽	湿性坏疽	气性坏疽
发生部位	四肢末端	与外界相通的内脏	深达肌肉的开放性创伤
发生条件	动脉阻塞,静脉通畅	动、静脉均受阻	动、静脉均受阻
细菌感染	腐败菌感染	腐败菌感染	厌氧菌感染
病变特点	干燥、皱缩、黑色、边界清楚	湿润肿胀、污黑或暗绿、边界不清、恶臭	肿胀、蜂窝状,污秽、暗棕色,边界不清、恶臭,按之有捻发感
坏死类型	凝固性	凝固性+液化性	凝固性+液化性
中毒症状	轻	严重	严重
病变进展	慢	快	快

(4) 纤维素样坏死:是结缔组织或小血管壁的一种坏死形式,病变部位形成均质状或颗粒状无结构物质,呈强嗜酸性红染,其染色性质与纤维素相同,故旧称纤维素样变性。但病灶本质与胶原纤维肿胀崩解等有关。常见于急性风湿病、新月体性肾小球肾炎等变态反应性疾病,也见于恶性高血压、胃溃疡底部小血管等。

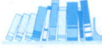 链接

糖尿病足

糖尿病足是指糖尿病慢性并发症之一,患者因周围神经病变,外周血管疾病及过高的机械压力,引起足部软组织及骨关节系统的破坏与畸形形成,导致下肢感染、溃疡形成。主要临床表现为足部溃疡和坏疽,严重者需要截肢,是糖尿病致残、致死的主要原因之一。护理原则:治疗原发病,控制血糖;抗感染,促进局部伤口肉芽组织生长,加速创伤愈合。

3. 坏死的结局　组织坏死后成为异物,机体可通过局部炎症反应将其清除或隔离,然

后由周围组织修补其缺损。坏死的结局有以下几种。

（1）溶解吸收：坏死灶较小，可通过中性粒细胞及坏死组织释放的蛋白水解酶将其溶解液化，由淋巴管或血管吸收；不能吸收的碎片，由巨噬细胞吞噬清除。

（2）分离排出：坏死灶较大不易被完全吸收，其周围出现炎症反应带，中性粒细胞释放蛋白水解酶将坏死灶边缘溶解，使坏死组织与健康组织分离，并通过各种途径排出。皮肤、黏膜的坏死物脱落后，留下浅表的缺损称为糜烂（erosion），若是较深的缺损则称为溃疡（ulcer）。肺、肾等内脏器官的坏死物经自然管道排出体外后，留下的空腔称为空洞（cavity）。

（3）机化：坏死组织不能完全溶解吸收或分离排出时，由新生的肉芽组织取代的过程称为机化（organization）。

（4）包裹和钙化：坏死范围太大，肉芽组织难以完全长入时，由周围增生的肉芽组织将其包围，称为包裹。包裹的坏死组织内有钙盐沉积称为钙化。

（二）凋亡

凋亡（apoptosis）是活体内局部组织中单个细胞程序性死亡的表现形式，是由体内外因素触发细胞内预存的死亡程序而导致的细胞主动性死亡。凋亡多见于生理过程，如胚胎时期的器官发育、生理性退化、衰老和突变细胞的清除等；也可见于病理过程，如肝炎病毒感染后形成的嗜酸性小体。

凋亡的形态学特征表现为：细胞皱缩，核内染色质凝聚，浆膜完整，细胞膜内陷或胞质生出芽突并脱落，形成含核碎片和细胞器成分的膜包被的凋亡小体。凋亡小体是细胞凋亡的重要形态学标志。

> **案例 2-1 分析**
> 1. 该患者年龄大，长期卧床，肢体活动受限，骶尾部长期受压，引起局部组织缺血缺氧发生坏死，又合并细菌感染，导致形成压疮。
> 2. 患者经治疗后伤口基底部长出的是肉芽组织，逐渐填补和覆盖伤口，使伤口愈合。
> 3. 要经常给患者变换体位，热水擦洗或热敷，勤按摩，经常换洗床单、衣物，同时加强营养，防止再次出现压疮。

第3节　细胞和组织损伤的修复

损伤造成机体部分细胞和组织丧失后，机体对所形成的缺损进行修补恢复的过程称为修复（repair）。修复主要是通过细胞的再生来完成的。

一、再　生

组织细胞损伤后，由周围健康的同种细胞分裂增生完成修复的过程称为再生（regeneration）。再生可分为生理性再生和病理性再生两类。前者指在生理过程中某些细胞不断老化与消耗，由新生的同种细胞不断补充，以保持原有的结构和功能的再生。后者指组织和细胞受损后发生的再生。病理性再生可分为完全性再生和不完全性再生。完全性再生是指受损的组织和细胞再生后，完全恢复原有的结构和功能。常发生于损伤范围小、再生能力强的组织。不完全再生是指缺损的组织不能完全恢复原有的结构和功能，由肉芽组织取代，以后形成瘢痕，故也称瘢痕修复。常发生于损伤严重、再生能力弱或缺乏再生能力的组织。

（一）各种组织的再生能力

机体各种细胞和组织的再生能力是不同的。一般来说，幼稚组织比高分化组织再生能力强；平常易受损伤的组织及生理状态下经常更新的组织再生能力强。按再生能力的强弱一般分为以下三类。

1. 不稳定细胞（labile cells） 这类细胞总在不断增殖，以替代衰亡或被破坏的细胞，其再生能力很强。例如，表皮细胞，呼吸道、消化道、泌尿生殖道的黏膜上皮细胞，淋巴细胞及造血细胞等。

2. 稳定细胞（stable cells） 这类细胞具有潜在的再生能力，即在生理状态，一般不增生，一旦受到损伤的刺激，则表现出较强的再生能力。例如，肝、胰、内分泌腺的实质细胞，肾小管上皮细胞、成纤维细胞、血管内皮细胞、骨膜细胞、结缔组织中的原始间叶细胞、软骨细胞、骨细胞等。平滑肌细胞亦属于稳定细胞，但再生能力弱。

3. 永久性细胞（permanent cells） 这类细胞再生能力缺乏或非常微弱，一旦被破坏将永久缺失，如神经细胞、骨骼肌细胞及心肌细胞。心肌和横纹肌虽然有微弱的再生能力，但它们损伤后基本上是由结缔组织来替代。中枢神经细胞、周围神经系统的神经节细胞完全没有再生能力，但在神经细胞存活的前提下，受损的神经纤维有着活跃的再生能力。

（二）各种组织的再生过程

1. 上皮组织的再生 鳞状上皮缺损后，由创缘或底部基底层细胞分裂增生形成单层上皮覆盖，以后再增生分化成鳞状上皮。黏膜（如胃肠黏膜）的上皮缺损后，由邻近的基底部细胞分裂增生来修补。腺上皮损伤后，再生情况以损伤的状态而不同。如果基膜完整，可由残存细胞完全再生修复；如腺体结构被完全破坏，则难以再生。

2. 血管的再生 血管再生的基础是血管内皮细胞的分裂、增生。

（1）毛细血管的再生：以生芽的方式来完成。先由内皮细胞分裂增生形成突起的幼芽，幼芽处的细胞不断增生、延长形成一条实心的细胞索，细胞索在血流的冲击下逐渐出现管腔，形成新生的毛细血管，以后彼此吻合构成毛细血管网。为适应功能的需要，这些毛细血管不断改建，有的管壁逐渐增厚发展为小动脉、小静脉（图2-11）。

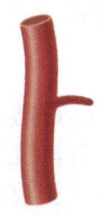
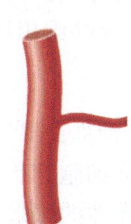
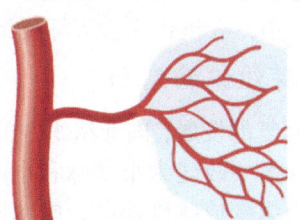

形成实心的幼芽　　　实心的细胞索　　　新生的毛细血管吻合成网

图 2-11　毛细血管的再生模式图

（2）大血管的修复：大血管断裂后通常需要手术吻合。吻合后两端的内皮细胞分裂增生，互相连接，恢复原来的内膜结构。离断血管的肌层则由结缔组织增生连接，形成瘢痕修复。

3. 纤维组织的再生 在损伤的刺激下，受损处静止状态的纤维细胞和原始间叶细胞转变为成纤维细胞，成纤维细胞再进行分裂、增生，并形成胶原纤维，以后细胞逐渐成熟转变为纤维细胞。

4. 神经组织的增生 脑和脊髓的神经细胞破坏后不能再生，由神经胶质细胞及其纤维修补，形成胶质瘢痕。外周神经受损时，如与之相连的神经细胞依然存活，则可完全再生。

二、肉芽组织

考点：肉芽组织的概念

肉芽组织（granulation tissue）是由新生的毛细血管和增生的成纤维细胞构成，并伴有炎细胞浸润的幼稚的结缔组织。

（一）肉芽组织的形态结构

考点：肉芽组织的形态结构

肉眼观：呈鲜红色，颗粒状，柔软湿润，触之易出血，形似鲜嫩的肉芽。肉芽组织中没有神经，故无痛感。

镜下观：内皮细胞增生，形成实性细胞索和扩张的毛细血管，新生的毛细血管相互平行排列，同时垂直于创面，并在表面互相吻合形成弓形血管襻，即为肉眼看到的颗粒状结构。新生的毛细血管之间可见增生的成纤维细胞、炎细胞和渗出液。炎细胞以中性粒细胞和巨噬细胞为主（图 2-12、图 2-13）。

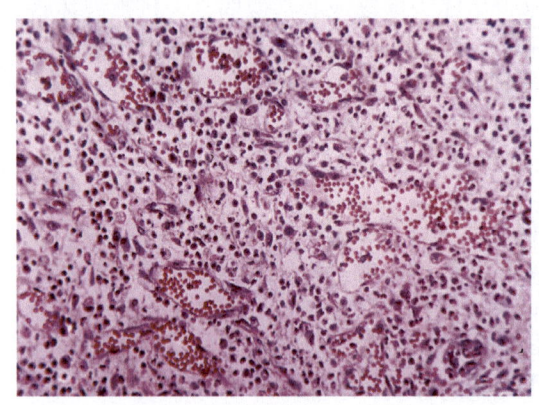

图 2-12　肉芽组织镜下观（低倍）

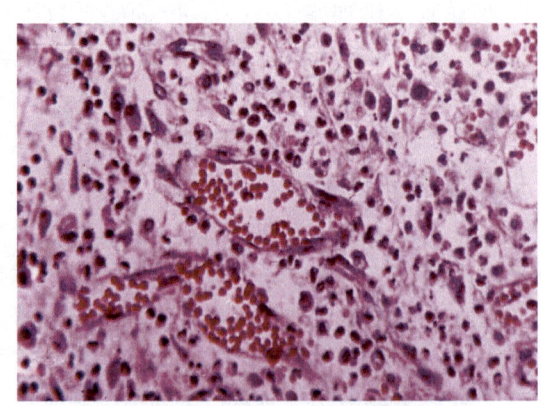

图 2-13　肉芽组织镜下观（高倍）

（二）肉芽组织的功能

考点：肉芽组织的功能

肉芽组织在组织损伤修复过程中起以下重要作用：①抗感染保护创面；②填补创口及其他组织缺损；③机化或包裹坏死组织、血栓、炎性渗出物及其他异物。

（三）肉芽组织的结局

随着修复的发展，肉芽组织中的炎细胞逐渐消失；部分毛细血管逐渐闭塞，数目减少，有的按功能需要改建为小动脉和小静脉；成纤维细胞产生胶原纤维并逐渐变为纤维细胞。最终肉芽组织变成颜色苍白，质地硬韧，缺乏弹性的瘢痕（scar）组织。瘢痕组织可收缩，其中的胶原纤维可发生玻璃样变性，严重时可影响器官的结构和运动功能。

三、创伤愈合

创伤愈合（wound healing）是指机体受到外力等损伤后出现的伤口，通过各种组织的再生、肉芽组织增生和瘢痕形成进行修复的过程。

（一）创伤愈合的基本过程

皮肤和皮下组织的创伤愈合，一般经历三个阶段。

1. 伤口早期变化　伤口局部有不同程度的组织坏死和血管断裂出血，数小时内便出现炎症反应，局部红肿。伤口中的血液和渗出液中的纤维蛋白原很快凝固成凝块，有的凝块表面干燥后形成痂皮，凝块和痂皮有保护伤口的作用。

2. 伤口收缩 2~3日后，创缘皮肤及皮下组织向中心移动，因伤口边缘新生的肌成纤维细胞牵拉作用，伤口缩小。

3. 肉芽组织增生和瘢痕形成 大约第3天开始，伤口底部及边缘长出肉芽组织填平伤口。第5~6天起成纤维细胞产生胶原纤维。随着胶原纤维增多，出现瘢痕形成过程，在伤后1个月左右，瘢痕完全形成。

（二）创伤愈合的类型

根据创伤的程度及有无感染，创伤愈合可分为一期愈合、二期愈合（图2-14）和痂下愈合三类。三类创伤愈合的比较，见表2-2。

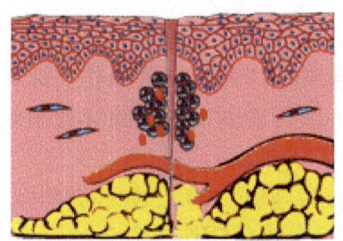
1. 组织缺损少，创缘整齐

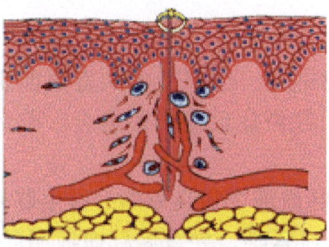
2. 创缘对合严密，炎症反应轻
一期愈合

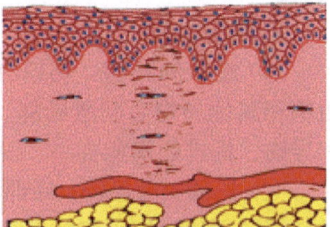
3. 愈合后瘢痕小

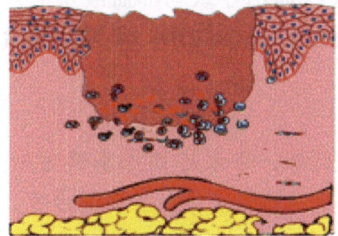
1. 组织缺损大，创缘不整齐

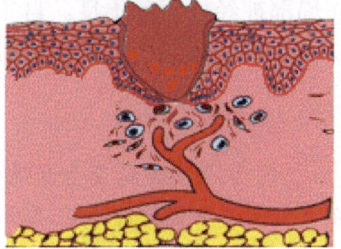
2. 伤口收缩，炎症反应重
二期愈合

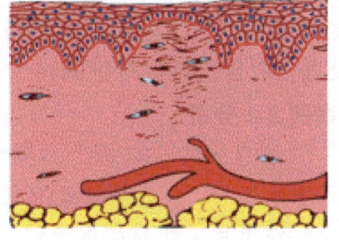
3. 愈合后瘢痕大

图 2-14 创伤愈合模式图

表 2-2 三类创伤愈合比较

	一期愈合	二期愈合	痂下愈合
创口情况	组织缺损少，创缘整齐，对合严密，无感染或异物存留	组织缺损大，创缘不整，无法对合，有感染或异物存留	浅表皮肤创伤并有少量出血或血浆渗出
愈合特点	炎症反应轻，少量肉芽组织增生，愈合时间短，瘢痕小	炎症反应明显，只有控制感染和清除坏死组织后，才有大量肉芽组织增生，愈合时间长，瘢痕大	伤口表面渗出液及坏死物干燥后形成硬痂覆盖创面，创伤在痂下愈合，以后痂皮自行脱落，不留痕迹

案例 2-2

患者，女性，20岁。因急性阑尾炎入院手术。术后第2天伤口红肿并逐渐出现脓性分泌物溢出，经抗感染治疗，1个月后愈合。

问题：该患者伤口属于哪一类型的愈合？为什么？

(三) 影响创伤愈合的因素

创伤愈合过程，除了与损伤的程度和组织的再生能力有关外，还与机体的全身因素和局部因素有关。

1. 全身因素

（1）年龄：儿童和青少年的组织再生能力强，愈合较成人快。老年人由于组织再生能力差、血管硬化、血供减少，愈合时间长。

（2）营养：蛋白质（如甲硫氨酸、胱氨酸）、维生素（如维生素C）、必需微量元素（如锌）等缺乏均可影响创伤愈合。例如，严重的蛋白质缺乏，肉芽组织形成减少及胶原纤维形成不良，使组织再生缓慢。维生素C缺乏时，影响胶原纤维的形成，伤口愈合延缓。

2. 局部因素

（1）感染和异物：伤口有感染时，细菌产生的毒素能引起组织坏死，加重损伤。坏死组织和其他异物会刺激局部，引起炎症反应妨碍愈合。临床上施行清创术来清除坏死组织和异物，促进创伤愈合。

（2）局部血液循环：局部动脉血液供应良好时，再生修复较为理想，相反，如静脉曲张、动脉粥样硬化、伤口包扎和缝合过紧等，导致局部血液循环不良，将延缓伤口愈合。

（3）神经支配：完整的神经支配对组织再生有一定的作用。例如，麻风病引起的溃疡不易愈合，是因为神经受累致使局部神经性营养不良。自主神经损伤导致局部血液供应发生变化，不利于组织再生。所以清创时注意勿伤及神经，对有神经损伤的伤口要进行缝合处理，以保护神经纤维的再生。

> **案例 2-2 分析**
>
> 该患者的伤口属于二期愈合。因为急性阑尾炎为化脓性炎症，手术过程中不慎污染了手术切口，引起切口处有化脓性炎症，导致局部组织坏死液化，影响修复，经消炎治疗，炎症消退后，切口周围组织才能再生修复，故只能达到二期愈合。

> **小结**
>
> 机体的细胞和组织应对体内外环境的刺激，主动调整自身的代谢、功能和形态，表现为适应性变化，即萎缩、肥大、增生及化生。
>
> 如果刺激超过机体的代偿能力，就会导致损伤性变化。损伤包括可逆性损伤和不可逆性损伤。在形态上，前者如变性，后者如细胞死亡。常见的变性有细胞水肿、脂肪变性、玻璃样变性和黏液样变性等。细胞死亡分为坏死和凋亡两类。细胞核的改变是细胞坏死的主要形态学标志，表现为核固缩、核碎裂、核溶解。常见的坏死类型有凝固性坏死、液化性坏死、坏疽和纤维素样坏死等。
>
> 当细胞、组织在受到损伤的同时，修复通过组织和细胞再生来完成。创伤愈合就是通过各种组织的再生、肉芽组织增生和瘢痕形成进行修复的。根据组织损伤的程度及有无感染，可将创伤愈合分为一期愈合、二期愈合和痂下愈合三类。

第2章 细胞和组织的适应、损伤和修复

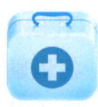 自 测 题

一、选择题

A₁型题

1. 最容易发生脂肪变性的实质器官是（　　）
   A. 心　　B. 肝　　C. 肾
   D. 脑　　E. 脾

2. （　　）是细胞坏死的主要标志。
   A. 细胞核的变化　　B. 细胞质的变化
   C. 细胞膜的变化　　D. 细胞器的变化
   E. 细胞间质的变化

3. 湿性坏疽不可能发生在（　　）
   A. 阑尾　　B. 肺　　C. 脑
   D. 肠　　E. 子宫

4. 根据细胞的再生能力，由强到弱进行排列的是（　　）
   A. 平滑肌细胞＞表皮细胞＞血管内皮细胞＞神经细胞
   B. 表皮细胞＞平滑肌细胞＞血管内皮细胞＞心肌细胞
   C. 神经细胞＞血管内皮细胞＞表皮细胞＞平滑肌细胞
   D. 表皮细胞＞血管内皮细胞＞平滑肌细胞＞神经细胞
   E. 血管内皮细胞＞平滑肌细胞＞神经细胞＞表皮细胞

5. 气性坏疽主要见于（　　）
   A. 干性坏疽伴有感染
   B. 感染
   C. 伤口合并细菌感染
   D. 产气假膜杆菌等厌氧菌感染
   E. 深达肌肉的开放性创伤合并厌氧菌感染

6. 干性坏疽好发部位是（　　）
   A. 肺　　B. 阑尾　　C. 膀胱
   D. 四肢　　E. 子宫

7. 坏疽与坏死的主要区别是（　　）
   A. 发生部位不同　　B. 组织坏死程度
   C. 有无腐败菌感染　　D. 组织有无淤血
   E. 有无中毒反应

8. 由肉芽组织取代坏死组织的过程，称为（　　）
   A. 机化　　B. 化生　　C. 包裹
   D. 变性　　E. 完全性再生

A₂型题

9. 患者，男性，45岁。手术中发现一个肿大淋巴结，切面肉眼可见部分坏死区颜色微黄，质地松软，均匀细腻。镜下观察，坏死组织呈一片红染、无结构的颗粒状物质，看不到组织轮廓。此病变最可能是（　　）
   A. 凝固性坏死　　B. 干酪样坏死
   C. 液化性坏死　　D. 干性坏疽
   E. 湿性坏疽

10. 患者，女性，67岁。地震中致右大腿骨折。骨折后久卧不动，导致右大腿肌肉萎缩和骨质疏松。此萎缩最可能是（　　）
    A. 营养不良性萎缩　　B. 内分泌性萎缩
    C. 压迫性萎缩　　D. 神经性萎缩
    E. 失用性萎缩

11. 患者，男性，40岁。胆囊切术后的手术切口，达到一期愈合。对一期愈合的伤口描述，错误的是（　　）
    A. 组织缺损小，对合严格
    B. 创缘整齐
    C. 伤口内有异物
    D. 伤口无感染
    E. 愈合后瘢痕小

12. 患者，女性，35岁，白带呈乳白色，量增多，初步诊断为慢性子宫颈炎。宫颈刮片可见子宫颈出现鳞状上皮化生，属于（　　）
    A. 适应性反应　　B. 不完全再生
    C. 分化不良　　D. 不典型增生
    E. 变性

A₃/A₄型题

(13～15题共用题干)

患者，女性，52岁。因头痛、头晕3天，加

重1天伴视物不清住院,血压190/125mmHg(成人收缩压≥140mmHg和(或)舒张压≥90mmHg,称为高血压),脉搏95次/分;眼底检查可见血管迂曲,颜色苍白,反光增强,动静脉交叉处出现压痕,严重处视盘水肿;心电图提示左心室肥大。

13. 考虑该患者为（　　）
   A. 高血压危象　　B. 高血压
   C. 恶性高血压　　D. 眼底出血
   E. 心力衰竭

14. 根据眼底检查结果,考虑眼底的细小动脉最可能发生了（　　）
   A. 细胞水肿　　　B. 黏液样变性
   C. 凝固性坏死　　D. 细动脉壁玻璃样变性
   E. 结缔组织的玻璃样变

15. 根据心电图提示,患者心脏的改变,属于（　　）
   A. 再生性增生　　B. 内分泌性肥大
   C. 代偿性增生　　D. 化生
   E. 代偿性肥大

二、名词解释

1. 萎缩　2. 化生　3. 变性　4. 脂肪变性　5. 肉芽组织
6. 机化

三、填空题

1. 常见的化生类型有＿＿＿、＿＿＿和＿＿＿。
2. 适应在形态学上表现为＿＿＿、＿＿＿、＿＿＿和＿＿＿。
3. 坏死时,细胞核表现为＿＿＿、＿＿＿和＿＿＿。
4. 根据组织损伤的程度及有无感染,可将创伤愈合分为＿＿＿、＿＿＿和＿＿＿三类。

四、简答题

1. 简述病理性萎缩的类型,并各举一例。
2. 简述坏死的类型及坏死的结局。
3. 描述肉芽组织的形态结构及其功能。

（严葵花）

第3章 局部血液循环障碍

正常的血液循环能够保证机体所有细胞、组织的功能活动和新陈代谢，一旦血液循环发生障碍，就会导致器官功能和代谢紊乱。

局部血液循环障碍表现为：①局部血管内血液含量异常（充血、缺血）；②血管内出现异常物质（血栓形成和栓塞）；③血管内成分逸出到血管外（出血、水肿）。临床上由血栓形成、栓塞、梗死所引起的肺栓塞、脑出血、心肌梗死等心脑血管疾病是引起机体死亡的主要原因。

第1节 充　　血

局部组织或器官血管内血液含量增多称为充血。按原因分为动脉性充血和静脉性充血两类。

一、动脉性充血

局部组织或器官由于动脉输入血量的增多而发生的充血，称为动脉性充血，简称充血（图3-1）。

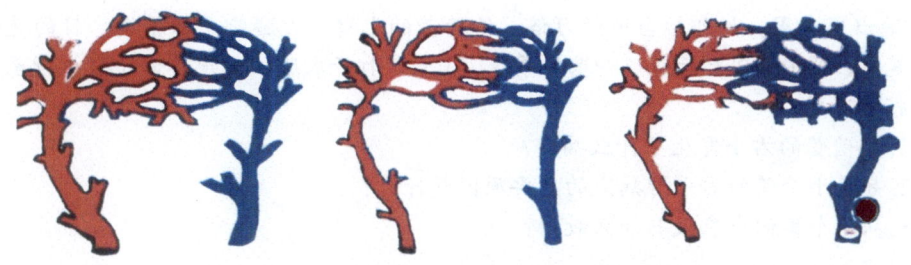

图 3-1　正常和异常血流状况模式图
左图：动脉性充血；中图：正常；右图：静脉性充血

（一）原因和类型

在各种因素作用下，通过神经体液调节引起舒血管神经兴奋性增高或缩血管血管神经兴奋性降低、舒血管活性物质释放增加等，造成细动脉扩张、血流加快，微循环的灌注量增多。

1. 生理性充血　如进食后的胃肠道黏膜、妊娠时的子宫充血和运动时的骨骼肌充血等。

2. 病理性充血

（1）炎性充血：局部炎症反应的早期，致炎因子、血管活性胺等炎症介质的释放，使炎症局部组织的细动脉扩张而发生充血。

(2) 减压后充血：当局部器官或组织长期受压，而压力突然解除时，受压组织内的细动脉发生反射性扩张，导致局部充血。

长时间下蹲后突然站立，下肢可发生减压后充血，致使过多的血液迅速流入下肢扩张的血管内，引起短暂性脑供血不足而出现头晕眼花。为了避免造成此类现象的发生，在长时间下蹲后要缓缓站立。

（二）病理变化

动脉性充血时，微循环内氧合血红蛋白含量增高，并且代谢增强。肉眼观，局部组织或器官体积可轻度增大，颜色呈鲜红，温度升高。镜下观，局部细小动脉及毛细血管扩张，充满血液。

（三）结局

动脉性充血多为暂时的，原因消除后即可恢复正常；炎症性充血时，有利于血管中液体和细胞成分的渗出，在炎症防御反应中有积极作用。

链接

汗蒸、足浴、泡温泉等，使组织发生动脉性充血，血流速度加快，有利于局部组织的代谢活动和消除疲劳状态，对机体是有利；但在高血压或动脉粥样硬化等疾病的基础上，由于情绪激动等原因造成脑血管扩张充血，容易引起血管破裂而发生脑出血，可导致偏瘫甚至死亡。

二、静脉性充血

案例 3-1

莹莹出生一周，奶奶按当地的习俗，给莹莹的上臂、大腿绑上松紧绳，目的是让小莹莹长得笔直、修长，2 天后发现莹莹的手凉，3 天后打开衣服，发现其右手臂中段至手指出现了肿胀、变黑。

问题：1. 小莹莹的右手发生了什么病变？
2. 导致小莹莹的右手臂病变的主要原因是什么？
3. 从这个案例中应吸取什么教训？

器官或组织由于静脉血液回流受阻，血液淤积于毛细血管和小静脉内而发生的充血，称为静脉性充血，简称淤血。

（一）原因

1. 静脉阻塞 静脉内血栓形成或肿瘤细胞栓子可阻塞静脉血液回流，局部出现淤血。通常静脉血管分支多，互相连接，形成侧支循环，只有当较大的静脉阻塞，血液不能充分地通过侧支循环时，才会出现淤血。

2. 静脉受压 静脉受压时管壁塌陷导致管腔变窄或闭塞，血液回流受阻，引起器官或组织淤血。常见的有，妊娠后期子宫压迫髂静脉引起下肢淤血；肠套叠或肠扭转时，肠系膜静脉受压引起局部肠段淤血；肿瘤、绑带过紧等亦会压迫静脉引起相应器官或组织的淤血。

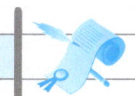

第3章 局部血液循环障碍

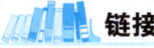

急救包扎

无论是急救现场还是术后伤口都需要及时妥善的包扎，妥善的包扎既可以压迫止血、减少感染、保护伤口、减少疼痛，还可以固定敷料和夹板，包扎时使用的绷带，除了包扎动作要轻巧、迅速、准确外，所施加的力度还应均匀适度，包扎绷带不宜太松，以免滑脱，但也不宜过紧，以免影响组织的血运而造成局部肿胀、坏死。

3. 心力衰竭 在各种原因引起左心衰竭时，肺静脉压增高，造成肺淤血。在右心衰竭时，导致体循环淤血。长期的左心衰竭和肺淤血会进一步造成肺动脉高压，使右心排血阻力加大，最后发展为全心衰竭，引起全身淤血。

（二）病理变化

肉眼观，淤血的组织或器官肿胀，呈暗红色，局部温度降低。镜下观，组织内小静脉和毛细血管扩张，充满血液，有时伴有水肿和出血。全身淤血时，血液中还原型血红蛋白含量增多，若大于50g/L，皮肤和黏膜呈蓝紫色，称发绀。

（三）结局

淤血的后果取决于淤血的部位、程度和持续时间等。如果能及时解除淤血的原因，组织可恢复正常。若淤血持续存在，可引起以下后果：①淤血性水肿和淤血性出血：淤血时，由于毛细血管内流体静压升高和缺氧，导致微血管壁通透性增加，使血浆成分漏出，严重者有红细胞漏出。②实质细胞损伤：因缺氧和营养供应不足及中间代谢产物的堆积，实质细胞发生萎缩、变性，甚至坏死。③淤血性硬化：长期淤血使组织内网状纤维胶原化和纤维组织增生，淤血的器官或组织可逐渐变硬。

> **案例3-1 分析**
> 1. 小莹莹的右手发生了坏疽。
> 2. 主要原因：上臂的松紧绳导致上臂静脉受压、回流受阻，使手长时间处于淤血状态，最后导致右手淤血性水肿、出血、坏疽（坏死组织受腐败菌感染呈黑色的坏疽）。
> 3. 通过此案例让我们吸取血的教训，要破除迷信，尊重科学，减少人为性的人身伤亡。

考点：静脉充血的概念、原因、病理变化和结局

（四）重要器官淤血

1. 肺淤血 多见于左心衰竭。急性肺淤血时，肉眼观，肺体积增大，颜色暗红，切面流出泡沫状淡红色液体。镜下观，肺泡壁毛细血管和小静脉高度扩张淤血，肺泡腔内有大量红染的水肿液，少量红细胞（图3-2），患者可咳粉红色泡沫痰；在慢性肺淤血时，肺泡腔内可见水肿液、红细胞和心力衰竭细胞。心力衰竭细胞是指巨噬细胞吞噬并分解红细胞后，在胞质内形成含铁血黄素颗粒沉积。这种具有含铁血黄素颗粒的巨噬细胞称为心力衰竭细胞（图3-3），患者可咳铁锈色的痰。长期慢性肺淤血，还会引起肺间质网状纤维胶原化和纤维结缔组织增生，使肺质地变硬，呈棕褐色，称为肺褐色硬化。

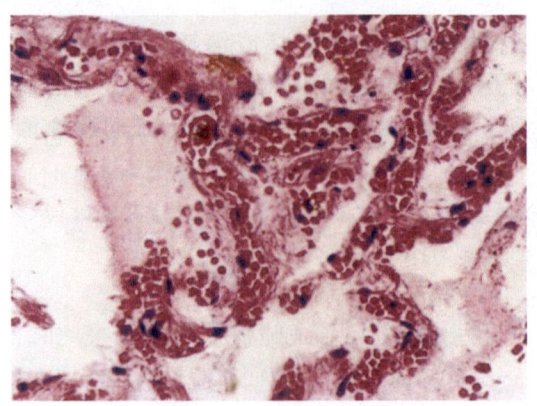

图 3-2 急性肺淤血（镜下观）
肺泡壁毛细血管扩张淤血，肺泡腔充满水肿液和漏出的红细胞

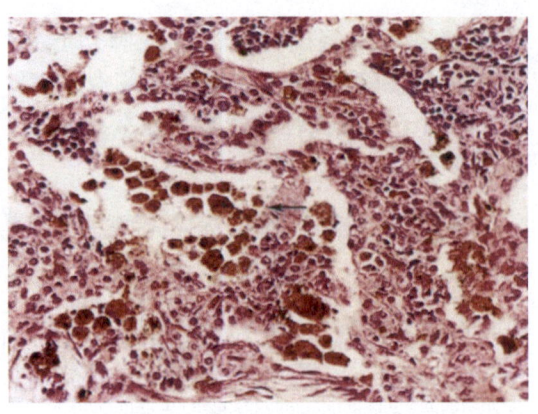

图 3-3 慢性肺淤血（镜下观）
肺泡壁纤维化、增厚，肺泡腔和肺泡壁上有血黄素沉积和心力衰竭细胞

2. 肝淤血 多见于右心衰竭。肉眼观，肝脏体积增大，包膜紧张，呈暗红色，切面呈红（淤血区）黄（脂肪变性区）相间的花纹，形似槟榔切面，故有槟榔肝之称（图3-4）。镜下观，肝小叶中央静脉及其附近肝窦扩张淤血、肝细胞萎缩甚至消失，小叶周边肝细胞脂肪变性（图3-5）。长期慢性肝淤血可引起肝内间质网状纤维胶原化并伴有纤维结缔组织增生，形成淤血性肝硬化。

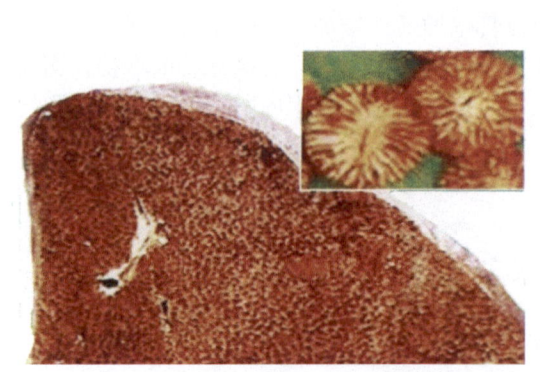

图 3-4 肝淤血（肉眼观）

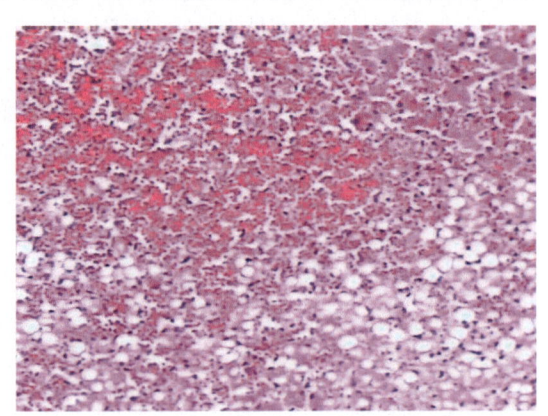

图 3-5 肝淤血（镜下观）
肝血窦扩张淤血，周边肝细胞脂肪变性

第 2 节 出 血

血液从血管、心腔逸出称为出血。逸出的血液进入组织或体腔称为内出血，流出体外为外出血。依据出血的发生机制不同，可分为破裂性出血和漏出性出血两种类型。

一、原因及类型

（一）破裂性出血

破裂性出血是指心脏或血管壁破裂所致（图3-6A）。原因有：①血管机械性损伤，如割伤、刺伤、剧烈碰撞伤、枪弹伤等；②血管壁或心脏的病变，如主动脉瘤或动脉粥样硬化、心肌梗死后形成的室壁瘤破裂等；③血管壁周围的病变侵蚀，如消化性溃疡侵蚀溃疡底部的血管，恶性肿瘤侵及周围的血管，结核性病变侵蚀空洞壁的血管等；④静脉破裂，如肝硬化时食管下段静脉曲张破裂出血；⑤毛细血管破裂，如软组织损伤。

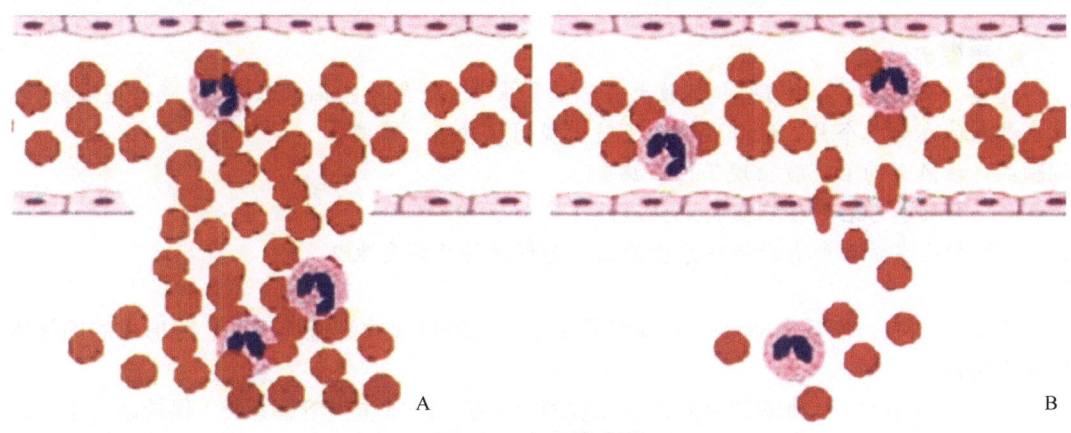

图 3-6　出血模式图
A. 破裂性出血；B. 漏出性出血

（二）漏出性出血

漏出性出血是指因微循环的血管壁通透性增高，血液从扩大的内皮细胞间隙和受损的基膜漏出到血管外的过程（图 3-6B）。原因有：①血管壁损害，较多见，如缺氧、感染、中毒、药物、维生素 C 缺乏等因素可引起血管壁通透性增加；②血小板减少和功能障碍，如血小板减少性紫癜、弥散性血管内凝血（DIC）、脾功能亢进、再生障碍性贫血、白血病等可使血小板生成减少；③凝血因子缺乏，如凝血因子Ⅷ（血友病 A）、Ⅸ（血友病 B）等因子的先天性缺乏或肝脏疾病致凝血因子Ⅶ、Ⅸ、Ⅹ合成减少，以及 DIC 时凝血因子消耗过多等。

二、病理变化

（一）内出血

肉眼观，血液积聚于体腔内称积血，如心包积血等。组织内局限性的大量出血称为血肿，如脑硬膜下血肿、皮下血肿等。皮肤、黏膜较小的（直径 1～2mm）出血点称为瘀点，而稍微大（直径 3～5mm）的出血称为紫癜，直径 1～2cm 以上的出血灶称为瘀斑。镜下观，组织内可见数量不等的红细胞和巨噬细胞，巨噬细胞内有含铁血黄素颗粒。

（二）外出血

肉眼观，体表伤口处可见血凝块，鼻黏膜出血称为鼻出血；结核空洞或支气管扩张出血量较多经口排出体外称为咯血；上消化道出血经口呕出称为呕血；消化道出血经肛门排出称便血；泌尿道出血从尿道口排出称为血尿；子宫不规则出血称为月经紊乱，若为大出血则称为血崩。

三、后　　果

出血对机体的影响取决于出血的类型、速度、部位和出血量。破裂性出血，在短时间内丧失循环血量的 20%～25%，可发生出血性休克。漏出性出血若出血广泛时（如流行性出血热），亦可导致出血性休克的发生。重要器官即使少量出血，也可引起严重的后果，如脑干出血、心脏破裂可危及生命。局部组织或器官的出血，可导致相应的功能障碍，如视网膜出血引起视力减退或失明；内囊出血引起对侧肢体偏瘫。

第3节　血栓形成

案例 3-2

患者，女，35岁。外伤引起下肢大静脉破裂出血，经急救包扎出血停止，病情逐渐好转。患者卧床休息近1个月。近日发现右下肢出现明显肿胀、疼痛。

问题：1. 该患者的右下肢出现了什么病变？
　　　2. 导致患者右下肢病变的主要原因是什么？
　　　3. 护士在护理患者时应注意些什么？怎样预防此病发生？

在活体的心、血管内血液成分凝固成固体质块的过程称为血栓形成。所形成的固体质块称为血栓。

正常生理情况下，血液的凝血系统和抗凝血系统（纤维蛋白溶解系统）保持动态平衡，使血液处于流动的液体状态，一旦这种平衡被打破，血小板和其他凝血因子被激活，就会引起凝血反应形成血栓。

一、血栓形成的条件和机制

（一）心、血管内膜损伤

正常心、血管完整的内皮细胞具有屏障作用，能把血小板、凝血因子和有高度促凝作用的内皮细胞下外基质分隔开；内皮细胞还能分泌前列环素（PGI$_2$）、一氧化氮（NO）、二磷腺苷酶（ADP酶）及血栓调节蛋白等诸多抗凝血物质，从而使血液保持流动状态。当内皮细胞损伤后，细胞屏障破坏，内皮下胶原暴露，血小板与胶原纤维接触而被激活；裸露的胶原纤维激活凝血因子Ⅻ，启动内源性凝血系统；损伤的内皮细胞还可释放组织因子，激活凝血因子Ⅶ，启动外源性凝血系统，从而启动凝血过程引起血栓形成。

心血管内皮细胞损伤常见于严重动脉粥样硬化的斑块及溃疡处、风湿性和感染性心内膜炎、心肌梗死区的心内膜、反复静脉穿刺的血管壁、创伤性或炎症性血管损伤部位，以及缺氧、休克、败血症和细菌内毒素等所引起的全身广泛内皮细胞损伤。

（二）血流缓慢或涡流形成

正常血流中分为轴流和边流，红细胞和白细胞等有形成分在血管的中轴流动（轴流），其外是血小板，最外一层是血浆（边流），将血液的有形成分与血管壁隔开，阻止血小板与内膜接触和激活。当血流缓慢或有涡流时，血小板进入边流，容易黏附于内膜，同时凝血因子在局部容易堆积、活化而启动凝血过程，形成血栓。

临床上，静脉血栓多于动脉血栓4倍，下肢血栓形成多于上肢，因为下肢静脉血流缓慢，且有静脉瓣，容易形成涡流。久病或术后长期卧床者、心力衰竭患者容易在下肢深静脉和盆腔静脉内形成血栓。因此，应鼓励患者适当下床活动，预防血栓形成。心脏和动脉内不易形成血栓，但在二尖瓣狭窄时的左心房、动脉瘤内或血管分叉处血流缓慢及出现涡流时，易并发血栓形成。

（三）血液凝固性增高

血液凝固性增高是指血液中血小板和凝血因子数量增多、活性增强，也是导致血栓形成的又一原因。在严重创伤、大面积烧伤、大手术及产后大出血时，血液浓缩，血中纤维蛋白原、凝血酶原及凝血因子含量增多，以及血中代偿补充大量幼稚血小板，其黏性增加，易发生黏集形成血栓。血小板增多和黏性增加也见于妊娠期高血压、高脂血症、冠状动脉

第 3 章　局部血液循环障碍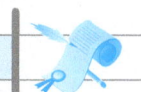

粥样硬化、吸烟和肥胖等。此外，遗传性高凝状态，如第Ⅴ因子基因突变，可引起患者复发性深静脉血栓形成。

上述血栓形成的条件往往同时存在共同作用的，并常以某一条件为主，其中心血管内皮损伤最为重要。

考点：血栓形成的概念、原因和条件

二、血栓形成的过程和血栓的类型

（一）血栓形成的过程

血栓形成的过程中，都是以血小板黏附于心血管内膜开始的。血小板黏附于内膜后，即释放 ADP、血栓素 A_2 等，这些物质使血小板互相黏集，形成血小板堆即血小板血栓；血小板不断激活与黏附的过程反复交替进行，形成珊瑚状血小板梁；最后血栓体积不断增大，导致血管阻塞，局部血流停滞（图 3-7）。血栓形成后的发展、形态和组成及血栓的大小则取决于血栓发生的部位和局部的血流状态。

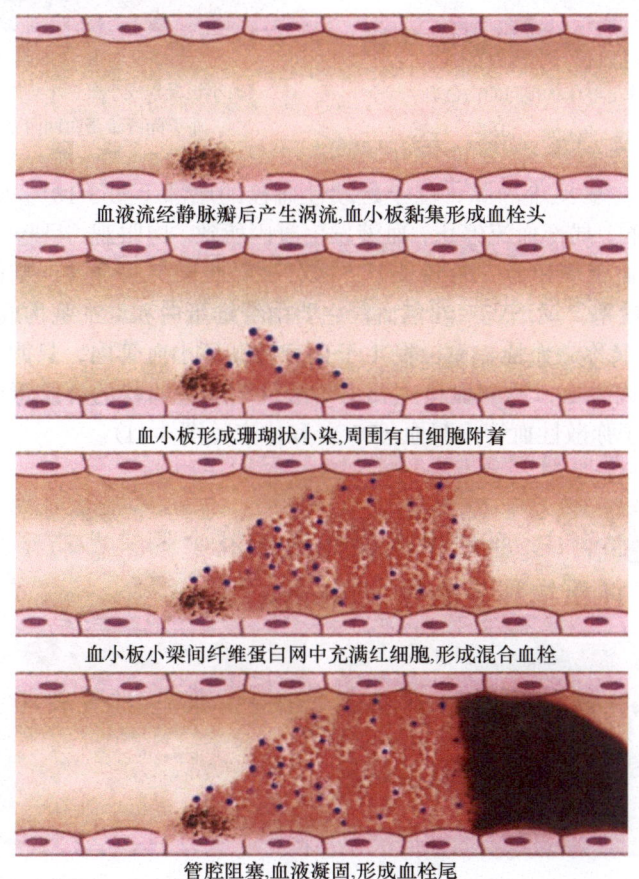

图 3-7　静脉内血栓形成过程模式图

（二）血栓的类型

1. 白色血栓　又称血小板血栓或析出性血栓，多发生于血流较快的心瓣膜、心腔内、动脉内。例如，急性风湿性心内膜炎时在二尖瓣闭锁缘上形成的白色血栓又称为赘生物（图 3-8）。在静脉血栓中，白色血栓位于延续性血栓的起始部（即血栓头）。白色血栓主要由血小板和少量纤维蛋白构成。肉眼观：白色血栓呈灰白色，表面粗糙，质实，与血管壁紧密黏着不易脱落。

2. 混合血栓 多发生于血流缓慢的静脉，构成延续性血栓的体部（即血栓体）。由于血小板梁的形成和血液凝固反复交替进行而形成层状血栓，即混合血栓。肉眼观：呈灰白色和红褐色层状交替结构，静脉内的混合血栓呈粗糙干燥圆柱状，与血管壁粘连。镜下观：由血小板小梁、小梁边缘黏附的白细胞、小梁间的纤维蛋白网及网罗的红细胞构成（图3-9）。

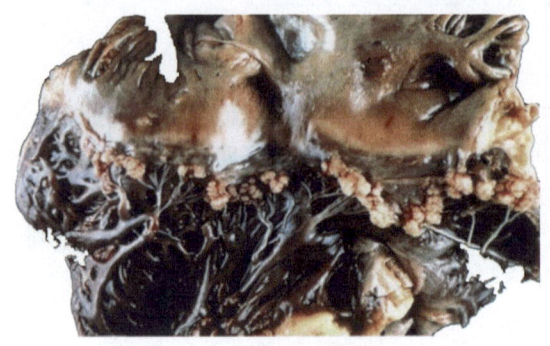

图3-8 白色血栓（肉眼观）
心脏二尖瓣游离缘呈串珠状排列的白色血

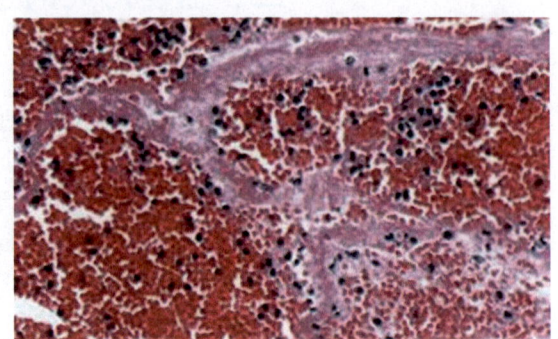

图3-9 混合血栓（镜下观）
血小板凝集成小梁，小梁周围有白细胞黏附，小梁间纤维蛋白网内充满大量红细胞

3. 红色血栓 主要见于静脉，位于延续性血栓的尾部（图3-10）。随着混合血栓逐渐增大最终阻塞血管腔，局部血流停止，血液发生凝固所致。肉眼观：呈暗红色，新鲜时湿润，有一定的弹性，与血凝块相似，时间长了，水分被吸收而失去弹性，变得干燥易碎，并容易脱落而造成血栓栓塞。镜下观：红色血栓主要由纤维蛋白和红细胞构成。

4. 透明血栓 又称微血栓，血栓发生于全身微循环小血管内，只能在显微镜下见到。常见于弥散性血管内凝血，透明血栓主要由嗜酸性均质透明状的纤维蛋白构成，故又称纤维素性血栓，常见于弥散性血管内凝血（DIC）和休克（图3-11）。

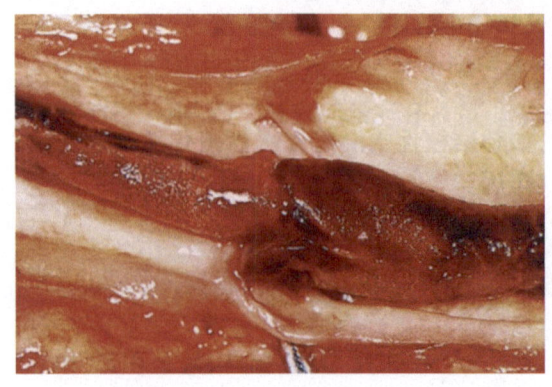

图3-10 红色血栓（肉眼观）
股静脉内有一圆柱状血栓，呈暗红色

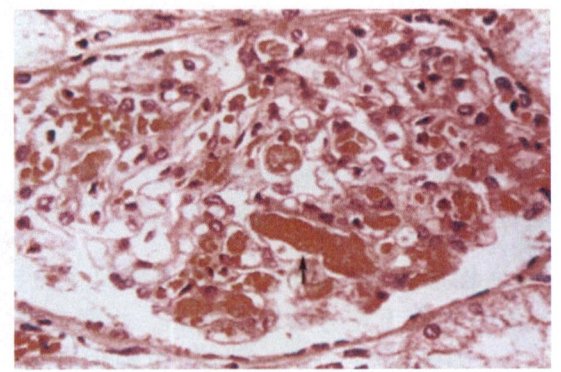

图3-11 透明血栓（镜下观）
肾小球毛细血管内的透明血栓呈半透明状、均质、红染

三、血栓的结局

（一）软化、溶解、吸收

血栓形成的同时，也激活纤维蛋白溶解酶（纤溶酶）系统，开始降解纤维蛋白和溶解

血栓，血栓内崩解的中性粒细胞释放的蛋白溶解酶也可以溶解血栓。小的新鲜的血栓可快速完全被溶解吸收；较大的血栓多为部分软化，在血流冲击下形成碎片或整个脱落，并随血流运行，阻塞血管，造成血栓栓塞。

（二）机化和再通

如血栓长时间不被溶解，由血管壁向血栓内长入新生的肉芽组织逐渐取代血栓，此过程称为血栓机化。通常较大的血栓需2~4周才完全机化，此时血栓与血管壁紧密黏着不再脱落。血栓在机化过程中，水分被吸收，血栓逐渐干燥收缩，其内部或与血管壁间出现裂隙，新生的内皮细胞长入并被覆其表面形成新的血管，并互相吻合沟通。使阻塞的血管得到部分地沟通，这种现象称为再通（图3-12）。

（三）钙化

血栓长时间未能溶解又未完全机化，可发生钙盐沉积，称为钙化。血栓钙化后成为静脉结石或动脉结石。

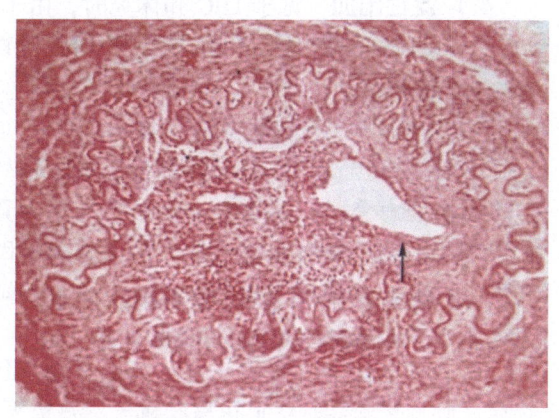

图3-12　血栓机化与再通
血管腔内血栓被肉芽组织吸收取代，有较多大小不等的新生血管形成

四、血栓对机体的影响

（一）有利的一面

血栓形成可以堵塞血管裂口起到止血和防止出血的作用。例如，结核性空洞内的血管和慢性胃十二指肠溃疡底部血管受损时，继发血栓形成有防止出血和止血的作用。

（二）不利的一面

血栓形成对机体的不良影响取决于血栓的部位、大小、类型和血管腔阻塞的程度，以及组织、器官内有无侧支循环。

1. 阻塞血管　动脉阻塞可引起相应的器官缺血缺氧而发生萎缩、变性，甚至坏死，如心脏冠状动脉血栓引起心肌梗死，脑动脉血栓引起脑梗死，血栓性闭塞性脉管炎时引起患肢的坏疽等。静脉阻塞而侧支循环未能有效建立时，则引起局部淤血、水肿、出血，甚至坏死。例如，肠系膜静脉血栓可引起肠的出血性梗死。

2. 血栓栓塞　血栓整体或部分脱落成为栓子，随血流运行阻塞与血栓大小相应的血管，引起血栓栓塞。下肢深部静脉和心室内的血栓，

> **护考链接**
>
> A_2型题：
>
> 患者，男，40岁。因腘静脉处血栓形成，遵医嘱应绝对卧床休息10~14天，床上活动时避免动作幅度过大，禁止按摩患肢，目的是（　　）
>
> A.促进静脉回流　　B.预防出血
> C.防止血栓脱落　　D.缓解疼痛
> E.防止再次血栓形成
>
> **分析**：深静脉血栓形成后，尚未机化前，容易脱落而造成肺动脉血栓栓塞，可引起猝死。因此，该患者急性期应绝对卧床休息10~14天，床上活动时避免动作幅度过大，禁止按摩患肢，以防血栓脱落。

以及感染性心内膜炎时心瓣膜上的赘生物容易脱落成为栓子。下肢静脉的血栓脱落可造成肺栓塞，往往成为患者死亡的重要原因。

3. 心瓣膜变形 风湿性心内膜炎时，心瓣膜的赘生物发生机化，可使瓣膜粘连、增厚、变硬，腱索增粗缩短，引起瓣膜口狭窄或关闭不全而成为心瓣膜病。

4. 广泛性出血 见于 DIC 和休克时，由于广泛的微循环内透明血栓形成，大量消耗凝血物质，使血液的凝固性降低，引起全身广泛性出血。

> **案例 3-2 分析**
> 1. 该患者右下肢发生了静脉血栓。
> 2. 主要原因：外伤引起静脉大出血，虽然急救已经止住血，但血液浓缩，血管内皮细胞一度缺血受损，以及血中代偿性补充大量幼稚的血小板，血液凝固性增高；患者长时间卧床，下肢静脉血流缓慢。以上种种原因促使下肢静脉血栓形成。护士应指导患者在床上经常进行肌肉的收缩舒张运动和足与趾的主动活动及局部按摩，尽可能早期下床活动，避免血栓形成。
> 3. 护理该患者应特别注意：如果血栓已经形成应该避免活动时动作过大、禁止局部按摩以防血栓脱落，禁止在患肢输液、热敷等。

第4节 栓 塞

栓塞是指在循环血液中出现的不溶于血液的异常物质，随血流运行阻塞血管腔的现象。引起栓塞的异常物质称为栓子。栓子可以是固体、液体或气体。临床上以脱落的血栓栓子引起栓塞最常见。

一、栓子运行途径

考点：栓塞概念、栓子运行途径及栓塞部位

一般情况下，栓子运行途径与血流方向一致（图 3-13）。

（一）静脉系统及右心栓子

来自体静脉系统及右心的栓子，随血流进入肺动脉主干及其分支，引起肺栓塞。体积小的栓子可以通过肺泡壁毛细血管经左心进入体循环，阻塞动脉小分支。

（二）动脉系统及左心栓子

来自动脉系统及左心的栓子，随动脉血流运行，阻塞于口径与其相当的动脉分支，常见于脑、脾、肾及下肢等部位。

（三）门静脉系统栓子

来自肠系膜静脉等门静脉系统的栓子，可引起肝内门静脉分支的栓塞。

（四）交叉性栓塞

来自右心或腔静脉系统的栓子由压力高的一侧通过房间隔、室间隔缺损或动静脉瘘进入压力低的另一侧，即动静脉系统栓子交叉运行，引起体循环系统栓塞。

（五）逆行性栓塞

下腔静脉内的血栓栓子在胸、腹压突然升高（如咳嗽）时，

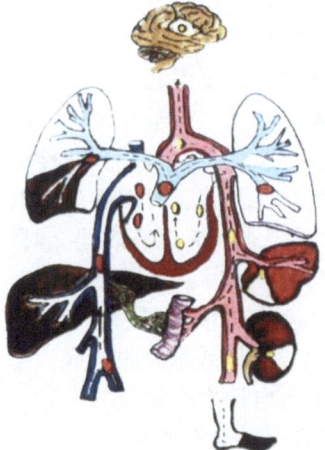

图 3-13 栓子运行途径模式图

可逆血流方向运行至肝、肾、髂静脉分支并引起栓塞。

后两种栓子运行途径临床上极为少见。

案例 3-3

患者,男性,42岁,因左股骨骨折,患者卧床休息并用石膏固定15天后,发现左下肢轻度肿胀疼痛,患者没在意,1个月后早上经家属扶下床小便时,患者突然胸闷、呼吸急促、口唇发绀,经抢救无效死亡。尸检见有约长13cm混合血栓折叠骑跨在左右肺动脉干。

问题:1.患者的死亡原因是什么?
2.患者发生肺动脉栓塞是如何引起的?
3.临床工作中应从哪些方面着手预防?

二、栓塞的类型及其对机体的影响

(一)血栓栓塞

血栓脱落引起的栓塞称为血栓栓塞,是栓塞中最常见的一种。由于血栓栓子的来源、大小和栓塞部位的不同,对机体的影响也有所不同。

1.肺动脉栓塞 引起肺动脉栓塞的血栓栓子95%以上来自下肢深静脉,特别是腘静脉、股静脉和髂静脉。肺动脉栓塞的后果取决于栓子的大小和数量:①较小的栓子多栓塞肺动脉小分支,一般不会引起明显的后果,这是由于肺具有肺动脉和支气管动脉双重血液供应(图3-14)。若栓塞前已有肺淤血,支气管动脉供血受阻,局部肺组织可发生出血性梗死。②若栓子较大,栓塞在肺动脉主干及其大分支(图3-15),或栓子小但数量多,广泛栓塞肺动脉小分支,患者可突发呼吸困难、发绀、休克甚至猝死。

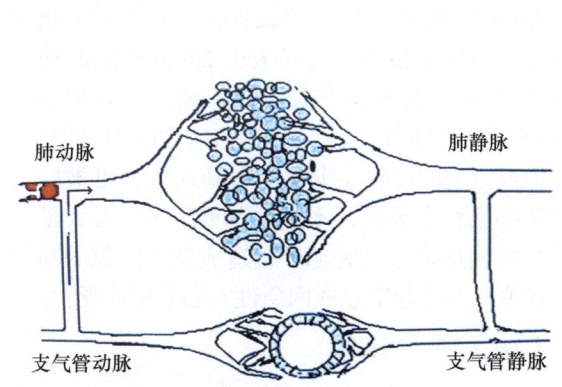

图 3-14 肺栓塞时血流变化示意图

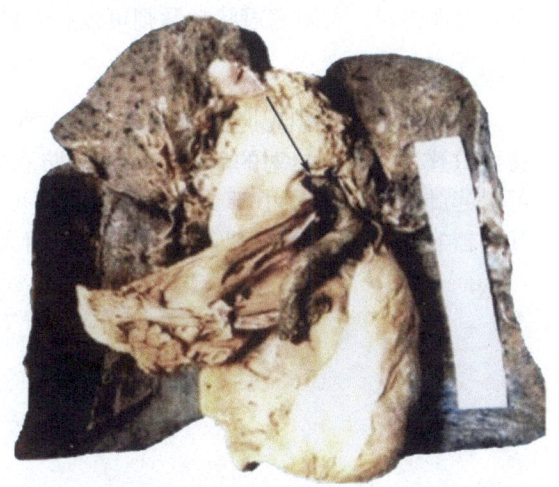

图 3-15 肺动脉血栓形成
肺动脉内一圆柱状血栓栓子

2.体循环动脉栓塞 大多数栓子来自左心,如心肌梗死的附壁血栓、心内膜炎时心瓣膜上的赘生物,少数来自于动脉粥样硬化溃疡或主动脉瘤表面的血栓。动脉栓塞多发生脑、肾、脾、下肢等。栓塞的后果取决于栓塞的部位、局部的侧支循环情况。肾、脾、脑缺乏侧支循环，多造成局部组织梗死；上肢动脉吻合支丰富，肝脏有肝动脉和门静脉双重供血，故很少发生梗死。

（二）气体栓塞

大量空气迅速进入血液循环或原溶于血液内的气体迅速游离，形成气泡阻塞心血管腔，称为气体栓塞。

1. 空气栓塞 多发生于静脉破裂外界空气进入血流，尤其在静脉内呈负压的部位，如头颈、胸壁和肺的创伤或手术时容易发生。少量空气入血，可溶解于血液中，一般不会引起严重后果。若短时间内空气量超过100ml，此时空气在右心聚集，因心脏跳动，空气和血液经搅拌形成可压缩的血性泡沫，阻碍了静脉血的回流和向肺动脉的供血，导致循环中断而猝死。

> **链接**
>
> **静脉输液与空气栓塞**
>
> 静脉输液输血是临床上最基本的操作技术，排气法是预防空气栓塞的第一步。在静脉穿刺特别是锁骨下静脉插管输液时，应认真仔细地将输液器内空气排尽，避免误将空气输入有负压的静脉内。输液过程中，一旦发生空气栓塞，应立即停止输液。置患者于左侧卧位，利于气体浮向右心室尖部，避免阻塞肺动脉口，防止栓塞的发生。

2. 氮气栓塞 又称减压病。人体从高气压环境迅速进入常压或低气压环境时，如潜水员从深水迅速浮出水面或航空者由地面迅速升入高空时，原来溶于血液、组织液气体包括氧气、二氧化碳和氮气迅速游离形成气泡，氧和二氧化碳可再溶于体液内被吸收，而氮气在体液内溶解缓慢，可在血液和组织内形成很多微气泡或融合成大气泡，阻塞血流或直接损伤细胞。临床病情轻者，可引起骨、四肢、肠道等末梢血管阻塞而出现痉挛性疼痛，严重时出现昏迷。若阻塞冠状动脉则可致患者猝死。

（三）脂肪栓塞

循环的血流中出现脂肪滴阻塞于小血管，称为脂肪栓塞。常见于长骨骨折和严重的脂肪组织挫伤。脂肪栓塞的后果取决于脂肪滴的大小和量的多少。直径大于20μm的脂肪滴可引起肺栓塞；直径小于20μm的脂肪滴可通过肺的毛细血管进入动脉系统，造成脑和其他器官的栓塞。镜下观，血管腔内脂滴大小不等，呈圆形或卵圆形，HE切片上呈空泡状（图3-16）。少量脂肪滴入血，可被巨噬细胞吞噬吸收，不产生严重后果。若大量脂肪滴迅速进入肺循环，造成较大面积的肺栓塞，可引起窒息或因急性右心衰竭而死亡。

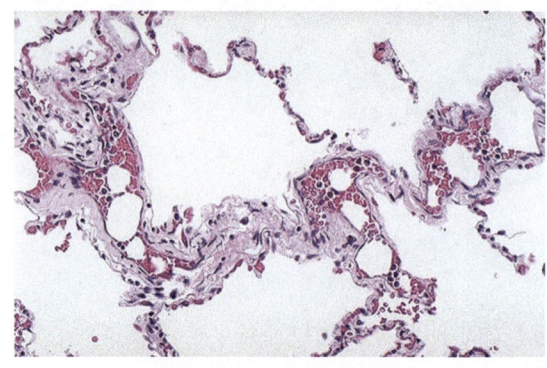

图3-16 脂肪栓塞（镜下观）
肺泡壁毛细血管内的脂肪栓子呈空泡状

（四）羊水栓塞

羊水栓塞是分娩过程中一种罕见的严重合并症（1/50 000），死亡率极高（70%～80%）。在羊膜破裂、胎盘早期剥离或胎儿阻塞产道时，由于子宫强烈收缩，宫内压力升高，将羊水压入子宫内膜静脉窦，随血液回流至肺内，造成羊水栓塞。镜下观,可在母体肺的小动脉和毛细血管内或血液涂片中见到角化鳞状上皮、胎毛、胎脂、胎粪和黏液等羊水成分(图3-17)。临床上,患者突然出现呼吸困难、发绀、抽搐、休克、昏迷甚至死亡。羊水栓塞引起猝死的机制主要是因为羊水中胎儿代谢产物引起过敏性休克和反射性血管痉挛,同时羊水具有凝血致活酶样的作用引起DIC,而导致患者死亡。

(五)其他栓塞

恶性肿瘤细胞侵入血管系统后,随血流运行阻塞血管,形成肿瘤细胞栓塞并导致肿瘤的转移。寄生虫虫卵、细菌或真菌团等也可进入血液循环成为栓子引起栓塞。

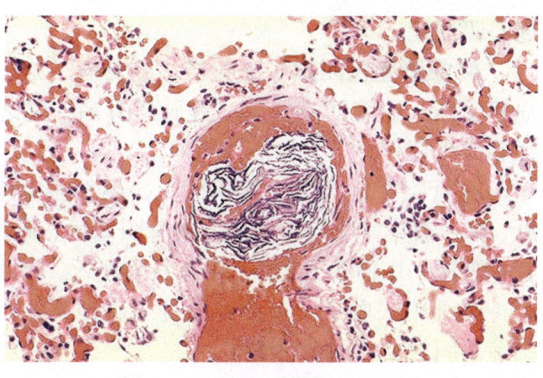

图3-17 羊水栓塞(镜下观)
肺小动脉血管内见角化上皮细胞

案例3-3分析

1. 患者是肺动脉血栓栓塞导致猝死。
2. 患者由于长时间卧床、石膏固定等引起下肢静脉血流缓慢,加上骨折出血后血中代偿性补充幼稚的血小板,血液凝固性增高等导致深静脉血栓形成,1个月后,患者突然改变体位,没有被机化的血栓脱落下来,随着血流的运行阻塞肺动脉主干而引起猝死。
3. 临床中,护士应鼓励长期卧床的患者经常做肌肉的舒缩运动、足和趾的主动运动及局部按摩等。如发现局部肿胀、疼痛等血栓形成的迹象,要避免局部按摩、突然改变体位和溶栓药物的应用。

第5节 梗 死

案例3-4

患者,男性,55岁。有高血压高血脂病史10余年,和朋友聚餐饮酒后回到家,突然出现胸骨后压榨性疼痛、胸闷,家人立即拨打120送往医院,医生检查后诊断为急性心肌梗死。

问题:1. 该患者发生急性心肌梗死的主要原因是什么?
2. 护士如何指导患者预防心肌梗死的发生?

器官或组织由于动脉血供应中断,引起局部组织缺血性坏死称为梗死。

一、梗死的原因

任何引起血管阻塞,导致局部组织血液循环中断和缺血缺氧的因素均可引起梗死。

1. 血栓形成 是梗死最常见的原因。主要见于冠状动脉、脑动脉粥样硬化合并血栓形成时引起的心肌梗死和脑梗死。

2. 动脉栓塞 多为血栓栓塞,也见于气体、羊水、脂肪栓塞等,栓子随着血流运行常引起脾、肾、肺和脑组织的梗死。

3. 动脉痉挛 在冠状动脉粥样硬化的基础上,冠状动脉发生强烈和持续的痉挛,可引起心肌梗死。

4. 血管受压闭塞 肠扭转、肠套叠、嵌顿性肠疝及卵巢囊肿蒂扭转等，可先导致静脉血管受压，血液回流受阻，静脉压升高，随之动脉也会受压而使血液供应中断，造成肠梗死和卵巢坏死。

血管阻塞是否造成组织梗死，还与能否建立有效侧支循环有关，具有双重血液循环的肝、肺及有丰富吻合支的肠，血管阻塞后，通过侧支循环的代偿，不易发生梗死。但脑、心、肾、脾等，由于吻合支少，常易发生梗死。除此之外，还与局部组织对缺血的敏感程度有关。脑神经细胞缺血 3～4 分钟即可引起梗死；心肌缺血 20～30 分钟也可引起死亡；而纤维结缔组织对缺血耐受性强。

二、梗死的类型和病变特点

根据梗死灶内含血量的多少，梗死可分为贫血性梗死和出血性梗死两种。

（一）贫血性梗死

贫血性梗死常见于心、肾、脾和脑等组织结构比较致密和侧支循环较少的器官。这些器官的动脉阻塞时，其邻近的动脉分支反射性痉挛，梗死灶内的血液被挤到周围组织，使局部含血量减少，灰白色，故称呈贫血性梗死。肉眼观：梗死灶呈灰白色或灰黄色，质实，周围有暗红色的充血或出血带，与正常组织分界清楚。镜下观：梗死灶呈凝固性坏死，早期可见核固缩、核碎裂和核溶解等细胞坏死的改变，周围有充血出血带。晚期梗死灶呈均匀红染无结构的物质，被肉芽组织机化，最终形成瘢痕组织。常见的贫血性梗死有以下几种。

考点：梗死的概念、原因及类型

1. 脑梗死 常因脑动脉粥样硬化、血栓形成或栓塞所致，脑梗死灶呈不规则形。脑组织含有大量的磷脂和水分，梗死后发生液化性坏死，形成被神经胶质包围的囊腔。脑梗死患者在临床上可出现偏瘫、失语等表现，严重时可发生昏迷甚至死亡。

2. 心肌梗死 由于冠状动脉粥样硬化，动脉管腔高度狭窄，在此基础上合并斑块内出血、血栓形成或栓塞、动脉强烈痉挛等而使动脉血流中断，心肌严重而持久的缺血而发生凝固性坏死。由于冠状动脉的分支分布不规则，梗死灶呈不规则形或地图状。大面积急性心肌梗死可导致急性心力衰竭和心源性休克。

3. 脾、肾梗死 多为栓塞引起的凝固性坏死。由于脾、肾的动脉呈锥形分布，故其梗死灶呈锥体形，切面为楔形或三角形、扇形，其尖端指向脏器的门部，底部靠近脏器的表面（图3-18）。梗死灶可机化形成瘢痕。

（二）出血性梗死

出血性梗死发生于肺和肠等具有双重血液循环，或侧支循环丰富并且组织结构疏松的器官。因梗死灶有明显的出血，故称出血性梗死。发生出血性梗死的先决条件：静脉阻塞，发生严重淤血，动脉血流中断，此时不能建立起有效的侧支循环进行代偿；组织疏松使血液聚集于梗死区。

1. 肺梗死 多发生于二尖瓣狭窄或左心衰竭患者。梗死灶多位于肺下叶，呈锥形，

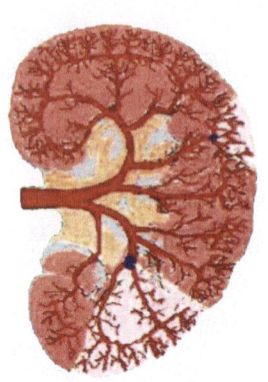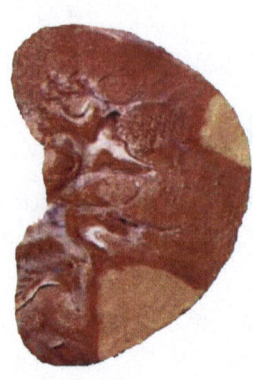

图 3-18　肾动脉分支、栓塞及贫血性梗死

尖端朝向肺门，底部靠近肺膜。梗死灶因弥漫性出血呈暗红色，略隆起，质实，后期肉芽组织生长为灰白色。镜下观，梗死区呈凝固性坏死，肺泡腔内、小支气管内及肺间质充满红细胞。临床上常有咳嗽、咯血和胸痛等症状。

2. 肠梗死 多发生在肠套叠、肠扭转和嵌顿性肠疝时。梗死灶呈节段性，边界不清，暗红色，肠壁增厚，质脆易破裂（图3-19）。镜下观，肠壁各层组织坏死及弥漫性出血。临床上，由于动脉受压使肠壁肌肉缺氧而持续性痉挛致剧烈腹痛、呕吐，肠壁坏死累及肌层及神经可引起麻痹性肠梗阻，肠壁全层坏死可致穿孔及腹膜炎。

三、梗死对机体的影响

梗死对机体的影响取决于梗死的器官、梗死灶的大小及有无感染等因素。肾、脾的梗死一般影响较小，临床上出现腰痛和血尿，不影响肾功能。肺梗死有胸痛和咯血。肠梗死常出现剧烈腹痛、呕吐、血便甚至腹膜炎。心肌梗死影响心脏功能，严重者可导致心力衰竭甚至猝死。脑梗死出现其相应部位的功能障碍。四肢、肺、肠梗死等会继发腐败菌感染而造成坏疽。

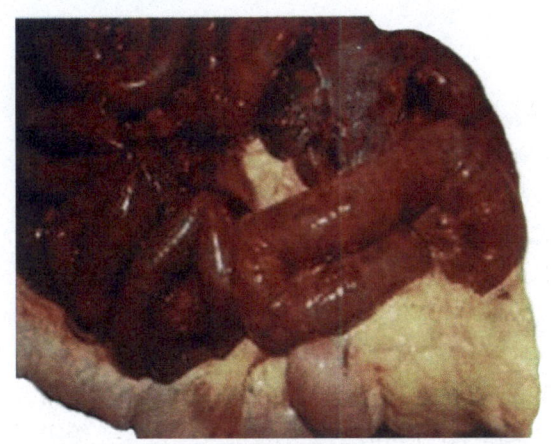

图3-19 肠出血性梗死
梗死小肠呈暗红色、肿胀

> **案例 3-4 分析**
> 1. 主要原因是患者有10余年的高血脂、高血压病史，这是发生冠状动脉粥样硬化的主要危险因素，在冠状动脉粥样硬化管腔狭窄的基础上，因饮酒、劳累、情绪激动等因素加速血液循环，增加心肌耗氧量，导致冠状动脉强烈痉挛甚至闭塞而诱发心肌梗死。
> 2. 指导患者积极治疗高血脂和高血压；清淡饮食；避免大量饮酒；保持大便通畅；避免过劳和情绪激动等，预防心肌梗死发生。

> **小结**
>
> 充血分为动脉性充血和静脉性充血，静脉性充血的原因有静脉血管受压、静脉管壁阻塞和心力衰竭。临床上，静脉性充血远比动脉性充血常见，对机体影响更明显，可引起淤血性水肿和出血、实质细胞损伤和组织器官淤血性硬化等。
>
> 出血分为破裂性出血和漏出性出血两大类，对机体影响主要取决于出血量、出血速度和出血部位。
>
> 在活体的心血管内血液成分形成固体质块的过程称为血栓形成。心血管内膜损伤、血流缓慢或涡流形成、血液凝固性增高时容易导致血栓形成。最常发生于下肢深静脉。
>
> 栓子的运行途径一般是与血流方向是一致的，最终栓塞于口径与其相当的血管内。最常见的是血栓栓塞，气体栓塞和羊水栓塞虽不多见，一旦发生，病情凶险，容易导致患者死亡。
>
> 梗死形成的原因与血栓形成、动脉栓塞、动脉痉挛及血管壁受压等有关，发生在心、肾、脾和脑等器官的梗死属于贫血性梗死，出血性梗死多见于肺和肾等器官。

自测题

一、名词解释
1. 淤血 2. 心力衰竭细胞 3. 槟榔肝 4. 血栓形成
5. 栓塞 6. 栓子 7. 梗死

二、填空题
1. 出血按发生的机制不同分为_____和_____。
2. 常见的栓塞有_____、_____、_____、_____和_____，最常见的是_____。
3. 梗死分为_____和_____两类，前者多见于侧支循环不丰富的_____、_____、_____等实质器官；后者多发生于_____并具有双重血液循环的_____、_____等器官。

三、选择题
1. 下列哪些部位容易发生出血性梗死（　　）
   A. 心、肝　　　　B. 心、脑
   C. 肺、肠　　　　D. 肠、脾
   E. 脾、肾
2. 槟榔肝的镜下病变特点是（　　）
   A. 肝脂肪变性　　B. 肝淤血
   C. 肝淤血、脂肪变性　D. 肝细胞气球样变
   E. 肝硬化
3. 左心衰竭时首先发生淤血的器官是（　　）
   A. 肺　　B. 肝　　C. 脾
   D. 肾　　E. 肠
4. 下列哪项不会引起血栓形成（　　）
   A. 静脉内膜炎　　B. 涡流产生漩涡
   C. 血流速度加快　D. 动脉粥样硬化
   E. 长期卧床
5. 临床理疗热敷主要是使组织发生（　　）
   A. 局部保温　　　B. 动脉性充血
   C. 静脉性充血　　D. 减少产热
   E. 减少散热
6. 白色血栓的主要成分为（　　）
   A. 白细胞
   B. 血小板
   C. 血小板和少量纤维蛋白
   D. 白细胞和少量纤维蛋白
   E. 红细胞和纤维蛋白
7. 因感染性休克发生弥散性血管内凝血死亡的患者，尸检在肺、脑、肾组织切片中可见（　　）
   A. 白色血栓　　　B. 混合血栓
   C. 红色血栓　　　D. 透明血栓
   E. 附壁血栓
8. 脑动脉发生栓塞，其栓子最可能来自（　　）
   A. 下肢深静脉血栓　B. 下肢浅静脉血栓
   C. 盆腔静脉血栓　　D. 左心室附壁血栓
   E. 门静脉血栓
9. 股静脉内血栓脱落可引起（　　）
   A. 下肢坏疽　　　B. 脑动脉栓塞
   C. 肺动脉栓塞　　D. 门静脉栓塞
   E. 肠系膜动脉栓塞
10. 潜水员过快地从海底升到水面容易发生（　　）
    A. 肺淤血　　　　B. 脂肪栓塞
    C. 血栓栓塞　　　D. 空气栓塞
    E. 氮气栓塞
11. 产妇分娩后大出血死亡，诊断羊水栓塞的证据是在哪发现羊水成分（　　）
    A. 肺小静脉和毛细血管
    B. 肺小动脉和毛细血管
    C. 肺泡腔内
    D. 细支气管腔内
    E. 支气管动脉内
12. 梗死灶为地图形的器官是（　　）
    A. 小肠　　B. 脾脏　　C. 肾脏
    D. 肺脏　　E. 心脏
13. 梗死的形状取决于（　　）
    A. 脏器的外形　　B. 血管的分布
    C. 动脉阻塞的程度　D. 动脉阻塞的部位
    E. 有无淤血的基础
14. 患者，女性，51岁。因心悸气短，双下肢水肿入院。查体：颈静脉怒张，心尖区可闻及舒张期杂音，肝大，轻度压痛，肝功能正常，

判断该患者已发生心力衰竭。患者肝脏最可能发生的病变是（　　）

A. 肝细胞癌　　　　B. 慢性肝淤血

C. 肝脂肪变性　　　D. 慢性肝炎

E. 肝硬化

15. 患者，男性，53 岁。下肢静脉曲张 6 年，并且用手摸到硬结，术中见静脉腔内有多个褐色物，堵塞管腔，该褐色物最可能是（　　）

A. 静脉内血凝块　　B. 静脉内血栓

C. 静脉石　　　　　D. 静脉内瘤栓

E. 静脉内膜炎性渗出物

16. 患者，男性，30 岁。车祸时右大腿骨粉碎性及开放性骨折，入院后，该患者出现面色发绀、呼吸困难、口吐白沫而亡，其最可能的死因是（　　）

A. 心肌梗死　　　　B. 气体栓塞

C. 脂肪栓塞　　　　D. 脑出血

E. 气胸

17. 肺组织病理学检查显示：肺组织肿胀，重量增加，质地变硬；光镜下见纤维组织增生，肺泡壁增厚，可见巨噬细胞吞噬含铁血黄素。该患者最可能的诊断是（　　）

A. 肺尘埃沉着病　　B. 细菌性肺炎

C. 肺结核　　　　　D. 肺脓肿

E. 慢性充血性心力衰竭

18. 患儿，女性，2 岁半。阵发性哭闹伴呕吐，1 小时前排果酱样大便2次，右上腹触及一包块，触痛，医生诊断为"肠套叠"，该患儿肠管最有可能发生的严重病变是（　　）

A. 淤血　　　　　　B. 出血性梗死

C. 肠炎　　　　　　D. 梗阻

E. 肠畸形

19. 患者，女性，27 岁。孕32周，双下肢出现水肿，无其他不适，血压正常，无头痛、头晕等症状，孕妇水肿的原因是（　　）

A. 股静脉受压　　　B. 股静脉血栓形成

C. 髂静脉受压　　　D. 髂静脉血栓形成

E. 股动脉受压

20. 患者，男性，60 岁。7 年前被诊断为脑动脉粥样硬化。3 天前早晨醒来感头晕，右侧上、下肢活动不自如，且逐渐加重，次日右侧上、下肢瘫痪。最可能的诊断是（　　）

A. 脑出血　　　　　B. 脑肿瘤

C. 脑栓塞　　　　　D. 脑血栓形成

E. 蛛网膜下隙出血

四、简答题

1. 淤血的常见原因及后果有哪些？

2. 血栓形成主要有哪些条件？血栓有哪些结局？

3. 血栓栓塞给机体带来哪些后果？

4. 试述淤血、血栓形成、栓塞和梗死的相互因果关系。

（纪　萍）

第4章 炎症

案例 4-1

患者，女性，62岁，无意中发现颈部包块2天，门诊B超和CT检查可见左颈部实性包块 2cm×3cm 大小，边界清楚，质地较硬。

问题：1. 考虑该患者有哪些疾病的可能？
　　　2. 还需做哪些检查可确诊？

案例 4-1 分析

1. 炎症、结核、转移癌、恶性淋巴瘤，其他。
2. 体格检查、实验室检查、病理活检。

考点：炎症的概念

炎症是指具有血管系统的活体组织对损伤因子所发生的以防御为主的反应。局部的基本病理变化为变质、渗出和增生，临床表现为局部红、肿、热、痛及功能障碍，同时可伴有不同程度的全身反应，如发热、白细胞增多，单核细胞系统增生等。炎症是一种重要的基本病理过程，许多常见疾病，如疖、痈、肝炎、肺炎、各种传染病、创伤感染等都属于炎症。

第1节　炎症的原因

凡能引起组织和细胞损伤的因子都可引起炎症。

1. 生物性因素　细菌、病毒、立克次体、支原体、真菌、寄生虫等为炎症的最常见病因。生物病原体引起的炎症又称感染。

2. 物理性因素　高温、低温、放射线、紫外线、电击、切割、挤压等。

3. 化学性因素　外源性化学因素有强酸、强碱等；内源性化学毒物有坏死组织分解产物和体内代谢产物异常堆积如尿素、尿酸等。

4. 异常免疫反应　即各种的变态反应性疾病，如过敏、肾小球肾炎等。

各种致炎因素作用于机体后是否引起炎症，以及炎症反应的强弱，常与致炎因子的数量、强度、作用时间的长短和机体的抵抗能力强弱等方面有关。

第2节　炎症的基本病理变化

炎症的局部基本病理变化包括变质、渗出和增生，一般早期以变质和渗出为主，晚期以增生为主。

一、变　质

变质指炎症局部组织发生的变性和坏死。它是一种损伤性改变，既可发生于实质细胞，也可见于间质。

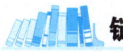

炎症介质

炎症介质有内源性、外源性两种，内源性炎症介质主要由细胞释放或在体液中产生；外源性炎症介质主要是病原微生物的毒素和代谢产物。炎症介质在炎症过程中始终起着重要作用。炎症介质有以下特点：①炎症介质通常以其"前体"或非活性状态存在，经多步骤激活后才发挥作用；②炎症介质释放的同时激活对其有反作用的拮抗物，起到负反馈调节作用；③各种炎症介质的致炎效应各不相同；④不同的炎症介质之间有着密切关系。

1. 形态变化　炎症灶内的实质细胞常发生细胞水肿、脂肪变性或坏死等。间质可发生黏液样变性、纤维素样坏死等。

2. 代谢变化　表现为糖、脂肪和蛋白质的分解代谢增强，组织耗氧量增加引起氧化不全所产生的酸性代谢产物在体内堆积，如乳酸、酮体等，使局部出现酸中毒；组织崩解和大分子物质分解为小分子物质，可使局部渗透压升高等，为局部血液循环障碍和炎症渗出等提供了重要的条件。

3. 炎症介质　指在致炎因子作用下，由局部细胞释放或体液中产生，参与炎症反应的化学活性物质。炎症介质有外源性（细菌及其产物）和内源性（细胞源性和体液源性），以内源性介质最重要。几种炎症介质的来源和作用见表4-1。

表4-1　主要炎症介质及作用

种类	来源	血管扩张	血管通透性	趋化作用	组织损伤	发热	疼痛
组胺	肥大细胞、血小板	+	+				
5-羟色胺	肥大细胞、血小板	+	+				
前列腺素	细胞质膜磷脂成分	+	+	+		+	+
白细胞三烯	白细胞、肥大细胞		+	+			
溶酶体成分	中性粒细胞		+	+	+		
淋巴因子	T淋巴细胞	+	+	+	+		
缓激肽	血浆蛋白质	+	+				+
补体 C3a、C5a	补体系统	+	+	+			
纤维蛋白多肽	凝血系统		+	+			
纤维蛋白降解产物	纤溶系统		+	+			
氧自由基	白细胞				+		

二、渗　出

炎症局部组织血管内的液体、蛋白质和细胞通过血管进入间质、体腔、体表或黏膜表面的过程称为渗出。渗出的血浆和细胞成分统称为渗出物。渗出过程包括血流动力学改变、血管通透性升高和白细胞游出三部分。

1. 血流动力学改变　致炎因子作用于局部组织时，首先引起细动脉短暂痉挛，继而迅速发生扩张，血流加速，血流量增多，形成动脉性充血。由于炎症介质作用和酸性代谢产物堆积，引起毛细血管和细静脉扩张、血流变慢，发展成为静脉性充血，为血液成分渗出创造条件（图4-1）。

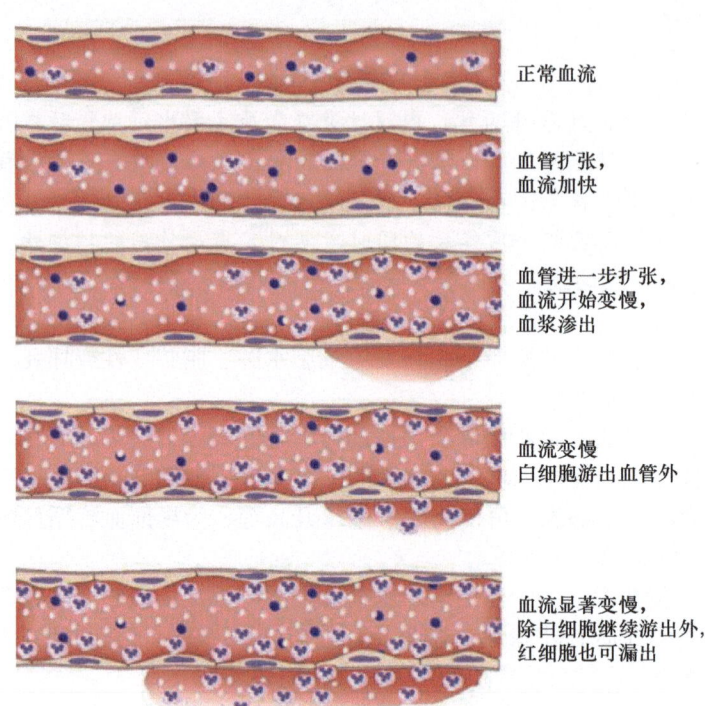

图 4-1　炎症时血管变化模式图

2. 血管壁通透性升高　血管壁通透性的高低取决于血管内皮细胞的完整性。炎症时可使血管内皮细胞收缩、损伤，穿胞通道作用增强及新生毛细血管的高通透性等。血管通透性增加，血管内流体静压增高和组织渗透压升高，导致液体外渗。渗出液可在组织间隙积聚，形成炎性水肿，或在浆膜腔积聚，形成积液。炎症时渗出的体液称为渗出液。渗出液与一般水肿出现的漏出液不同（表4-2）。

考点：渗出液与漏出液的鉴别

表 4-2　渗出液与漏出液的鉴别

	渗出液	漏出液
原因	炎症	非炎症
蛋白量	> 25g/L	< 25g/L
细胞数	> 0.50×10^9/L	< 0.10×10^9/L
相对密度	> 1.020	< 1.012
黏蛋白试验	阳性	阴性
凝固性	能自凝	不能自凝
透明度	混浊	澄清

渗出液有重要的防御作用：①渗出液可以稀释毒素和有害物质，减轻毒素对局部的损

伤作用；②渗出液中含有的抗体、补体有利于杀灭病原体；③渗出液中纤维蛋白原可转变为纤维蛋白并交织成网，既可限制病原微生物的扩散蔓延，也有利于白细胞吞噬作用，后期还可作为组织修复的支架。但是渗出液过多，也会对机体造成不利的影响，造成压迫性机化，引起组织器官粘连，如心包粘连影响心脏舒缩，胸膜粘连影响肺的呼吸功能。

3. 白细胞渗出和吞噬作用　炎症过程中，白细胞从血管内渗出到组织间隙的现象，称为炎细胞浸润。进入炎症区域的白细胞称为炎细胞。白细胞的渗出是复杂的连续过程，包括白细胞靠边、附壁、游出、趋化作用和吞噬。

随着炎症区血管扩张，血流变慢，使轴流变宽，白细胞由轴流进入边流，靠近血管壁，随血流缓慢地滚动，然后黏附于血管内皮上，伸出伪足，以阿米巴样运动方式穿进内皮细胞的间隙和基膜到血管外，这个过程称为白细胞游出。白细胞游出血管后，沿着组织间隙，以阿米巴样运动的方式向炎症灶集中（图4-2）。白细胞的游走方向受某些化学物质的影响或吸引，称为趋化作用或趋化性。能引起白细胞定向游走的物质，称为趋化因子（图4-3）。趋化因子的作用是有特异性的，有些趋化因子只吸引中性粒细胞，而另一些则只吸引单核细胞或嗜酸粒细胞等。

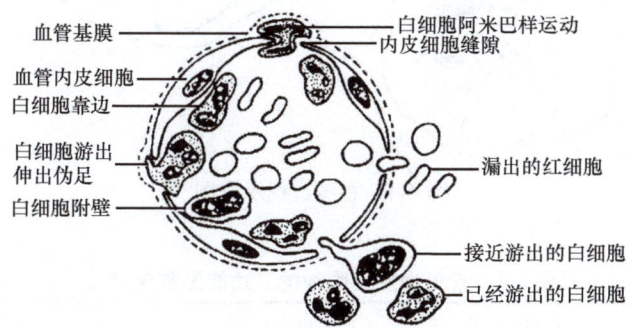

图 4-2　白细胞游出示意图

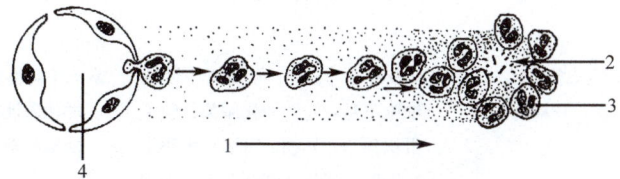

图 4-3　白细胞趋化作用示意图

白细胞到炎症灶内对病原体和组织崩解碎片进行吞噬与消化的过程，称为吞噬作用，是炎症过程中重要的防御反应。吞噬细胞主要有两种，即中性粒细胞和巨噬细胞。吞噬过程包括识别和黏着、吞入和降解几个阶段。在炎症灶内吞噬细胞首先与病原体和崩解的组织碎片等异物接触、黏着，进一步伸出伪足将其包裹，形成吞噬体，吞噬体与细胞质中的溶酶体结合形成吞噬溶酶体，病原体及异物在溶酶体内被杀灭和降解（图4-4）。通过吞噬细胞的吞噬作用，多数病原体被杀灭，但有些病原体（如结核杆菌）在白细胞内处于静止状态。一但机体抵抗力低下，这些病原体又能繁殖，并随吞噬细胞的游走而在机体内播散。

常见的炎症细胞的种类、特征、功能和临床意义见表4-3和图4-5。

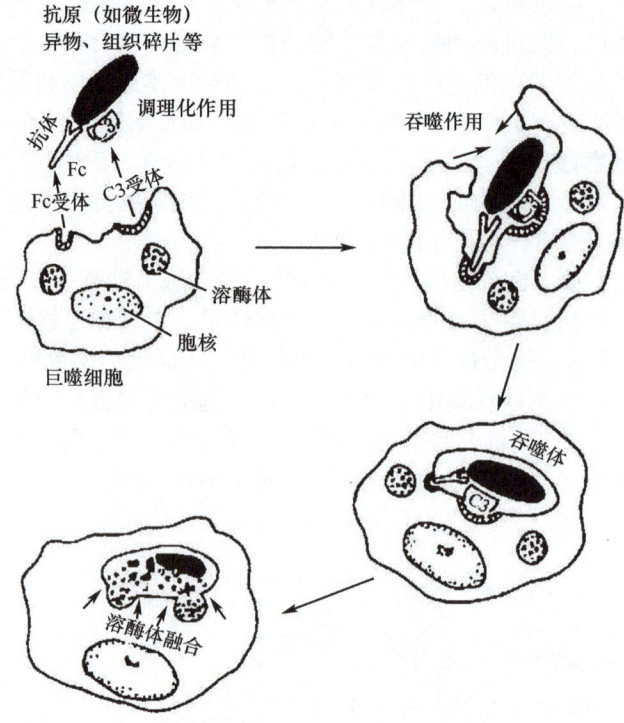

图 4-4 吞噬过程示意图

表 4-3 常见炎症细胞种类、功能及临床意义

类 别	来源及形态特征	功能	临床意义
中性粒细胞	血液，核分叶状，2～5叶，胞质内有中性颗粒	运动活跃，吞噬力较强；崩解后释放各种酶和内源性致热源	多见于急性炎症、炎症早期和化脓性炎症
单核细胞及巨噬细胞	血液和组织；体积大，胞质丰富，核椭圆或肾形	运动及吞噬力很强；能吞噬中性粒细胞不易吞噬的非化脓菌、较大组织碎片、异物，可演变为类上皮细胞、多核巨细胞、泡沫细胞	常见于急性炎症后期、慢性炎症、非化脓性炎症（结核、伤寒）、病毒和寄生虫感染等
嗜酸粒细胞	血液；核分叶少或杆状，胞质内有酸性颗粒	运动能力弱，具有一定吞噬力；吞噬抗原抗体免疫复合物	常见于寄生虫感染、变态反应性疾病
淋巴细胞	血液及淋巴组织，体积小，圆形，胞质很少	T 细胞参与细胞免役，致敏后产生淋巴因子，杀伤靶细胞；B 细胞在抗原刺激下转变为浆细胞，产生抗体参与体液免役反应	多见于慢性炎症；亦见于病毒、立克次体和某些细菌感染等
浆细胞	由 B 淋巴细胞转变而来，椭圆形，核圆、偏于细胞一侧	参与免疫反应	见于慢性炎症
嗜碱粒细胞	血液及结缔组织；胞质内含嗜碱颗粒	受炎症刺激时细胞脱颗粒，释放肝素、组胺、5-羟色胺	见于变态反应性疾病

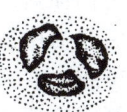 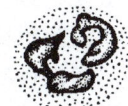 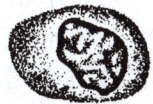 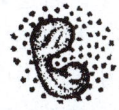 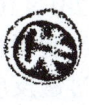 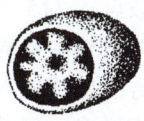
中性粒细胞　　单核细胞　　嗜酸粒细胞　　淋巴细胞　　浆细胞

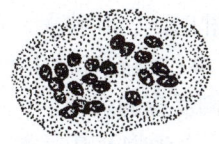 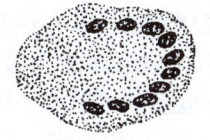
异物巨细胞　　　　朗汉斯巨细胞

图4-5　各种炎症细胞

三、增　生

在致炎因子和组织崩解产物的刺激下，炎症局部细胞再生与增殖，称为炎性增生。增生的细胞主要有成纤维细胞、血管内皮细胞、上皮细胞及巨噬细胞等。炎症早期增生一般轻微，增生主要见于炎症后期和慢性炎症。炎性增生是一种防御反应，巨噬细胞增生具有吞噬病原体和消除异物的功能；肉芽组织增生有利于炎症局灶化和组织修复。但过度增生，也会造成原有组织的破坏，影响器官的功能（如肝硬化）。

考点：炎症的基本病变

任何炎症都包括上述变质、渗出和增生三种基本病变，三者既有区别又互相联系、互相影响，构成炎症的复杂过程。一般情况下，变质属于损伤过程。

第3节　炎症的局部表现和全身反应

一、局部表现

1. 红　炎症早期由于动脉性充血，血液内氧合血红蛋白增多，局部呈鲜红色；后期因静脉性血充，血流缓慢，还原血红蛋白增多，局部呈暗红色。

2. 肿　急性炎症时由于局部充血和炎性水肿使局部肿胀；慢性炎症时局部组织细胞增生引起肿胀。

3. 热　由于动脉性充血，血流加快，以及代谢增强，产热增多所致。

4. 痛　疼痛的原因：①分解代谢增强，造成H^+、K^+等增多刺激神经末梢；②炎症介质刺激；③局部肿胀，组织张力增高，压迫或牵拉神经末梢，引起疼痛。

5. 功能障碍　实质细胞变性、坏死，代谢障碍；渗出物压迫、阻塞；局部疼痛引起的机体保护反应等均可导致组织器官功能障碍。

考点：炎症的局部表现

二、全身反应

1. 发热　多见于病原微生物引起的炎症，不同的炎症，发热时间不同，体温高低不同。一定程度的发热有利于抗体形成和吞噬细胞的吞噬，肝解毒功能增强，从而提高机体的防御能力。少数患者在炎症病变严重时，体温不升高，说明机体反应能力差，常是抵抗力低下、预后不佳的表现。

2. 血中白细胞的变化　炎症时，病原微生物、毒素、炎症区代谢产物等刺激骨髓，使白细胞生成增多，所以外周血液中白细胞数目增多，尤其是细菌感染引起的炎症。血液中

白细胞计数可达 (15～20)×10^9/L，若达到 (40～100)×10^9/L，则称类白血病反应。相对不成熟的杆状核中性粒细胞增多，称核左移。一般情况下，细菌感染引起血中的中性粒细胞增加；寄生虫感染和过敏反应引起血中嗜酸粒细胞增多；病毒性感染或一些慢性炎症血中淋巴细胞增多。但某些病毒、立克次体、原虫和细菌（伤寒杆菌）等感染或患者在抵抗力差及严重感染时，血中白细胞计数可无明显增多，甚至减少，这也表明患者预后较差。

考点：炎症时血液中白细胞的变化特点

3. 单核-吞噬细胞系统增生 主要表现为淋巴结、肝脾大。单核-吞噬细胞系统内的吞噬细胞增生，吞噬、消化病原体能力增强，T淋巴细胞释放淋巴因子和B淋巴细胞形成抗体增加，单核-吞噬细胞系统增生均是机体防御反应的表现。

4. 实质器官病变 较严重的炎症，由于病原微生物及其毒素，发热和血液循环障碍等因素作用，导致心、脑、肾、肝等器官的实质细胞可发生变性、坏死和功能障碍，引起相应临床表现，如白喉引起的心肌细胞变性等。

炎症的原因、反应和表现见图4-6。

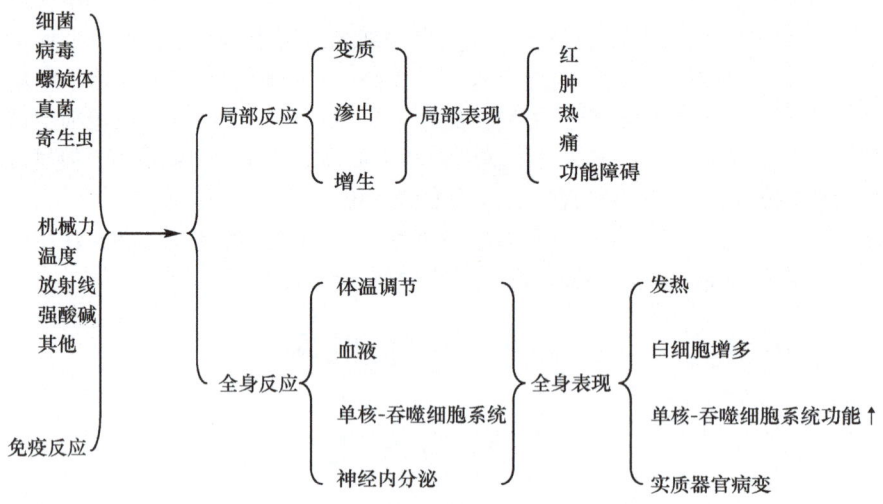

图4-6 炎症的原因、反应和表现

第4节 炎症的类型及病变特点

临床上根据病程长短和发病急缓，将炎症分为超急性炎症、急性炎症、亚急性炎症和慢性炎症几类，以急性炎症和慢性炎症最常见。亦可根据炎症病变部位和引起炎症的原因分类，如大叶性肺炎、病毒性肝炎等。根据炎症局部基本病理变化分为变质性炎、渗出性炎和增生性炎三大类型。以下着重从病理学的角度介绍急性炎症和慢性炎症两大类。

一、急性炎症类型

急性炎症起病急，病程短，一般数天至一个月，临床症状明显。病变以变质和渗出为主，而增生相对轻微。

（一）变质性炎

变质性炎以组织细胞的变性、坏死为主，而渗出和增生的变化轻微。常见于心、肝、脑、肾等器官。变质性炎多为重症感染和中毒所引起，如乙型脑炎、重型病毒性肝炎等。

（二）渗出性炎

渗出性炎以渗出病变为主，炎症灶内有大量渗出物，而变质和增生变化轻微。多呈现

急性经过。根据渗出物成分不同又分为以下几种:

1. 浆液性炎 以浆液渗出为主,内含有血清、少量的纤维蛋白及中性粒细胞等。好发于皮肤、黏膜、浆膜及疏松结缔组织等处(图 4-7)。例如,皮肤Ⅱ度烧伤形成水疱,结核性胸膜炎导致胸膜腔积液。黏膜的浆液性炎又称浆液卡他性炎,如感冒初期的鼻黏膜炎症。浆液性炎一般较轻,易于吸收消退。但若渗出液过多,压迫器官,可影响功能。例如,胸腔和心包腔内有大量浆液时,可影响呼吸和心功能。

2. 纤维素性炎 以纤维蛋白原渗出为主,并在炎症灶内形成纤维素的炎症称纤维素性炎。纤维素性炎是由于细菌毒素和各种内、外源性毒物导致血管壁损伤,通透性增强的结果。常发生于黏膜、质膜和肺。黏膜纤维素性炎,渗出的纤维素、白细胞和坏死的黏膜上皮混合在一起,形成灰白色的膜状物,称为假膜(或伪膜)。有假膜形成的纤维素性炎又称假膜性炎,如白喉、痢疾等(图 4-8)。心包的纤维素性炎时,由于心脏的搏动,使脏层上的纤维素被拉成细丝状,形成无数绒毛状物,又有"绒毛心"之称(图 4-9)。大叶性肺炎时,肺泡腔内有大量的纤维素渗出。

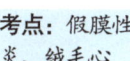

考点: 假膜性炎、绒毛心

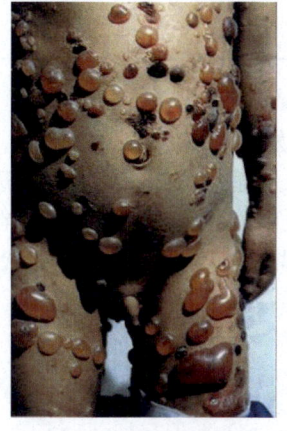

图 4-7 皮肤浆液性炎

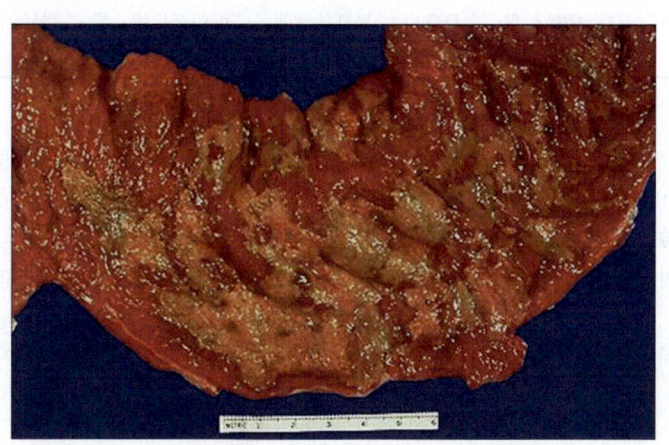

图 4-8 细菌性痢疾(假膜性炎)

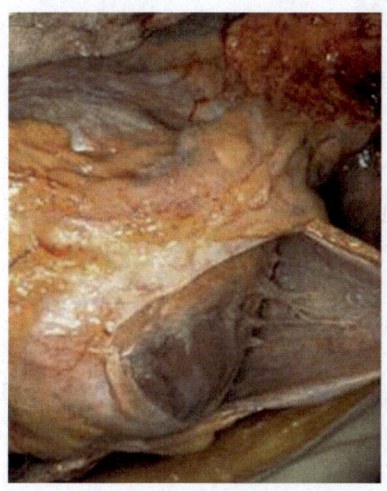 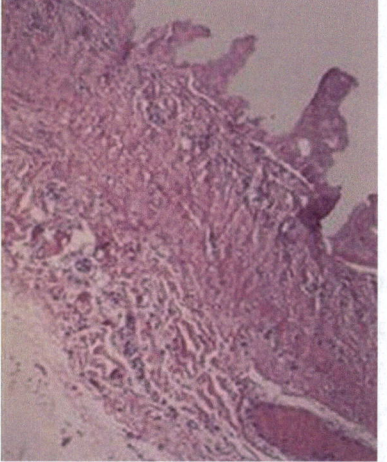

图 4-9 绒毛心

3. 化脓性炎 以大量中性粒细胞渗出为主,并伴有不同程度的组织坏死和脓液形成的炎症称化脓性炎。其多由葡萄球菌、链球菌等化脓菌感染引起。变性、坏死的中性粒细胞称为脓细胞。脓性渗出物称为脓液，脓液中除有大量的脓细胞外，还含有细菌、坏死组织和少量浆液。根据化脓性炎发生的原因和部位不同分为以下三类（表4-4）。

表4-4　各类化脓性炎的比较

	蜂窝织炎	脓肿	表面化脓或积脓
病菌	溶血性链球菌	金黄色葡萄球菌	大肠杆菌、变形杆菌、脑膜炎双球菌等
好发部位	皮下、肌肉间、筋膜下盆腔、阑尾	皮肤、内脏实质器官，如肺、脑、肝、肾等	自然管道（泌尿道、胆道、输卵管）体腔或蛛网膜下隙
病变特点	中性粒细胞弥漫浸润	中性粒细胞集中浸润	中性粒细胞表面浸润
	范围大，进展快，局部无明显界限	病灶局限，境界清楚形成脓肿膜和脓腔	表面破坏轻
临床举例	蜂窝织性阑尾炎	疖、痈	表面化脓：化脓性尿道炎、化脓性输卵管炎
	皮下蜂窝织炎	肺、脑、肝、肾、心等内脏脓肿	表面积脓：胆囊积脓、流脑、脓胸
转归	病情较重，全身感染中毒症状明显	局部症状明显，可切开排脓；慢性者可形成溃疡、窦道、瘘管	排脓治疗

（1）蜂窝织炎：指发生在疏松组织的弥漫化脓性炎症。本病常发生于皮肤、阑尾等部位（图4-10），多由溶血性链球菌引起。因能产生透明质酸酶和链激酶，降解结缔组织基质中的透明质酸和纤维素，使细菌容易扩散，炎症波及范围广泛。镜下可见中性粒细胞弥漫地浸润在组织间隙，病灶和正常组织分解不清。患者常有发热、血中白细胞增多等全身感染中毒症状。

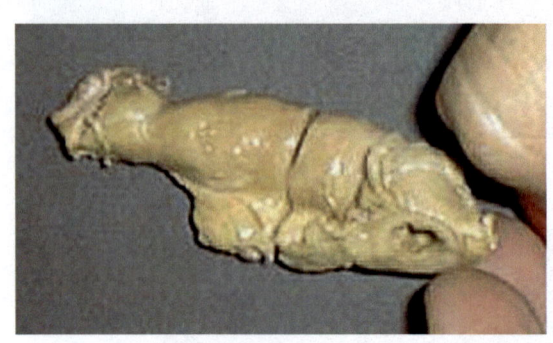 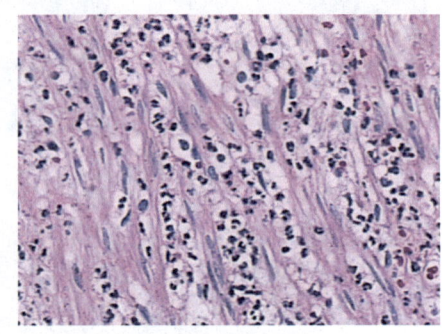

急性阑尾炎大体　　　　　　　　　急性阑尾炎镜下结构

图4-10　急性阑尾炎

案例4-2

李某，男性，10岁，两周前左侧面部长一疮疖，肿胀疼痛，数天后，被其母用针扎穿并挤出脓性血液。两天后发生寒战、高热、头痛、呕吐，经治疗未见好转，且病情加重，昏迷抽搐而入院。

体检：营养不良，发育较差，神志不清，T39℃，P140次/分，R35次/分，面部有一2cm×3cm的红肿区，略有波动感。

实验室检查：白细胞总数$22×10^9$/L，中性粒细胞0.87。血培养：金黄色葡萄球菌阳性。入院抢救无效死亡。

尸检摘要：发育、营养差，面部有一 2cm×3cm 的红肿区，切开有脓血液流出。颅腔：大脑左额区有大量灰黄色脓液填充，脑组织坏死，有 4cm×4cm×5cm 的脓腔形成。

切片观察：脑组织坏死，大量中性粒细胞浸润，并见肉芽组织。

问题：1. 根据资料对本病例作何诊断？
2. 本病例脑部病变是怎样引起的？
3. 从本病例中应吸取什么教训？

案例 4-2 分析

1. ①左侧面部脓肿；②左大脑额去脓肿；③败血症。
2. 左侧面部的脓肿，由于处理不当（对其挤压），致使化脓菌侵入血液。脓肿位于面部，化脓菌通过静脉窦的吻合支，进入颅内，引起左大脑额区脓肿。
3. 对皮肤化脓性感染的正确处理十分重要，尤其是颜面部的疖肿更不可轻视，切勿挤压，以免破坏脓肿壁的局限作用，导致感染扩散而引起败血症。

（2）脓肿（图4-11）：指组织内局限性化脓性炎症，多由金黄色葡萄球菌感染引起。因其能产生血浆凝固酶，而使炎症局限。其主要特点是大量中性粒细胞崩解后释放出蛋白溶解酶，使坏死组织溶解、液化形成脓肿。脓肿周围常有肉芽组织增生包围形成脓肿膜，使其局限。小的脓肿可被吸收消散，较大的脓肿则由于脓液过多，吸收困难，需要切开排脓或穿刺抽脓，而后由肉芽组织增生修复，形成瘢痕。疖（图4-12）是毛囊、皮脂腺及其周围组织所发生的脓肿，痈是多个疖的融集。发生在皮肤或黏膜的化脓性炎时，因坏死组织崩解脱落，所形成的局部缺损，称为溃疡。深部脓肿如向体表或自然腔道穿破，可形成窦道或瘘管。窦道指只有一个开口的病理盲管，瘘管指具有两个以上开口的病理性管道。

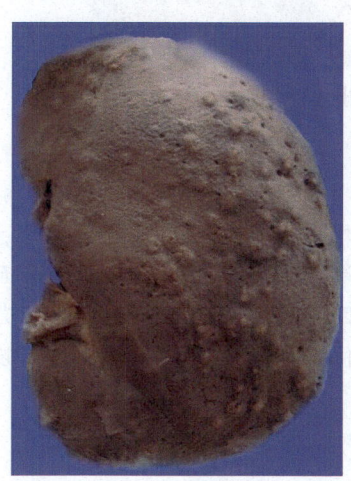

图4-11　肾脓肿

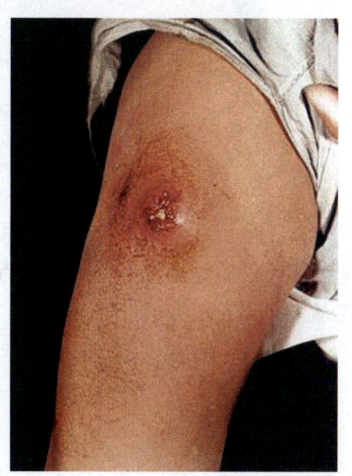

图4-12　疖肿

链接

疖 与 痈

疖是毛囊、皮脂腺及其周围组织的脓肿，多发生于毛囊和皮脂腺丰富的部位（图4-12）。疖中心部分液化变软后，脓液便可排出。如果多个疖同时发生，或反复在身体各部位发生疖肿，称为疖病，常见于营养不良的小儿或糖尿病患者。痈是多个疖的融集，在皮下脂肪和筋膜中形成许多相互沟通的脓肿，必须及时切开排脓后，局部才能修复愈合。

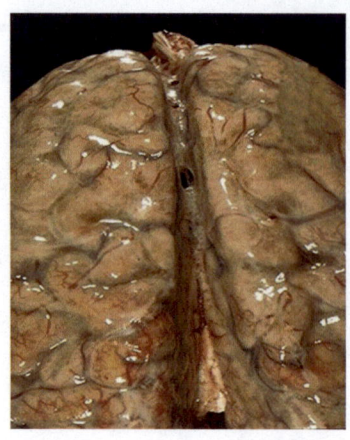

图4-13　化脓性脑膜炎

（3）表面化脓和积脓：指发生在黏膜、浆膜、脑膜等部位的化脓性炎症（图4-13），如化脓性支气管炎、化脓性尿道炎等黏膜表面渗出脓液，可通过支气管、尿道等自然管道排出体外。当化脓性炎症发生在浆膜、胆囊、输卵管等处，脓液在腔内积聚称积脓。

4. 出血性炎　不是一种独立的炎症类型，只是当炎症灶内的血管壁损伤较重时，渗出物中有大量的红细胞，形成出血性炎。常见于钩端螺旋体病、流行性出血热和鼠疫等传染病（图4-14）。

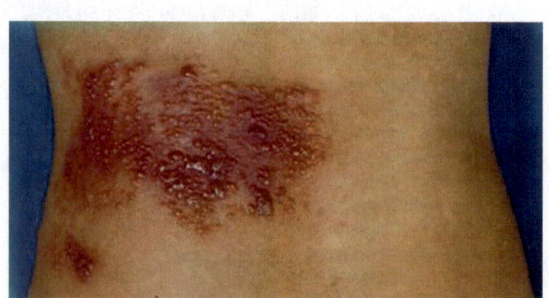

图4-14　出血性炎

链接

卡他性炎

卡他性炎是黏膜组织发生的一种较轻的渗出性炎。渗出液沿黏膜表面排出，一般不伴有组织的明显破坏，炎症易于消散愈复。因渗出物成分不同，卡他性炎又可分为浆液性卡他，如感冒初期的鼻黏膜炎；黏液性卡他，如细菌性痢疾结肠炎；脓性卡他（如化脓性支气管炎）。

（三）增生性炎

增生性炎多属慢性炎症，但也有少数属于急性炎症的，如急性肾小球肾炎、伤寒病等。

二、慢性炎症类型

慢性炎症起病缓慢，病程长，多在6个月以上，局部是以增生为主，而变质和渗出较轻。慢性炎症大多数是由急性炎症未能及时痊愈转变而来的，亦可无明显的急性炎症史。常见有以下几种类型：

1. 一般慢性炎症 病变特点是病灶内除有肉芽组织增生及局部被覆上皮或腺上皮增生外，并有大量巨噬细胞、淋巴细胞和浆细胞浸润。黏膜的慢性炎症时，局部黏膜上皮、腺上皮及肉芽组织过度增生，形成突出于黏膜表面的带蒂肿物称为炎症息肉。常见的有鼻息肉、子宫颈息肉和结肠息肉等。慢性炎症时局部组织的炎性增生，形成一个境界清楚的肿瘤样团块，肉眼及X线观察均与肿瘤相似，称为炎性假瘤。常发生于肺和眼眶，其本质是炎性增生，需与真性肿瘤相区别。

案例 4-3

患者，男性，55岁。体检做X线片检查时发现右肺上叶有直径3cm的高密度阴影，边界较清，密度不甚均匀。切除后标本做病理检查，发现病变主要为纤维组织增生，部分肺泡上皮及支气管上皮增生，单核细胞、淋巴细胞浸润。

问题：肺部X线片提示较高密度阴影有可能发生什么病变？为什么？

案例 4-3 分析

可能为炎性假瘤。因其X线检查大体形态结构与肿瘤相似，易误诊，但病理镜检可见大量淋巴细胞，故属炎性增生。

2. 肉芽肿性炎症 以巨噬细胞增生为主，形成境界明显的结节状病灶，称为炎性肉芽肿。根据致炎因子不同，可分为以下两类。

（1）感染性肉芽肿（图4-15）：由生物病原体感染引起，如结核杆菌、麻风杆菌、伤寒杆菌、梅毒螺旋体、寄生虫等引起，形成特异性的细胞结节，如结核结节、伤寒结节等。

（2）异物性肉芽肿：由各种异物如滑石粉、外科缝线、矽尘、寄生虫卵等引起，病变以异物为中心，周围有数量不等的巨噬细胞、异物巨噬细胞、成纤维细胞和淋巴细胞等而形成的结节状病灶（图4-16）。

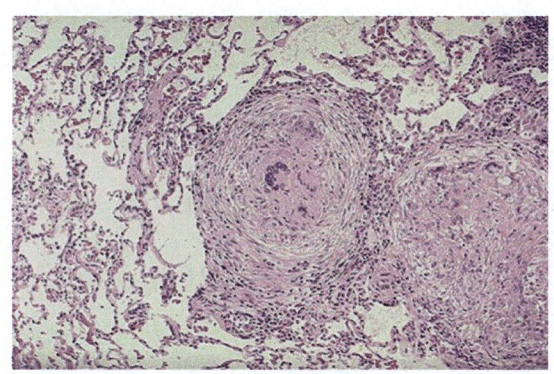

图 4-15　结核结节

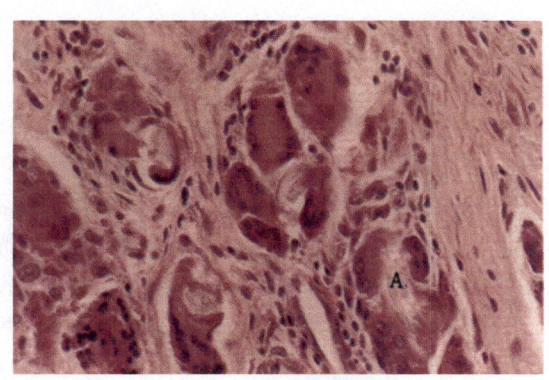

图 4-16　肉芽肿性炎

炎症的分类见图4-17。

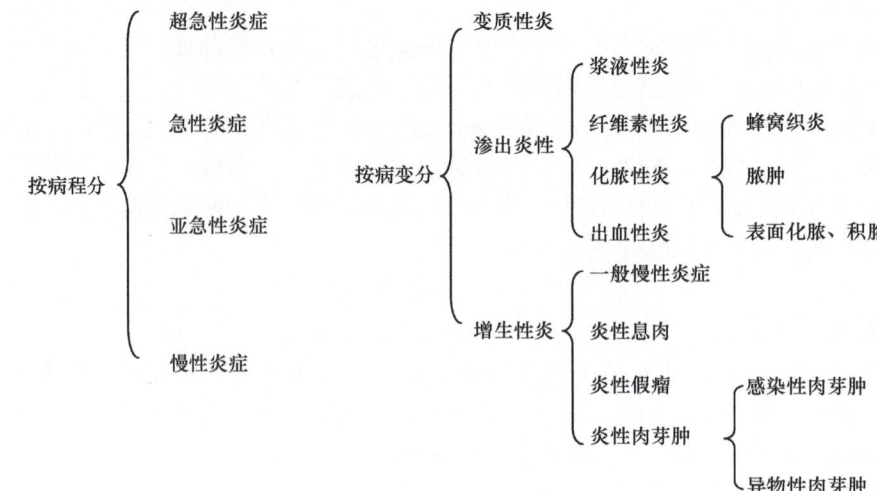

图 4-17　炎症的类型

考点：炎症的类型及特点

第 5 节　炎症的结局

一、痊　愈

多数炎症性疾病，通过机体的抗损害反应和适当治疗，可消除病因，使渗出物及坏死组织被溶解吸收和清除，经再生而修复，称完全痊愈。如果炎症的范围扩大，损伤严重，由肉芽组织修复形成瘢痕，不能完全恢复原有组织的结构和功能称为不完全痊愈。

二、迁延不愈，转为慢性

致炎因子不能在短期内清除而在体内持续存在，可使炎症迁延反复，炎症也由急性转变为慢性。

三、蔓延扩散

在机体抵抗力低下或病原微生物毒力强、数量多的情况下，病原微生物可不断繁殖并直接沿组织间隙向周围组织、器官蔓延，或向全身扩散。

1. 局部蔓延　病原微生物经组织间隙或器官的自然管道向周围组织和器官扩散，如肾结核可沿泌尿道下行播散，引起输尿管和膀胱结核。

2. 淋巴道扩散　病原微生物沿组织间隙侵入淋巴管，引起淋巴管和所属淋巴结炎。例如，足部感染时，下肢因淋巴管炎可出现红线，同侧腹股沟淋巴结肿大，疼痛。

3. 血管扩散　病原微生物或其产生的毒素入血，分别引起菌血症、毒血症、败血症和脓毒败血症。

> **链接**
>
> **全身炎症反应综合征（SIRS）**
>
> 全身炎症反应综合征（SIRS）是持续或过度的全身性炎症反应，其本质是机体失去控制的自我持续放大和自我破坏的炎症，主要继发于严重的创伤、感染、组织坏死和缺血。SIRS 可分为局限性炎症反应阶段、有限全身炎症反应阶段和全身炎症反应失控阶段。大量

炎性细胞因子进入循环,刺激炎症介质瀑布样释放,内源性炎症介质拮抗剂不足以制约其作用,导致循环血液中炎症介质浓度升高,引起毛细血管内皮的完整性受到破坏,严重者可导致多器官功能障碍综合征(MODS)。

(1)菌血症:少量细菌由局部病灶入血,但全身无中毒症状,从血液中可查到细菌。

(2)毒血症:细菌毒素或代谢产物被吸收入血。临床上出现寒战、高热等中毒症状,同时伴有心、肝、肾等实质细胞变性或坏死。严重时甚至出现中毒性休克。

(3)败血症:细菌入血,并在血液中大量生长繁殖和产生毒素,引起全身严重的中毒症状,称为败血症。临床上除了有上述的毒血症的症状外,还常出现皮肤、黏膜的多发性出血斑点和脾及全身淋巴结肿大等。

(4)脓毒败血症:由化脓菌引起的败血症。此时除了有败血症的症状外,可在全身各脏器出现多发性脓肿。

小结

炎症是机体组织对损伤因子所发生的以防御为主的局部组织反应,其中血管反应是炎症反应的中心环节。

炎症的基本病理变化包括局部组织的变质、渗出和增生。一般急性炎症和炎症的早期以变质和渗出为主,后期或慢性炎症则以增生为主,三者密不可分。急性炎症反应的特征是血管变化和渗出性改变,包括三个相互关联的过程:①血流动力学变化(炎症充血);②血管通透性增高(液体渗出);③白细胞反应(炎细胞浸润)。急性炎症早期,化脓性炎以中性粒细胞浸润为主;急性炎症后期,慢性炎症则以巨噬细胞、淋巴细胞和浆细胞浸润为主。

炎症过程,由于局部的血管反应、炎细胞渗出及组织损伤,炎症局部表现为红、肿、热、痛和功能障碍;全身出现发热、白细胞增多等症状和体征,形成炎症特有的区别于其他疾病的重要临床病理特点。

炎症依据病变性质不同分为变质性炎、渗出性炎和增生性炎。渗出性炎又根据渗出物的成分不同分为浆液性炎、纤维素性炎和化脓性炎等。发生于黏膜的纤维素性炎,又称为假膜性炎。化脓性炎又根据发生的部位和原因不同而分为表面化脓与积脓、脓肿和蜂窝织炎。以增生为主的炎症多为慢性炎症,根据形态学特点,可分为一般慢性炎症和肉芽肿性炎。结核病、伤寒、风湿病等基本病变是以巨噬细胞增生为主,形成境界清楚的结节状病灶,即肉芽肿性炎。

炎症的结局取决于致炎因子的强弱、机体抵抗力的强弱等。炎症的结局有痊愈、迁延不愈和蔓延扩散等。

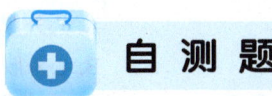

自 测 题

一、名词解释

1. 炎症 2. 炎性介质 3. 渗出 4. 假膜性炎 5. 炎性浸润 6. 化脓性炎 7. 脓肿 8. 窦道 9. 瘘管 10. 蜂窝织炎 11. 炎性息肉 12. 炎性肉芽肿

二、填空题

1. 炎症局部的基本病变为____、____、____。

2. 根据渗出物成分的不同,渗出性炎症分为____、____、____、____。

3. 炎症局部的临床表现为_____、_____、_____、_____、_____。全身反应有_____、_____、_____、_____。

三、选择题

A₁型题

1. 炎症的本质是（　　）
   A. 以渗出为主的病变　　B. 以变质为主的病变
   C. 以防御为主的病变　　D. 以增生为主的病变
   E. 以损伤为主的病变

2. 引起炎症的原因最多见于（　　）
   A. 生物性因素　　　　　B. 物理性因素
   C. 化学性因素　　　　　D. 免疫因素
   E. 遗传因素

3. 炎症时，游出的白细胞将病原体和组织崩解碎片吞噬并进行消化，这种过程称为白细胞的（　　）
   A. 浸润作用　　　　　　B. 吞噬作用
   C. 趋化作用　　　　　　D. 溶解作用
   E. 消化作用

4. 炎症局部血管内的白细胞进入组织间隙的现象称为（　　）
   A. 白细胞附壁　　　　　B. 炎细胞浸润
   C. 阳性化学趋化性　　　D. 阴性化学趋化性
   E. 白细胞吞噬作用

5. 中性粒细胞主要吞噬（　　）
   A. 细菌
   B. 病毒
   C. 细菌和较小的组织崩解碎片
   D. 坏死的细胞
   E. 细菌毒素

6. 下列哪项是渗出液的特征（　　）
   A. 蛋白含量 <2.5g/100ml　B. 相对密度 <1.018
   C. 细胞数 <100/mm³　　D. 能自凝
   E. 黏蛋白试验阴性

7. 下列有关炎性渗出液的描述，哪项是错误的（　　）
   A. 液体相对密度高　　　B. 外观清亮
   C. 细胞含量多　　　　　D. 蛋白含量高
   E. 液体静置后可凝固

8. 慢性炎症时，炎区浸润的细胞主要是（　　）
   A. 中性粒细胞和巨噬细胞
   B. 单核细胞及淋巴细胞
   C. 嗜酸粒细胞
   D. 嗜碱粒细胞
   E. 中性粒细胞

9. 急性炎症早期和化脓性炎症时主要的炎细胞是（　　）
   A. 嗜酸粒细胞　　　　　B. 中性粒细胞
   C. 嗜碱粒细胞　　　　　D. 浆细胞
   E. 单核细胞

10. 急性炎症局部病变常以哪一种为（　　）
    A. 变质与增生　　　　　B. 渗出与增生
    C. 变质或渗出　　　　　D. 增生
    E. 增生或渗出

11. 体内有寄生虫感染时，主要是哪种炎细胞增多（　　）
    A. 淋巴细胞　　　　　　B. 单核细胞
    C. 嗜酸粒细胞　　　　　D. 浆细胞
    E. 中性粒细胞

12. 病毒感染灶内，最常见的细胞是（　　）
    A. 巨噬细胞　　　　　　B. 淋巴细胞
    C. 中性粒细胞　　　　　D. 嗜酸粒细胞
    E. 嗜碱粒细胞

13. 炎症时最具有防御意义的改变是（　　）
    A. 炎症介质形成　　　　B. 组织分解代谢增强
    C. 白细胞渗出　　　　　D. 炎性水肿
    E. 炎性充血

14. 红、肿、热、痛、功能障碍表现较明显的炎症是（　　）
    A. 急性阑尾炎　　　　　B. 大叶性肺炎
    C. 慢性肝炎　　　　　　D. 体表急性炎症
    E. 体表慢性炎症

15. 皮肤Ⅱ度烧伤有水疱形成属于（　　）
    A. 出血性炎　　　　　　B. 浆液性炎
    C. 假膜性炎　　　　　　D. 化脓性炎
    E. 变质性炎

16. "绒毛心"指（　　）
    A. 心外膜的纤维素性炎
    B. 心外膜的浆液性炎
    C. 心外膜的化脓性炎
    D. 心外膜的卡他性炎
    E. 心外膜的出血性炎

17. 脓细胞指（　　）
    A. 化脓性炎中的细胞

B. 吞噬细菌的白细胞

C. 单核/巨噬细胞

D. 变性、坏死的中性粒细胞

E. 坏死的嗜碱粒细胞

18. 血液中查到细菌,全身中毒症状明显,许多器官出现小脓肿,诊断为（　　）
    A. 菌血症　　　　　B. 败血症
    C. 毒血症　　　　　D. 脓毒血症
    E. 恶病质

19. 鼻腔炎性息肉属于（　　）
    A. 浆液性炎　　　　B. 渗出性炎
    C. 肿瘤　　　　　　D. 增生性炎
    E. 急性炎症

20. 患者,男性,25岁,突发右下腹痛,伴发热,血白细胞计数$15×10^9/L$,临床诊断:急性阑尾炎,手术切除阑尾。病理切片观察:阑尾壁各层均有大量中性粒细胞浸润,血管扩张充血,病理应诊断（　　）
    A. 急性阑尾炎　　　B. 化脓性阑尾炎
    C. 急性蜂窝炎性阑尾炎　D. 坏疽性炎
    E. 慢性阑尾炎急性发作

21. 患者,女性,15岁,2小时前不慎被开水烫伤,双上肢皮肤见大片红斑,部分区域形成水疱,部分水疱破裂溢出淡黄色清亮液体。患者上肢皮肤属于什么病变（　　）
    A. 化脓性炎　　　　B. 纤维蛋白性炎
    C. 浆液性炎　　　　D. 变质性炎
    E. 增生性炎

22. 某成年患者,左胫骨慢性骨髓炎。近来右小腿皮肤破溃、流脓。X线,胫骨骨髓腔破坏,有死骨形成。此患者左胫骨病变的病理诊断为（　　）
    A. 慢性化脓性骨髓炎合并瘘管形成

B. 慢性化脓性骨髓炎合并溃疡

C. 脓肿形成,皮肤溃疡

D. 皮下脓肿形成,皮肤溃疡

E. 骨坏死,皮肤溃疡

23. 某腹腔积液患者腹水呈混浊淡黄色,相对密度较高,静置后凝固,其最可能的原因是（　　）
    A. 慢性肾炎　　　　B. 门静脉高压
    C. 低蛋白血症　　　D. 腹膜炎
    E. 右心衰竭

24. 患者,男性,20岁,5天前出现发热、全身不适、食欲不振,并感左下肢疼痛,现左下肢疼痛加重,查体见左下肢外侧有3cm×3cm红肿区,略隆起,触之有波动感,表面发热,压痛明显,病变肢体活动受限,左侧腹股沟淋巴结肿大,触之疼痛。患者左侧腹股沟淋巴结肿大最可能是（　　）
    A. 淋巴结化脓性炎　B. 慢性淋巴结炎
    C. 恶性淋巴瘤　　　D. 淋巴结转移癌
    E. 单核/巨噬细胞反应性增生

25. 如果给该患者做血常规检验可能表现为（　　）
    A. 淋巴细胞增多　　B. 单核细胞减少
    C. 嗜酸粒细胞增多　D. 中性粒细胞减少
    E. 中性粒细胞增多

四、简答题

1. 炎症局部组织的基本病变是什么？
2. 渗出液在炎症过程中有何意义？
3. 渗出性炎共分哪几种类型？各类型渗出性炎的渗出物有何特点？
4. 试从好发部位、病原菌和病变特点比较脓肿和蜂窝织炎的特点。

（张丽平）

第 5 章　肿　瘤

肿瘤是一种常见病和多发病，经过我们医护人员的治疗和护理，肿瘤可以治愈吗？带着问题，让我们来共同学习肿瘤的基本病理知识。

案例 5-1

患者，男性，60 岁。近 3 个月来无明显诱因下出现刺激性咳嗽，有时出现血丝痰，经抗感染和对症治疗后，症状有所缓解，但 X 线胸片：右肺门旁有 3cm×3cm 左右肿块影，边缘模糊毛糙。患者有吸烟 40 余年史。临床诊断：肺癌？

问题：1. 修复性增生的特点是什么？

2. 肿瘤的特征、命名原则及防治原则是什么？

第 1 节　肿瘤的概述

一、肿瘤的概念

肿瘤（tumor，neoplasm）是机体在各种致瘤因素的作用下，局部组织细胞异常增生而形成的新生物。因常形成局部肿块而得名。

考点：肿瘤的概念

二、肿瘤性增生与非肿瘤性增生的区别

（一）肿瘤性增生的特征

1. 分化不成熟的能力，不能分化为正常的成熟细胞，具有异常的形态、代谢和功能（图 5-1）。

考点：肿瘤性增生的特征

2. 生长旺盛，具有相对自主性，致瘤因素消除后亦能继续分裂增生，持续生长。

3. 具有侵袭性和转移性。

第 5 章　肿　瘤

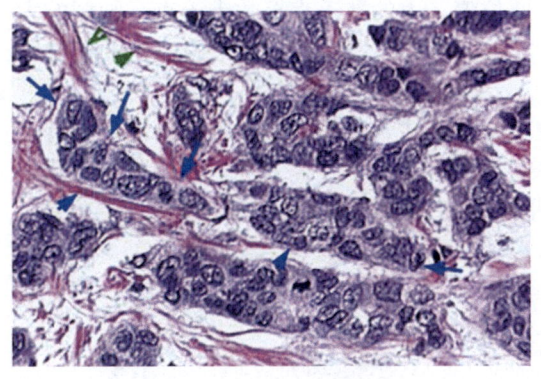

图 5-1　肿瘤性增生图

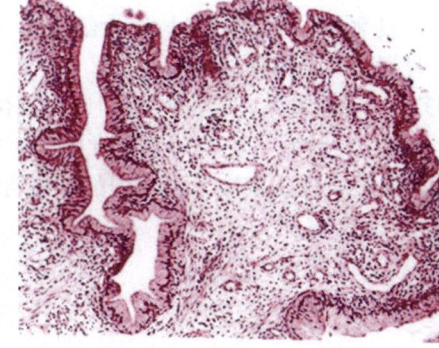

图 5-2　炎性息肉图

（二）非肿瘤性增生（生理、炎症及损伤修复等病理状态）特征

1. 生理性的细胞更新，分化成熟（图 5-2）。
2. 针对一定刺激或损伤的反应，为机体所需，且有一定限度，原因消除后增生即可停止。肿瘤性增生与非肿瘤性增生的区别见表 5-1。

表 5-1　肿瘤性增生与非肿瘤性增生的区别

项目	肿瘤性增生	非肿瘤性增生
原因	致瘤因素	生理性更新或组织损伤
分化程度	分化障碍	分化成熟
增生方式	失控性增生	控制性增生
对机体的影响	破坏组织，有害	更新组织和修复，有利

第 2 节　肿瘤的特征

一、肿瘤的形态

（一）肿瘤的大体形态

1. 数目　肿瘤多数为单发性，少数可呈多发性，如多发性子宫平滑肌瘤等（图 5-3、图 5-4）。

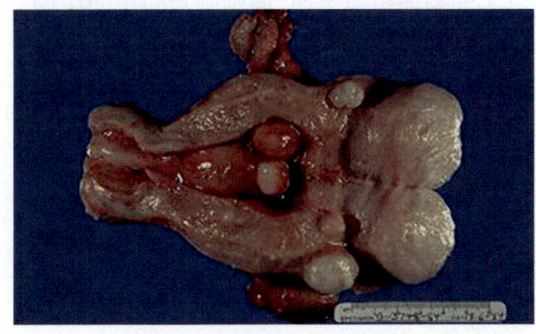

图 5-3　多发性子宫平滑肌瘤

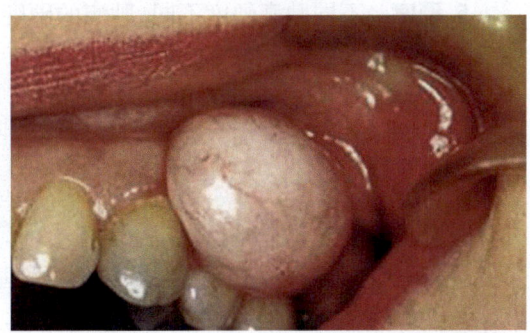

图 5-4　纤维瘤

2. 大小 小的在显微镜下才能观察到，如原位癌，大的数千克至数十千克。肿瘤的大小与肿瘤的良恶性、生长时间与发生部位有一定的关系。如发生在体表或腹腔内的良性肿瘤如生长时间长可长得比较大。

3. 形状 多种多样，它与肿瘤的发生部位、生长方式、组织来源、肿瘤的性质等有关（图5-5）。发生于皮肤、黏膜的肿瘤常向表面突出，可呈息肉状、菜花状、乳头状、蕈状、溃疡状等。生长在皮下或实质器官内的肿瘤常呈结节状、囊状、分叶状或蟹足状等。

考点：恶性肿瘤形状

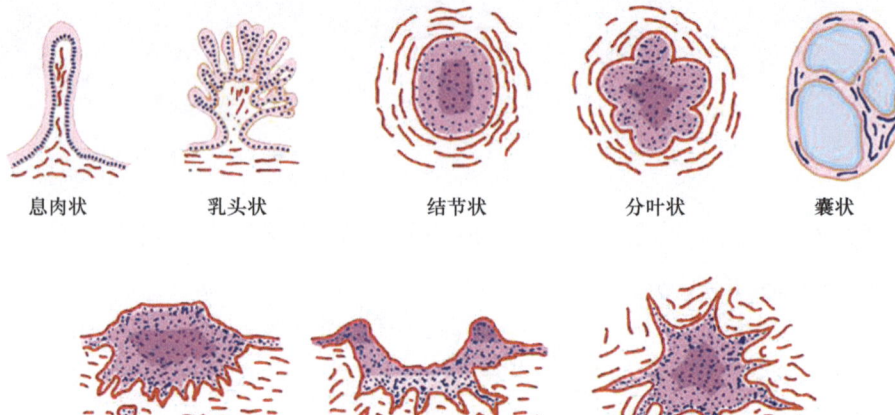

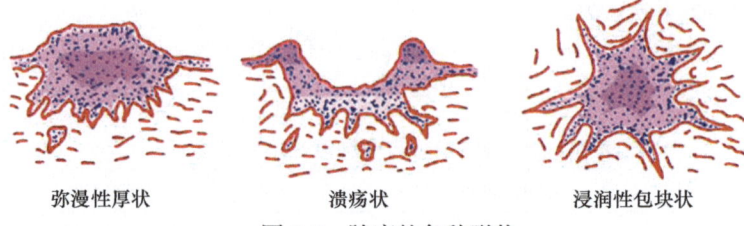

图5-5 肿瘤的各种形状

4. 颜色 肿瘤的颜色一般与它的起源组织颜色和血供有关，多数呈灰白色或灰红色。例如，脂肪瘤呈淡黄色；黑色素瘤呈黑色；血管瘤呈红色等（图5-6）。

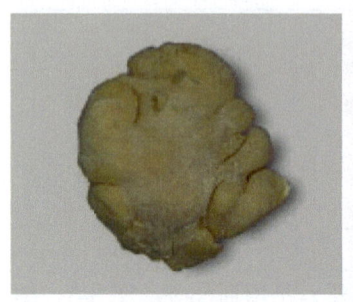 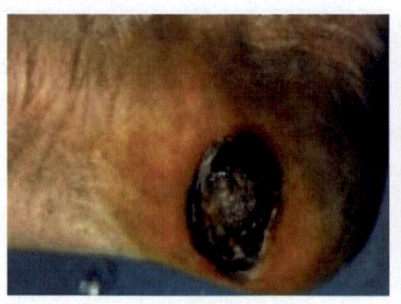 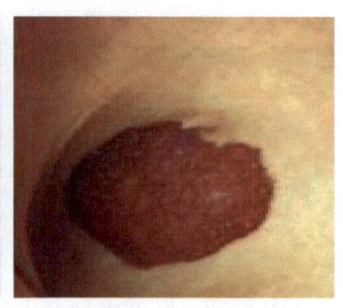

图5-6 肿瘤的颜色

5. 硬度 不同肿瘤硬度不同。肿瘤的硬度取决于肿瘤的组织来源、瘤细胞与间质的比例。例如，骨瘤质坚硬，脂肪瘤软，纤维瘤韧。实质丰富者质较软，而间质富于纤维组织者质较硬。

6. 包膜 由肿瘤的性质决定。良性肿瘤常有完整包膜，与周围组织分界清楚，手术时容易完整摘除；恶性肿瘤大多无包膜，与周围组织分界不清，手术时常不易完整切除，术后常常复发。

（二）肿瘤的组织结构

任何肿瘤在显微镜下观察，都包括两种基本结构：实质与间质。

1. 肿瘤实质（特征部分） 即肿瘤细胞，是判断肿瘤的组织来源、性质和分化程度的主要依据。大多数肿瘤通常只含有一种实质成分，但少数肿瘤可含有两种或多种实质。例如，乳腺纤维腺瘤，含有纤维组织及腺上皮两种实质，畸胎瘤则含有多种不同的实质。

2. 肿瘤间质（非特征部分） 主要由结缔组织和脉管组成，对肿瘤的实质起到支持与营养的作用。

考点：如何判断肿瘤的来源

二、肿瘤的异型性

肿瘤组织无论在细胞形态和组织结构上，都与其起源组织有不同程度的差异。这种差异称为异型性（atypia）。肿瘤的异型性是诊断肿瘤，区别良恶性的主要组织学依据。

机体组织细胞从幼稚到成熟阶段的生长发育过程称分化。肿瘤细胞的分化程度是指肿瘤细胞在形态学上与起源的正常细胞的相似程度。肿瘤细胞由于分化障碍，不同程度丧失了分化成熟的能力，因而呈现不同程度的异性性。肿瘤的分化程度高，说明它与起源的正常组织相似，异型性小；反之，肿瘤的分化程度低，说明它与起源的正常组织差异大，异型性大。良性肿瘤细胞分化程度高，异性性不明显，光学显微镜下与相应的正常细胞相似。恶性肿瘤分化程度低，具有明显的异型性。

考点：判断肿瘤性质的主要依据

（一）肿瘤细胞的异型性

肿瘤细胞的异型性反映了肿瘤细胞的分化程度。一般良性肿瘤分化较好，细胞异型性不明显。恶性肿瘤细胞分化差，常具有明显的异型性。恶性肿瘤细胞的异型性表现如下：

1. 瘤细胞的多形性 肿瘤细胞大小不一，形态各异，显示明显的多形性，可出现瘤巨细胞（图5-7）。

2. 核的多形性 核大，核浆比增大 [正常为1∶(4～6)，恶性肿瘤细胞接近1∶1]；核分裂象多见，特别是出现不对称性、双极、三极、多极及顿挫性等病理核分裂象（图5-8），对恶性肿瘤的诊断具有重要意义。

3. 胞质的改变 由于瘤细胞的代谢加速，胞质内核糖体增多而呈嗜碱性。

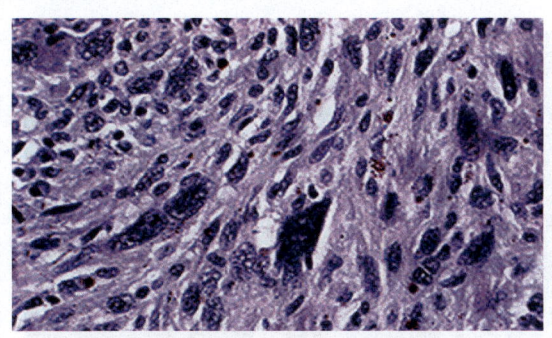

图5-7 瘤细胞的多形性

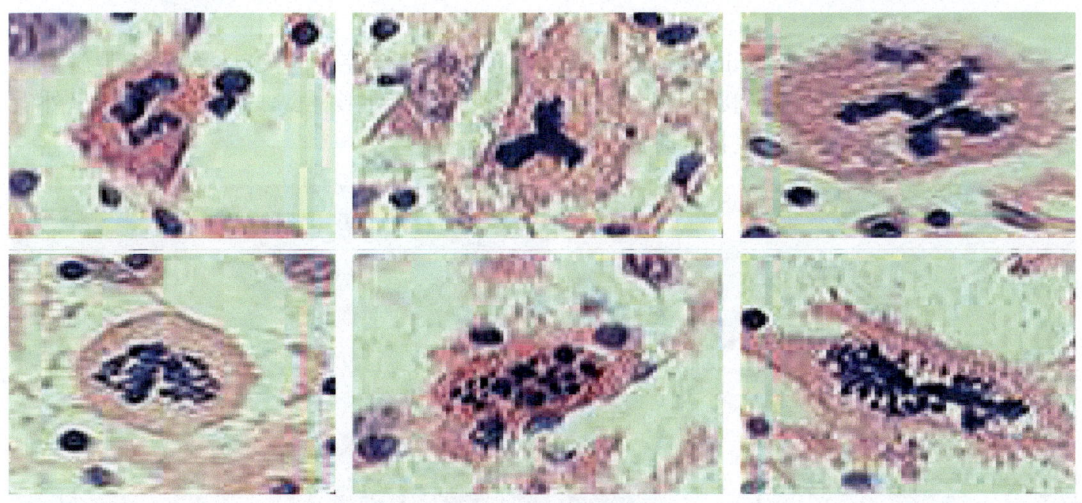

图5-8 核的多形性

（二）肿瘤细胞结构的异型性

肿瘤组织结构的异型性是指肿瘤组织在空间排列上与其起源正常组织的差异。一般说来，良性肿瘤组织结构异型性不明显，恶性肿瘤组织结构异型性明显，瘤细胞排列紊乱，失去正常排列层次、极向和排列结构。

三、肿瘤的生长与扩散

（一）肿瘤的生长

1. 肿瘤生长速度　一般说来，良性肿瘤生长较慢，常有几年甚至几十年的病史。如果生长缓慢的肿瘤在短时间内生长速度突然加快，就要考虑发生恶变的可能。恶性肿瘤生长速度较快，短时间内便可形成明显的肿块，而且由于血管及营养供应不足，容易发生坏死、出血等继发病变。

> 考点：肿瘤的生长速度

2. 肿瘤的生长方式　包括膨胀性生长、浸润性生长及外生性生长。

（1）膨胀性生长（expansive growth）：这是大多数良性肿瘤生长方式。随着肿瘤体积的逐渐增大，挤压周围组织，不侵犯周围组织，肿瘤常呈结节状，周围有完整的包膜，与周围组织分界清楚（图5-9），外科手术容易完整切除，不容易复发。

> 考点：恶性肿瘤术后容易复发的原因

（2）浸润性生长（infiltrating growth）：这是大多数恶性肿瘤的生长方式。恶性肿瘤细胞侵入组织间隙、血管、淋巴管，如树根长入泥土一样浸润并破坏周围组织，无完整包膜，与周围组织界限不清（图5-10），手术不易彻底切除，术后易复发。

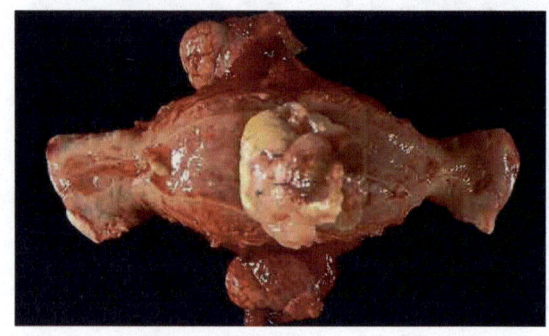

图5-9　良性肿瘤的膨胀性生长（子宫平滑肌瘤）

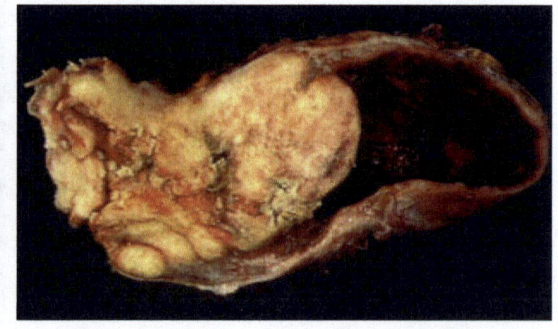

图5-10　肥厚浸润型膀胱癌

> 考点：良、恶性肿瘤的生长方式

（3）外生性生长（exophytic growth）：常发生于体表、体腔表面及自然管道。肿瘤常向表面生长，形成乳头状、息肉状（图5-11）、菜花状和蕈状外形。良、恶性肿瘤均可呈外生性生长，但恶性肿瘤外生性生长同时伴有浸润性生长。

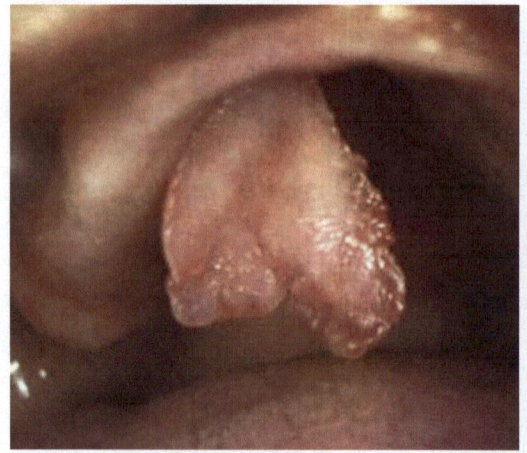
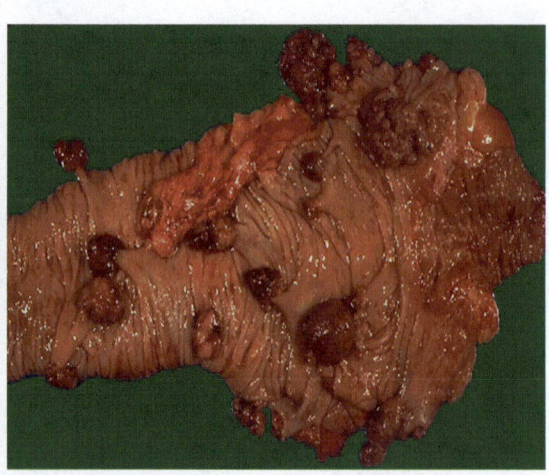

图5-11　外生性生长（乳头状和息肉状）

第5章 肿　瘤

> **案例 5-2**
>
> 患儿，男性，15岁，前臂皮下有一包块，圆形，直径2cm，可推动。大体标本：肿瘤于皮下，为圆形，切面灰白色，编织状，质韧，包膜完整。取肿块组织作石蜡组织切片，镜下观：低倍镜观察，胶原纤维排列成束状，互相交织，其间有细长的分化好的纤维细胞。高倍镜观察，瘤细胞与正常纤维细胞相似。
> 问题：1. 如何通过病史和大体标本来初步确定肿瘤的良恶性？
> 　　　2. 结合肉眼观和镜下观，此肿瘤的病理诊断是什么？

（二）肿瘤的扩散

考点：恶性肿瘤最重要的生物学特征

良性肿瘤仅在原发部位生长扩大，但是恶性肿瘤不仅可以在局部呈浸润性生长，而且还要通过淋巴道、血道或种植等途径扩散到身体其他部位继续生长。肿瘤的扩散（spread of tumor）途径包括直接蔓延和转移。

1. 直接蔓延　恶性肿瘤呈浸润性生长，肿瘤细胞可沿着组织间隙、淋巴管、血管或神经束衣侵入破坏邻近组织和器官，并继续生长，称为直接蔓延。例如，晚期子宫颈癌可向前、后蔓延侵犯膀胱或直肠（图5-12），甚至造成膀胱阴道瘘或直肠瘘。

2. 转移（metastasis）是恶性肿瘤独有的生物学特点。恶性肿瘤细胞从原发部位侵入淋巴管、血管或体腔，被带到他处继续生长，形

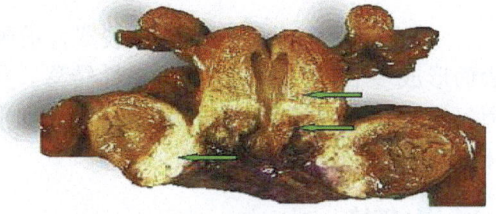

图5-12　肿瘤直接蔓延
晚期宫颈鳞癌，形成较大溃疡，灰白色的癌组织直接蔓延到宫体下部、阴道壁及直肠

成与原发瘤相同类型肿瘤的过程称为转移。原发部位的肿瘤称原发瘤，转移所形成的肿瘤称转移瘤或继发瘤。浸润是转移的基础，转移是恶性肿瘤最本质的表现。良性肿瘤不转移，只有恶性肿瘤才发生转移。恶性肿瘤的转移途径包括淋巴道转移、血道转移和种植性转移。

（1）淋巴道转移：是癌的常见转移途径。癌细胞侵入淋巴管后，被淋巴液带到局部淋巴结，致使淋巴结增大，变硬，切面灰白色。例如，乳腺癌可出现同侧腋窝淋巴结肿大，胃癌可出现左锁骨上淋巴结肿大等，晚期则可发生血道转移。但需注意，局部淋巴结肿大并非均为转移，也可能是局部淋巴结反应性增生而肿大。所以，确诊有无淋巴道转移需作活体组织检查（图5-13）。

（2）血道转移：是肉瘤的常见转移途径。肿瘤细胞侵入血管，被血液带到远处器官并形成转移瘤。血道转移瘤的发生部位常与血流方向有关。例如，肺的转移瘤常来自乳腺癌、骨肉瘤等。肝脏的转移瘤主要来自胃肠道肿瘤。在血道转移瘤所累及的器官中，最常见的是肺，其次是肝。血道转移瘤特点是多发、散在、边界清楚的球形结节，靠近器官的表面多见。中央常发生坏死，近脏器表面形成"癌脐"（图5-14、图15-15）。

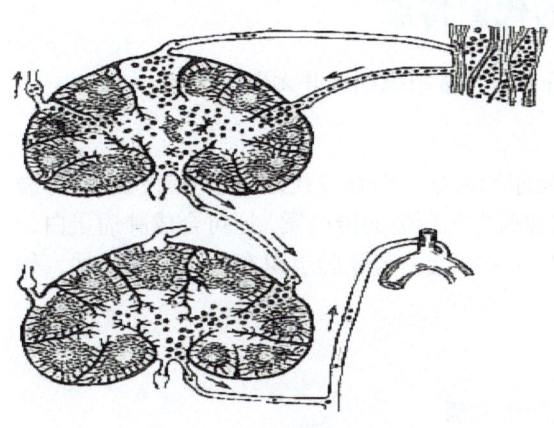

图5-13　淋巴道转移途径

63

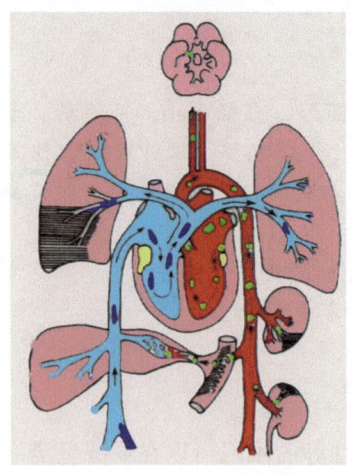 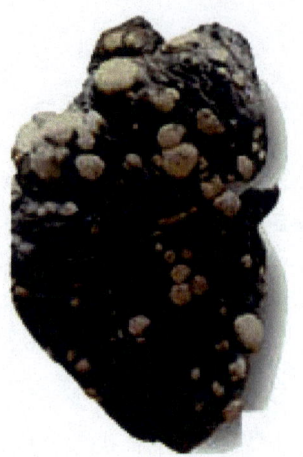

图 5-14　血道转移途径　　　　图 5-15　肝癌肺转移

考点：肿瘤的转移途径

（3）种植性转移：瘤细胞穿破器官被膜蔓延至表面脱落，并像播种样种植在体腔质膜表面形成多个转移瘤，称为种植性转移。种植性转移常见于腹腔器官的恶性肿瘤。例如，胃癌细胞穿透质膜层，可种植到腹膜、大网膜或卵巢等处，常伴血性积液和癌性粘连。临床上应防止医源性种植性转移。

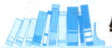 链接

医源性种植性转移

医源性种植性转移常由于外来因素而发生，如由于手术操作不轻柔，造成肿块破损引起癌细胞脱落而造成，是肿瘤外科手术中值得关注的问题。1954 年，Gole 等提出无瘤操作技术的概念，它是指在恶性肿瘤的手术操作中为减少或防止癌细胞的脱落、种植和播散而采取的一系列措施。例如，手术时避免多次接触肿瘤或用锐利的牵引器牵拉肿瘤，手术中切过肿瘤的器械或夹过肿瘤附近血管的钳子不宜重复使用等。此外，术前和术后使用化疗或放疗以及术中用抗肿瘤药物清洗胸腔、腹腔及创面等，对防止发生医源性种植性转移也有一定的效果。总之，无瘤操作技术是外科医护人员在手术中必须遵循的基本原则。

四、肿瘤的代谢特点

肿瘤组织比正常组织代谢旺盛，但代谢特点与正常组织相比并无质的差异。

（一）蛋白质代谢

考点：检测 AFP 的意义

肿瘤组织细胞的蛋白质合成代谢与分解代谢均增强，但合成代谢超过分解代谢。肿瘤组织细胞可以争夺正常细胞的营养，从而合成肿瘤生长所需的蛋白质，还可合成肿瘤蛋白，作为肿瘤相关抗原，引起机体的免疫反应。有的肿瘤蛋白与胚胎组织有共同的抗原性，称为肿瘤胚胎性抗原（如 AFP、CEA 等）。

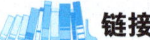 链接

常用的胚胎性抗原

1. α-胚胎抗原（AFP）　动物胎儿期，由卵黄囊、肝、胃肠道产生的一种球蛋白。肝癌

和恶性畸胎瘤均可增高，常用于肝癌的普查。

2. 癌胚抗原（CEA） 为胎儿胃肠道产生的一组糖蛋白，在结肠癌、胃癌、肺癌、乳腺癌均可增高。CEA可用于大肠癌术后检测，从而预测复发。

（二）糖代谢

正常组织在有氧条件下进行氧化分解获取能量，只有在无氧条件下进行糖酵解。但是肿瘤组织无论在有氧或无氧条件下，均以糖酵解为主。酵解过程产生的能量被肿瘤组织所消耗，中间产物可被肿瘤细胞利用合成蛋白质、核酸及脂类，从而为肿瘤的生长提供所需物质。

（三）核酸代谢

DNA与细胞的分裂和繁殖有关，RNA与细胞蛋白质合成及生长有关。肿瘤组织合成DNA与RNA的聚合酶活性比正常组织高，而核酸分解过程降低，所以恶性肿瘤中DNA与RNA含量均显著增高。

（四）酶代谢

酶是物质代谢的催化剂。肿瘤组织酶的改变与正常组织比较并无质的差别，如恶性肿瘤组织内氧化酶（如细胞色素氧化酶及琥珀酸脱氢酶）减少而蛋白分解酶增加。

> **案例 5-1 分析**
>
> 刺激性咳嗽，有时出现血丝痰，X 线胸片示右肺门旁有 3cm×3cm 左右肿块影，边缘模糊毛糙，且有吸烟史40余年，痰细胞学检查，找到癌细胞即可明确诊断，或者采用支气管镜检查结合活检也可以确定肺癌的诊断。

> **案例 5-2 分析**
>
> 1. 因肿瘤呈圆形，直径2cm，可推动，切面灰白色，编织状，质韧，包膜完整，可判断为良性肿瘤。
> 2. 因镜下可见胶原纤维排列成束状，互相交织，期间有细长得分化好的纤维细胞，瘤细胞与正常纤维细胞相似，可诊断为纤维瘤。

第3节 肿瘤对机体的影响

一般说来，良性肿瘤对机体影响较小，一般只有局部压迫和阻塞。例如，子宫平滑肌瘤，压迫膀胱可出现尿频、排尿困难等，压迫直肠可引起便秘、排便不畅等。但若生长在重要部位，可引起严重后果，如颅内良性肿瘤压迫脑组织，引起颅内高压及相应的神经系统症状，甚至危及生命。而恶性肿瘤由于生长速度快，并可生长扩散和转移，所以对机体的影响较严重。

考点：肿瘤对机体的影响

一、局部影响

1. 压迫和阻塞 随着肿瘤的长大，对周围组织、器官可造成压迫，或阻塞某些器官腔道，引起相应的功能障碍。例如，食管癌可引起吞咽困难，结肠癌可引起肠梗阻等。

2. 破坏与出血 恶性肿瘤由于其侵袭性强，可侵袭和破坏正常组织，引起器官功能障碍或出血。例如，肝癌广泛破坏肝细胞可引起肝功能障碍，骨肉瘤破坏正常骨质可引起病理性骨折，膀胱癌可引起血尿等。

3. 感染 恶性肿瘤由于生长速度过快常引起缺血坏死，在此基础上容易继发感染。

4. 疼痛 恶性肿瘤压迫或侵犯神经时可引起局部顽固性疼痛，尤以夜间明显，给患者造成巨大的痛苦。例如，肝癌可引起肝区疼痛，鼻咽癌侵犯三叉神经引起头痛等。

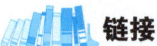 链接

癌症疼痛的治疗

晚期癌症患者由于疼痛常难以忍受，在其有限的生命中，常需要用一些止痛药。现多采用三步阶梯给药方案。第一步，选用非麻醉性镇痛药，如解热抗炎镇痛药。如疼痛加重时，可采用第二步，使用弱麻醉性镇痛药，如可卡因等。疼痛进一步加剧时，采用第三步，使用强麻醉性镇痛药，如吗啡等。

二、全身影响

1. 恶病质 晚期恶性肿瘤患者，常出现疲乏无力、极度消瘦、严重贫血和全身衰竭称恶病质。其发生与恶性肿瘤并发溃疡、出血、引起食欲不振，发热消耗及坏死组织产生毒素引起机体代谢障碍所致。

2. 内分泌紊乱 一些内分泌腺的肿瘤，可分泌过多的激素而引起内分泌紊乱，出现相应的临床表现。例如，垂体瘤可分泌过多生长激素，引起巨人症或肢端肥大症等。

3. 副肿瘤综合征 某些肿瘤患者，由于肿瘤的产物或异常免疫反应或其他不明原因，可使内分泌、神经、消化、造血、骨关节、肾脏及皮肤等系统产生病变，并出现相应的临床表现。这些临床表现不能用肿瘤扩散或肿瘤产生的激素来解释，但可因肿瘤病情的缓解而减轻，也可因肿瘤的复发而加重，称为副肿瘤综合征。例如，肺癌患者可出现肥大性肺性骨关节病、男性乳房发育等表现。副肿瘤综合征有利于早期发现一些隐匿肿瘤。

第4节　良、恶性肿瘤的区别

肿瘤包括良性肿瘤（benign tumor，BT）与恶性肿瘤（malignant tumor，MT）。正确区分良恶性肿瘤对肿瘤的诊断与治疗具有重要的意义。良性与恶性肿瘤的区别见表5-2。

表5-2　良性肿瘤与恶性肿瘤的区别

区别要点	良性肿瘤	恶性肿瘤
分化程度	高	低
异型性	小	大
病理性核分裂象	无	有
生长速度	慢	快
生长方式	膨胀性生长或外生性生长	浸润性生长或外生性生长
转移	不转移	可转移
复发	少	有
对机体的影响	较小	较大

考点：良、恶性肿瘤的主要区别

良、恶性肿瘤虽有明显不同，但根本区别在于肿瘤的分化程度，可是良、恶性肿瘤区别是相对而言的。例如，甲状旁腺滤泡性癌，分化好，但可发生侵袭和转移；血管瘤是良

性肿瘤，但呈侵袭性生长。有些肿瘤的组织形态介于良、恶性肿瘤之间；生长在要害部位的良性肿瘤，如不能及时有效治疗，也常可危及生命。

有些肿瘤，在组织形态和生物学行为方面介于良性肿瘤与恶性肿瘤之间，称为交界性肿瘤，如卵巢交界性浆液性乳头状囊腺瘤。

第5节 肿瘤的命名与分类

人体几乎所有的组织器官都可发生肿瘤，因而肿瘤的种类繁多，有必要对肿瘤作出正确的命名和科学的系统分类。

一、肿瘤的命名原则

作为医护人员，必须了解肿瘤名称的正确含义，以免在患者的诊疗、护理工作中出现差错。

肿瘤的名称，必须反映出肿瘤的组织来源和性质。在实际工作中，还要在肿瘤名字前面标明其发生部位。有时也可结合肿瘤的大体形态或镜下组织学特征来命名，如息肉状腺瘤和原位癌。原则上，肿瘤的名字由两部分组成：组织来源名称在前，相当于肿瘤的"姓"，后面加上一个特定的"名"，用来表明肿瘤的性质。

（一）良性肿瘤的命名

良性肿瘤的命名一般是在其起源组织名称后加"瘤"字。例如，来源脂肪组织的良性肿瘤称为脂肪瘤，来源于腺上皮的良性肿瘤称为腺瘤，含有腺上皮和纤维两种成分的良性肿瘤称为纤维腺瘤等。

（二）恶性肿瘤的命名

一般所说的"癌症（cancer）"，习惯上泛指所有的恶性肿瘤。恶性肿瘤的命名较复杂，主要包括以下几种：

1. 癌（carcinoma） 来源于上皮组织的恶性肿瘤统称为癌。命名时在其起源组织名称后加一"癌"字。例如，来源于鳞状上皮的恶性肿瘤称为鳞状细胞癌，来源腺上皮的恶性肿瘤称为腺癌。

2. 肉瘤（sarcoma） 来源于间叶组织（包括纤维结缔组织、脂肪、肌肉、脉管、骨组织等）的恶性肿瘤统称为肉瘤。命名时在其起源组织名称后加"肉瘤"二字。例如，来源于纤维组织的恶性肿瘤称为纤维肉瘤，来源于骨组织的恶性肿瘤称为骨肉瘤。

3. 特殊命名

（1）母细胞瘤：起源于幼稚组织的肿瘤称母细胞瘤，其中大多数为恶性肿瘤，如神经母细胞瘤、肾母细胞瘤、视网膜母细胞瘤；也有良性肿瘤，如骨母细胞瘤、软骨母细胞瘤和脂肪母细胞瘤等。

（2）以"瘤"命名的恶性肿瘤：如精原细胞瘤等。

（3）在肿瘤名称前冠以"恶性"二字：如恶性畸胎瘤、恶性黑色素瘤等。

（4）以"人名"或"病"来命名的恶性肿瘤：如尤因肉瘤、霍奇金淋巴瘤和白血病等。

考点：肿瘤如何命名

二、肿瘤的分类

肿瘤的分类常以肿瘤的起源组织为依据，分为五类。每一类又按照肿瘤分化程度、异型性和对机体的影响而分两大类，即良性与恶性肿瘤（表5-3）。

表 5-3 常见肿瘤分类

组织来源	良性肿瘤	恶性肿瘤
1. 上皮组织		
鳞状上皮	乳头状瘤	鳞状细胞癌
基体细胞		基底细胞癌
腺上皮	腺瘤	腺癌
变移上皮	乳头状瘤	变移上皮癌
2. 间叶组织		
纤维结缔组织	纤维瘤	纤维肉瘤
纤维组织细胞	纤维组织细胞瘤	恶性纤维组织细胞瘤
脂肪组织	脂肪瘤	脂肪肉瘤
平滑肌组织	平滑肌瘤	平滑肌肉瘤
横纹肌组织	横纹肌瘤	横纹肌肉瘤
血管组织	血管瘤	血管肉瘤
淋巴管组织	淋巴管瘤	淋巴管肉瘤
骨组织	骨瘤	骨肉瘤
软骨组织	软骨瘤	软骨肉瘤
滑膜组织	滑膜瘤	滑膜肉瘤
间皮	间皮瘤	恶性间皮瘤
3. 淋巴造血组织		
淋巴组织		恶性淋巴瘤
造血组织		白血病
4. 神经组织		
神经鞘膜组织	神经纤维瘤	神经纤维肉瘤
神经鞘细胞	神经鞘瘤	恶性神经鞘瘤
胶质细胞	胶质细胞瘤	恶性胶质细胞瘤
脑膜组织	脑膜瘤	恶性脑膜瘤
交感神经节	节细胞神经瘤	神经母细胞瘤
5. 其他细胞瘤		
黑色素细胞	黑痣	黑色素瘤
胎盘组织	葡萄胎	恶性葡萄胎、绒毛膜上皮癌
性索	支持细胞-间质细胞瘤、颗粒细胞瘤	恶性支持细胞-间质细胞瘤、恶性颗粒细胞瘤
生殖细胞		精原细胞瘤、无性细胞瘤、胚胎细胞瘤
三个胚层组织	畸胎瘤	恶性畸胎瘤

三、癌和肉瘤的区别

癌与肉瘤均为恶性肿瘤，分别来源于上皮组织和间叶组织，但其组织来源、病理变化各不相同。正确掌握癌与肉瘤的区别，有助于临床诊断与治疗。两者的区别见表5-4和图5-16。

表 5-4　癌与肉瘤的区别

区别要点	癌	肉瘤
组织来源	上皮组织	间叶组织
发病率	较多见，为肉瘤9倍	较少见
好发年龄	多见于40岁以上成人	多见于青少年
大体特点	灰白色，干燥，质地较硬	灰红色，鱼肉状，质地较软
组织学特点	癌细胞多形成癌巢，实质与间质分界清楚	肉瘤细胞弥散分布，实质与间质分界不清，间质内血管丰富
网状纤维染色	癌细胞间多无网状纤维	肉瘤细胞间有网状纤维
转移方式	多经淋巴道转移	多经血道转移

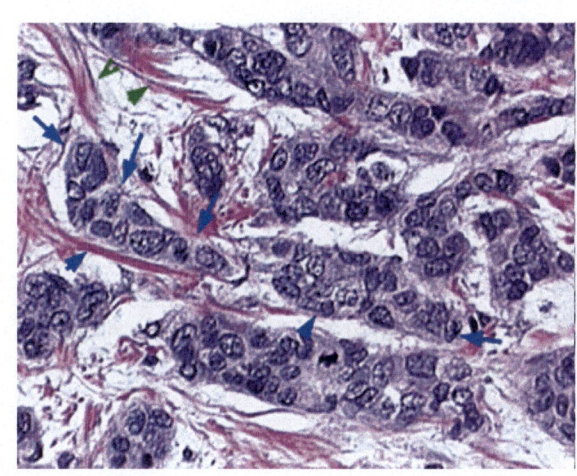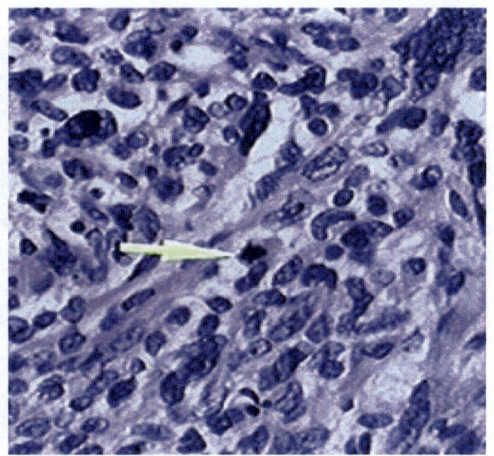

图 5-16　癌与肉瘤镜下图

第6节　癌前病变、原位癌和早期浸润癌

正确认识癌前病变、原位癌与早期浸润癌，对于早期发现、早期诊断、早期治疗肿瘤具有重要意义。

一、癌前病变

癌前病变是指某些具有癌变潜在可能性的良性病变，若长期存在有可能发展为癌。早期发现与及时治疗癌前病变，对于预肿瘤具有重要意义。常见的癌前病变有以下几种：

1. 黏膜白斑　常发生在口腔、外阴、食管等处。病变呈白色斑块，镜下可见黏膜鳞状上皮过度增生、角化，并有一定的异性性。长期不愈有可能发展为鳞状细胞癌。

2. 子宫颈糜烂　是已婚妇女常见病。由于慢性子宫颈炎的刺激，子宫颈阴道部的鳞状上皮被来自子宫颈管内膜的单层柱状上皮取代，呈分红色或鲜红色，外观似乎有黏膜缺损，故称之为子宫颈糜烂。随后，由于局部储备细胞的增生并化生为鳞状上皮而修复，成为糜烂愈复。上述过程反复进行，少数病例可发展为子宫颈鳞状细胞癌。

3. 乳腺纤维囊性病　常见于40岁左右的妇女，主要表现为乳腺小叶导管和腺泡上皮细胞增生、大汗腺样化生及导管囊性扩张，间质纤维组织增生，如伴有导管内乳头状增生

考点：癌前病变的定义和常见的癌前病变

者较易发生癌变。

4. 结肠多发性息肉状腺瘤 此病多数有家族史，与遗传因素有关。发病年龄越早，越易于癌变。因此，应及早采取有效的治疗，防止癌变。

5. 慢性萎缩性胃炎及胃溃疡 胃黏膜上皮细胞可发生肠上皮化生或非典型增生，在其慢性发展过程中有可能衍变为癌。

6. 慢性溃疡性结肠炎 在反复发生溃疡和黏膜增生的基础上可发生结肠腺癌。

7. 皮肤慢性溃疡 经久不愈的皮肤慢性溃疡，特别是发生在小腿的慢性溃疡，由于长期的慢性刺激，表皮鳞状上皮增生，有可能发生癌变。

8. 肝硬化 慢性乙型肝炎所引起的门脉性肝硬化，有相当一部分可发展为肝细胞癌。

二、原位癌

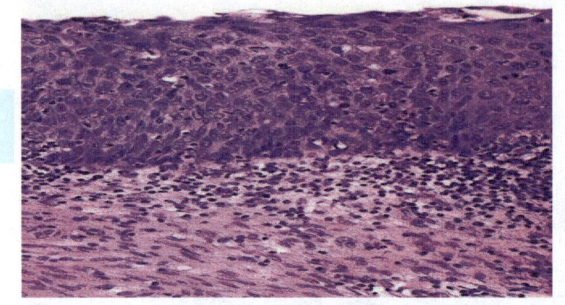

图5-17 原位癌

考点：原位癌的定义

原位癌是指癌变的细胞仅局限于上皮层内，尚未突破基膜向下浸润（图5-17）。常发生在子宫颈、食管、皮肤等有鳞状上皮被覆的部位。乳腺小叶的导管或腺泡发生癌变而尚未突破基膜向周围浸润者，分别称为导管内原位癌和小叶原位癌。原位癌是癌的早期阶段，无明显临床表现，如能及时发现，积极治疗，可以治愈。否则，可逐渐发展为浸润性癌，影响治疗效果。

三、早期浸润癌

早期浸润癌是指癌细胞突破上皮基膜而局部浸润，但浸润的深度不超过5mm者。一般肉眼无法判断，须借助显微镜观察才能确诊。由于癌细胞浸润较浅，又无局部淋巴结转移，如能及时进行手术治疗，预后较好。

第7节 常见肿瘤举例

一、上皮组织肿瘤

（一）良性上皮组织肿瘤

1. 乳头状瘤 来源于被覆上皮如鳞状上皮、移行上皮等，呈外生性生长，向体表或腔面形成多个乳头状或指状突起，其根部有细蒂与正常组织相连（图5-18）。镜下观：乳头的中间由血管和结缔组织构成，乳头表面覆盖增生的瘤细胞，分化程度高（图5-18），术后一般不复发，但发生在膀胱、阴茎和外耳道的乳头状瘤容易复发或癌变。

考点：哪些乳头状瘤容易复发或恶变

2. 腺瘤 来源于腺上皮，多见于甲状腺、乳腺、肠道、卵巢等处。发生在腺器官内的腺瘤多呈结节状，常有包膜，与周围组织分界清楚；发生在肠黏膜的腺瘤则多呈息肉状，而发生在卵巢的腺瘤多呈囊状。镜下观：瘤细胞分化成熟，形成与正常腺体结构相似的肿瘤性腺体，常具有一定的分泌功能。分泌物淤积在腺腔内，可形成大小不等的囊腔（图5-19）。

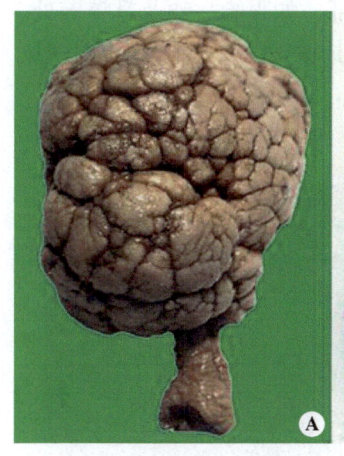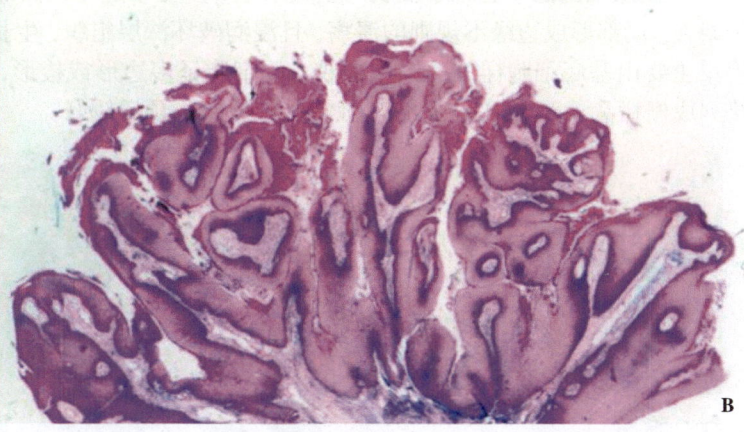

图 5-18 乳头状瘤

A. 乳头状瘤，根部有蒂；B. 可见乳头轴心和被覆鳞状上皮

（二）恶性上皮组织肿瘤

由被覆上皮和腺上皮发生的恶性肿瘤称为癌，是最常见的恶性肿瘤，多见于中老年人。肿瘤与周围组织分界不清，质地较硬，切面灰白色，较干燥。癌细胞形成癌巢，实质与间质分界清楚，多经淋巴道转移。依据其来源与形态特点，常见的类型包括以下几种：

1. 鳞状细胞癌 常发生于有鳞状上皮覆盖的部位，如皮肤、口腔、鼻咽、食管、阴茎、子宫颈等处，有时非鳞状上皮覆盖的部位也可发生鳞状细胞癌，如肺等。肉眼观：多呈菜花状，也可发生组织坏死，脱落而形成溃疡。镜下观：癌细胞形成片块状、条索状癌巢。高分化鳞癌可在癌巢中出现层状或同心圆状的红染角化物，称为角化珠（图 5-20），也可见到细胞与细胞间的细胞间桥。中分化鳞癌，癌细胞异型性大，角化珠少见，细胞间桥不明显。低分化鳞癌，癌细胞有明显异型性，不见角化珠和细胞间桥。

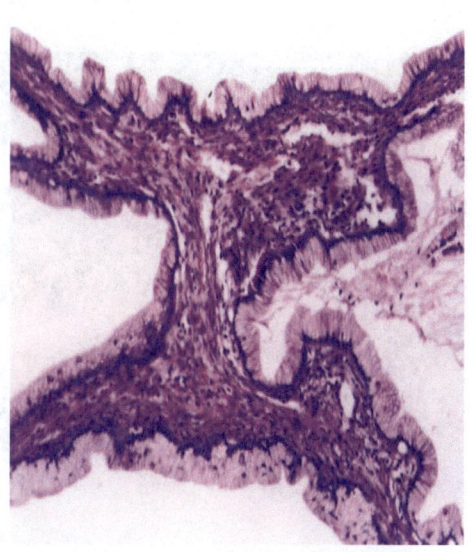

图 5-19 卵巢黏液性囊性腺瘤

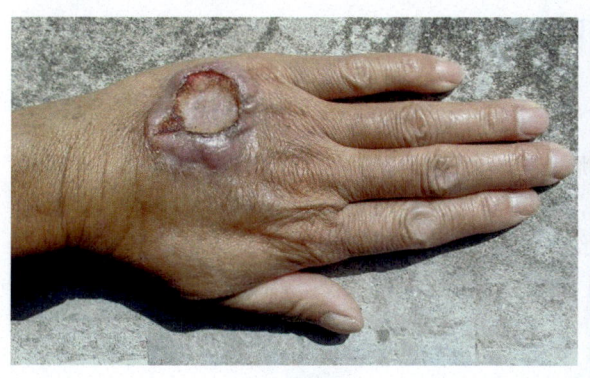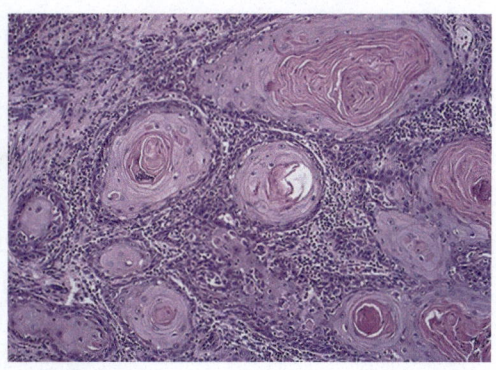

图 5-20 高分化鳞状细胞癌肉眼观和镜下观

考点：鳞状细胞癌的组织学特征

2. 基底细胞癌 起源于皮肤的基底细胞，多见于老年人面部，如眼睑、颊及鼻翼等处。肉眼观：局部形成边缘不规则的溃疡，且浸润破坏深层组织，生长缓慢，经久不愈。镜下观：癌巢主要由基底细胞样的癌细胞构成，癌细胞呈多边形或梭形，边缘的癌细胞呈高柱状，排列成栅栏状（图 5-21）。此癌对放射治疗敏感，预后较好。

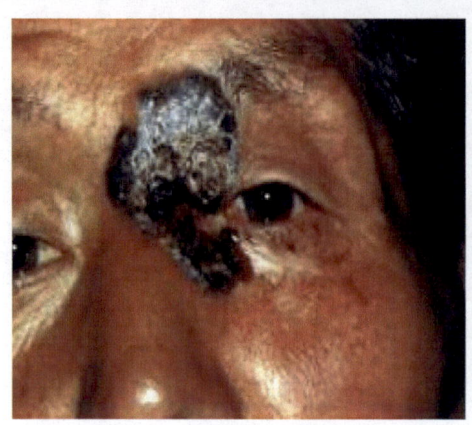
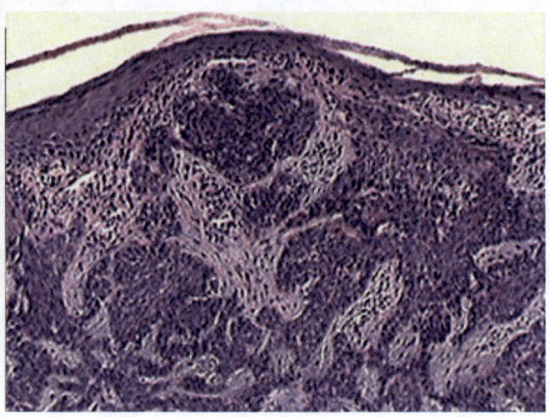

图 5-21　基底细胞癌肉眼观和镜下观

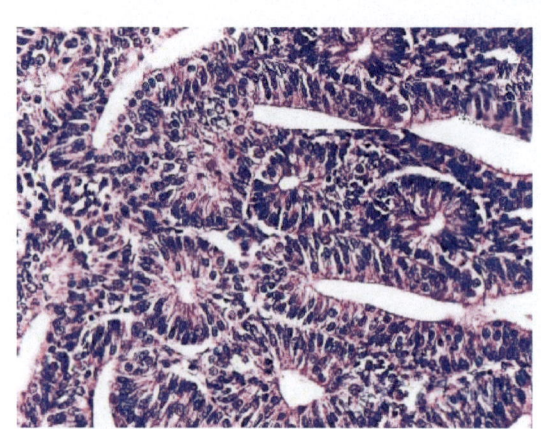

图 5-22　腺癌

3. 移行细胞癌 来源于移行上皮细胞，常发生于膀胱和肾盂等处。肉眼观：呈乳头状、多发性。镜下观：分化好者癌细胞似变移上皮；分化差者异型性明显。临床表现主要为无痛性血尿。

4. 腺癌 起源于腺上皮，常发生于乳腺、胃肠道、肝、胆囊、子宫体、甲状腺等处。肉眼观呈息肉状、溃疡状、结节状等。根据癌细胞分化程度及组织形态，可分为：①管状腺癌：癌细胞形成大小不等、形态不规则的腺管样结构，为分化较好的腺癌（图 5-22）。②实性癌：癌细胞异型性大，形成实性癌巢，为分化较差的腺癌。若癌巢小而少，间质纤维结缔组织占优势，质地硬，称为硬癌；以癌巢占优势，间质少，质地软如脑髓，称髓样癌或软癌。③黏液癌：常见于胃肠道。腺癌分泌大量黏液，堆积在腺腔内。

二、间叶组织肿瘤

（一）良性间叶组织肿瘤

1. 脂肪瘤 是最常见的良性软组织肿瘤，常见于躯干、四肢近端的皮下组织。多为单发性，亦可多发。外观呈分叶状或结节状，有完整包膜，质地柔软，切面呈浅黄色，似脂肪组织。镜下，瘤细胞分化成熟，与脂肪细胞极为相似，间质有少量纤维组织和血管，结构上与正常脂肪组织几乎无差别（图 5-23）肿瘤生长缓慢，手术易切除且不易复发。

第 5 章 肿 瘤

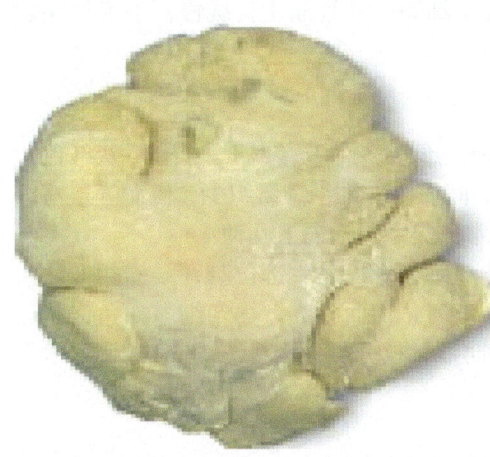
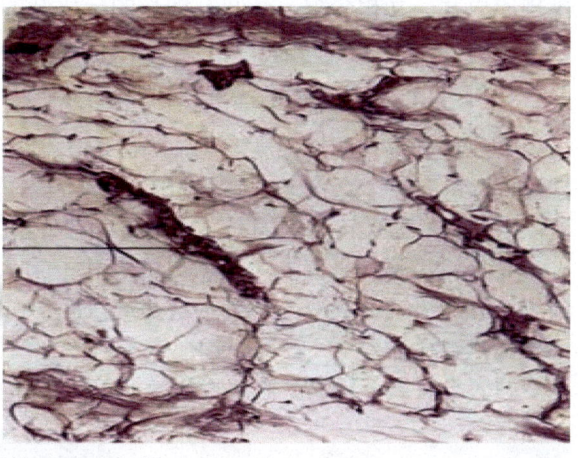

图 5-23　脂肪瘤肉眼观与镜下观

2. 血管瘤　常见于儿童，一般认为是先天性血管发育畸形所致。常见于面部、颈部、口唇等处。在皮肤或黏膜的血管瘤，外观上常呈突起的鲜红肿块，或呈暗红色或紫红色斑（图 5-24）。内脏的血管瘤则剖成结节状。浸润性生长，无包膜，界限不清。儿童血管瘤可随身体的发育而长大，成年后停止发展，甚至可以消退。

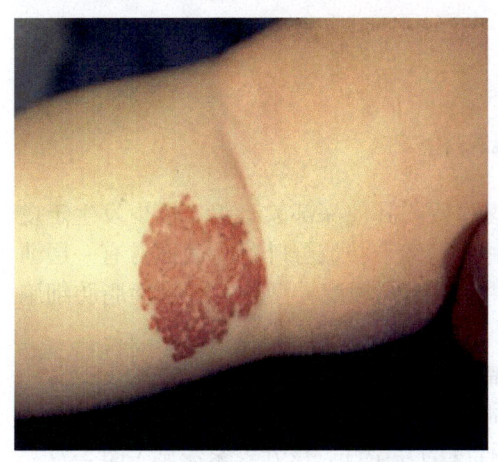
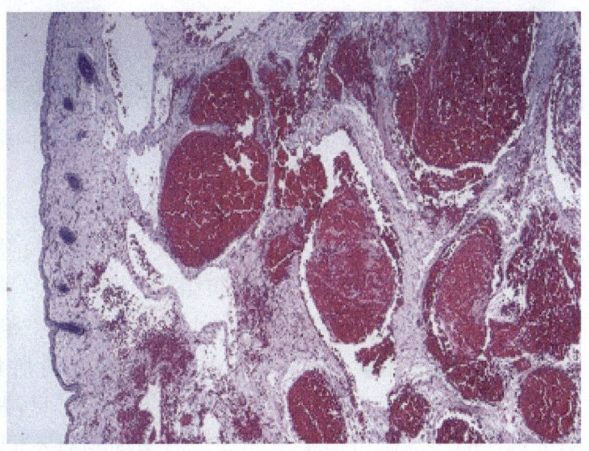

图 5-24　血管瘤肉眼观与镜下观

3. 平滑肌瘤　多见于子宫和胃肠道，是女性生殖系统最常见的良性肿瘤。肉眼观：呈球形或结节状，境界清楚，质地坚硬，切面呈编织状或漩涡状，灰白色。镜下观：瘤细胞呈梭形，分化较成熟，与正常的平滑肌细胞相似（图 5-7）切除后不易复发，预后好。

考点： 平滑肌好发部位

4. 纤维瘤　由起源于纤维组织的良性肿瘤，多见于躯干及四肢皮下。肉眼观呈结节状，有包膜，与周围组织分界清楚，切面灰白色，质地韧（图 5-25）。镜下，胶原纤

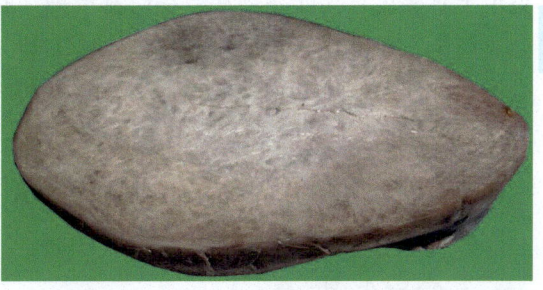

图 5-25　纤维瘤
包膜完整、切面灰白，呈偏织状

维排成束状，互相交织，其间有细长的分化好的纤维细胞，纤维瘤生长缓慢，手术切除后不复发。

（二）恶性间叶组织肿瘤

源于间叶组织的恶性肿瘤统称为肉瘤。发生率比癌低，多见于青少年。质软，灰红色，湿润，如鱼肉状。镜下观：肉瘤细胞常呈弥漫分布，间质内纤维结缔组织少，但血管丰富，所以肉瘤多经血道转移。依据其来源与形态特点，常见类型包括以下几种：

1. 纤维肉瘤 是肉瘤中最常见的一种，起源于纤维组织，发生部位与纤维瘤相似。肉眼观：肿瘤呈结节状或不规则形，与周围组织分界尚清。切面粉红，均匀细腻如鱼肉状。镜下观：瘤细胞大小不一，呈梭形或圆形，异型性明显，核分裂象多见（图5-26），手术切除不彻底易复发，易发生血道转移。

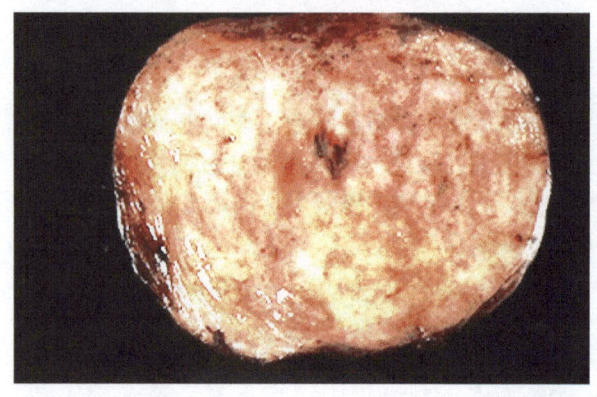
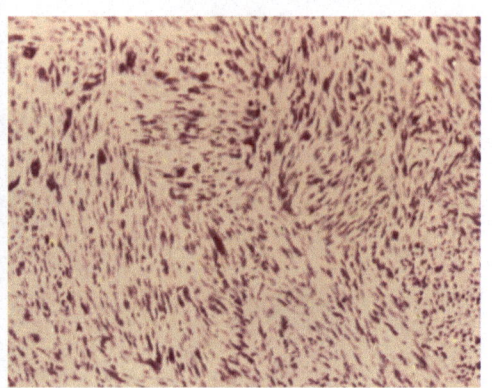

图5-26 纤维肉瘤肉眼观与镜下观

2. 脂肪肉瘤 本瘤好发于中老年人的大腿、腹膜后或其他深部软组织。极少发生于皮下脂肪层，这与脂肪瘤发生部位相反。肉眼观：肿瘤呈结节状或分叶状，表面常有一层薄包膜，分化好者呈黄色，似脂肪组织。镜下观：肿瘤由不同程度异型性的肿瘤性脂肪细胞和脂肪母细胞组成，胞质内有大小不等的脂滴空泡。

3. 平滑肌肉瘤 由平滑肌组织发生的恶性肿瘤，好发于子宫与胃肠道，常见于中老年人。肉眼观：肿瘤呈不规则结节状，边界不清，呈浸润性生长。切面灰白色或灰红色，鱼肉状。镜下观：肉眼细胞可似平滑肌瘤，但瘤细胞有不同程度的异型性，核分裂象多见（图5-7）。平滑肌肉瘤恶性程度较高，手术后易复发，可发生血道转移至肺、肝及其他器官。

4. 骨肉瘤 为高度恶性的骨肿瘤，多见于青少年。起源于骨膜中多潜能骨母细胞，常发生于骨骺生长活跃的部位，如股骨下端、胫骨或腓骨上端和肱骨上端形成梭形肿块，切面灰白色，鱼肉状，常见出血坏死。镜下观，肉瘤细胞异型性明显，呈梭形或多边形，大小不一。肉瘤细胞直接形成肿瘤性骨组织或骨样组织，这是诊断骨肉瘤的重要组织学依据。骨肉瘤预后差，后期多经血道转移至肺。

三、其他组织肿瘤

（一）黑色素瘤

黑色素瘤又称恶性黑色素瘤，是黑色素瘤细胞发生的高度恶性肿瘤（图5-6），以足底、外阴和肛门周围多见，可以开始为恶性，也可以由黑痣恶变而来。临床上当痣的颜色加深，体积增大，生长加快、溃疡及出血时为恶变的象征。镜下观，组织结构呈多样性，排列成巢状、索状或腺泡状。瘤细胞大小一致，细胞体积大，多边形或梭形，核大，常有嗜酸性核仁。胞质内可见黑色素颗粒。

（二）畸胎瘤

畸胎瘤来源于性腺或胚胎中具有向体细胞分化潜能的生殖细胞，由来自两个胚层以上多种成分混杂构成的肿瘤，如同一个畸形的胎儿，称畸胎瘤。畸胎瘤女性多见，好发于卵巢和睾丸，可分为良性畸胎瘤（图5-27）与恶性畸胎瘤。

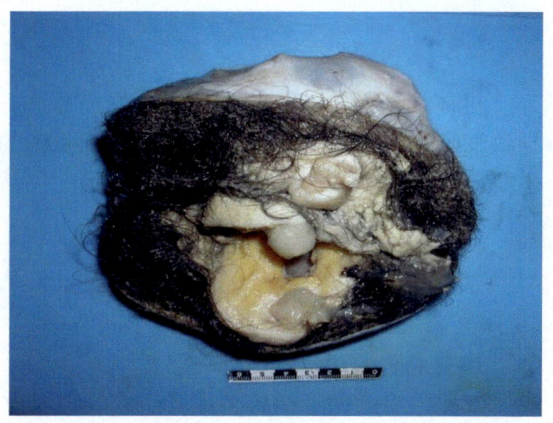

图 5-27　良性畸胎瘤

第 8 节　肿瘤的病因和发病学概要

肿瘤的病因和发病机制十分复杂，发病机制尚未完全阐明，还有待于进一步积极深入研究。

一、肿瘤的病因

肿瘤的形成是多种因素共同作用的结果。它的病因十分复杂，包括外界致癌因素和内在因素两个方面。

（一）外界致癌因素

1. 化学致癌因素

（1）多环芳香烃类化合物：包括 3，4-苯并芘、苯蒽和甲基胆蒽等。3，4-苯并芘广泛存在于煤焦油、工厂煤烟及烟熏和烧烤的食物中。

（2）氨基偶氮染料：因有颜色，可被用于纺织品、饮料、食品的着色剂。例如，用人造黄色染料奶油黄长期饲养动物可诱发肝癌。

（3）亚硝胺类化合物：具有强烈致癌作，与食管癌、胃癌和肝癌发生有关。合成亚硝胺的前驱物质在自然界中广泛存在，在变质的蔬菜和食物中含量更高。

（4）真菌毒素：主要是黄曲霉毒素，花生、玉米、豆类霉变时含量最高。主要诱发肝癌。

2. 物理致癌因素　电离辐射与紫外线等可致白血病、皮肤癌等。

3. 生物性致癌因素　主要为病毒，如 EB 病毒与 Burkitt 淋巴瘤、鼻咽癌有关；人类乳头状瘤病毒（HPV）与宫颈癌有关；乙型肝炎病毒（HBV）与肝癌有关等。

考点：哪些不良生活嗜好易诱发癌症

考点：哪些病毒与恶性肿瘤有关

（二）内在因素

1. 遗传因素　与人类癌症的关系虽无直接证据，但研究证明，5%～10% 的人体肿瘤有遗传倾向性，如家族性多发性结肠息肉病、乳腺癌、胃癌等。

2. 内分泌因素　如乳腺癌和子宫内膜癌与雌性激素有关等。

3. 免疫因素　机体的免疫功能状态与肿瘤的发生、发展密切相关。例如，艾滋病患者易患恶性肿瘤。肾移植长期使用免疫抑制剂的患者，肿瘤发生率高。

4. 年龄因素　如大部分癌多见于老年人，骨肉瘤则多见于青少年等。

二、肿瘤的发病学概要

机体局部细胞的分化为什么会失控并进一步演变为肿瘤细胞？各种致癌因素又是如何导致细胞癌变？目前的研究还未能给予明确的答案。一般认为肿瘤的发生机制极为复杂，主要表现为原癌基因的激活和抑癌基因的失活导致细胞增殖失控及凋亡缺陷。所以，肿瘤被认为是一种基因疾病。

第9节　肿瘤的防治原则

1. 普及防癌知识，提高防癌意识。
2. 采取有效防癌措施，提高防癌能力和效果。
（1）采取健康的生活方式，如维持健康的体重、适量的运动、合理平衡的饮食、戒烟限酒等的生活方式。
（2）治疗环境污染，保护生态环境。
（3）加强对食品加工生产的管理，保证食品安全。
（4）避免职业性的电离辐射损害。
3. 采取各种手段，争取对肿瘤的早期发现、早期诊断与早期治疗，提高癌症患者的治愈率和存活率。
4. 尽可能地对肿瘤遵循根治性、安全性和功能性治疗的原则。

小结

肿瘤是机体在各种致癌因素的刺激下，局部组织的细胞在基因水平上失去对细胞生长的正常调控，导致克隆性增生所形成的新生物，通常形成肿块。肿瘤的生长与生理性再生、炎性增生和损伤修复的组织再生有本质区别。

肿瘤大体形状各异、大小不一，组织成分都由实质和间质两部分构成。

肿瘤不同程度地丧失分化成熟的形态和功能，表现出异型性。异型性大小是区别良性肿瘤和恶性肿瘤的主要依据之一。肿瘤的生长速度取决于瘤细胞的分化程度。肿瘤有膨胀性、浸润性、外生性三种生长方式。恶性肿瘤可通过直接蔓延和转移（淋巴道、血道、种植性）的方式扩散。肿瘤对机体的影响主要取决于肿瘤的良恶性，此外还有生长部位、生长时间及有无并发症等因素。

一般良性肿瘤统称为瘤，恶性肿瘤分为癌与肉瘤。

肿瘤有命名原则：生长部位＋起源组织名称＋"瘤"（良性）或"癌"或"肉瘤"（恶性）。

注意区别癌前病变、原位癌、早期浸润癌的概念。

自测题

一、名词解释
1. 肿瘤　2. 异型性　3. 转移　4. 癌　5. 肉瘤

二、选择题

A₁型题

1. 下列哪项不是肿瘤性增生的特点（　　）

A. 增生对机体有害
B. 增生细胞分化障碍
C. 增生过度
D. 原因消除后，增生停止
E. 增生常形成肿块

2. 肿瘤实质指的是（　　）
   A. 肿瘤细胞　　　　B. 血管
   C. 神经组织　　　　D. 结缔组织
   E. 少量淋巴细胞
3. 肿瘤的异型性是指（　　）
   A. 肿瘤实质的多样性
   B. 肿瘤外观形态的差异性
   C. 肿瘤实质与间质比例的差异性
   D. 肿瘤与起源组织的差异性
   E. 肿瘤大体形成的差异性
4. 瘤细胞分化程度高，表明（　　）
   A. 细胞异型性小　　B. 细胞异型性大
   C. 恶性程度低　　　D. 恶性程度高
   E. 与起源组织相似性差
5. 肿瘤的特性取决于（　　）
   A. 肿瘤的实质　　　B. 肿瘤的间质
   C. 肿瘤的转移　　　D. 瘤细胞的代谢特点
   E. 肿瘤细胞的核分裂
6. 哪项不是恶性肿瘤的组织学特征（　　）
   A. 瘤细胞大小不一、形态各异
   B. 病理性核分裂象多见
   C. 瘤细胞排列紊乱
   D. 瘤细胞与起源组织相似
   E. 瘤细胞异型性明显
7. 下列有关恶性肿瘤哪项是错误的（　　）
   A. 分化程度高　　　B. 异型性大
   C. 常见病理性核分裂象　D. 常有转移和复发
   E. 生长较快
8. 胃癌穿破质膜面，在腹膜、卵巢、子宫等处形成转移瘤，它的转移方式是（　　）
   A. 血道转移　　　　B. 淋巴道转移
   C. 种植性转移　　　D. 直接蔓延
   E. 自然管道扩散
9. 子宫颈癌向前蔓延至膀胱，其扩散方式是（　　）
   A. 血道转移　　　　B. 淋巴道转移
   C. 种植性转移　　　D. 直接蔓延
   E. 自然管道扩散
10. 癌与肉瘤最主要的区别是（　　）
    A. 发生的部位不同　B. 组织来源不同
    C. 生长方式不同　　D. 转移途径不同
    E. 发生的年龄不同
11. 癌的镜下特点是（　　）
    A. 瘤细胞间可见网状纤维
    B. 间质中血管丰富
    C. 实质与间质交织排列
    D. 实质细胞形成巢，间质围绕周围
    E. 实质与间质分界不清
12. 某患者宫颈切片结果为镜下黏膜全层上皮细胞均显重度非典型增生并癌变，少数腺体有同样改变，但基膜完整。应诊断为（　　）
    A. 宫颈上皮重度不非典型增生
    B. 宫颈原位癌
    C. 宫颈原位癌累及腺体
    D. 宫颈早期浸润癌
    E. 宫颈浸润癌
13. 含有三个胚层的瘤组织混杂在一起构成的肿瘤称（　　）
    A. 腺瘤　　　　　　B. 癌肉瘤
    C. 混合性中胚叶瘤　D. 畸胎瘤
    E. 混合瘤

A₂型题

14. 一位42岁的妇女，右侧乳腺发现一无痛性肿块，生长速度快，质硬，分界不清，同侧腋窝淋巴结肿大。应考虑（　　）
    A. 急性乳腺炎　　　B. 乳腺癌
    C. 乳腺囊性增生　　D. 乳腺纤维腺瘤
    E. 乳管内乳头状
15. 诊断支气管肺癌最可靠的手段是（　　）
    A. 病史体征　　　　B. 胸部 X 线检查
    C. 支气管造影　　　D. 胸部 CT 检查
    E. 纤维支气管镜检查
16. 李先生，60岁，平素身体健康，吸烟史20年，平均20支/日以上，突然咯血30ml后无其他不适，护理体检未发现异常，为排除肺癌住院，明确诊断的简单有效的方法是（　　）
    A. 血沉　　　　　　B. 血甲胎蛋白的测定
    C. 痰脱落细胞检查　D. 颈淋巴结活检
    E. 纤维支气管镜检查
17. 王女士，50岁，不规则阴道流血、流液半年。检查：宫颈为菜花样组织，子宫体大小正常，活动差，考虑为宫颈癌，应做哪项检查（　　）
    A. 宫颈刮片细胞学检查
    B. 阴道镜检查

C. 分段诊刮

D. 宫颈和颈管活组织检查

E. 碘试验

18. 患者，男性，原发性支气管肺癌发生骨转移，今晨起床左小腿疼痛，X线提示左胫、腓骨骨干双骨折，导致骨折最可能的原因是（　　）

A. 直接暴力　　　　B. 间接暴力

C. 肌肉牵拉　　　　D. 疲劳骨折

E. 病理骨折

四、病例讨论

某女，38岁，上腹部隐痛2年余；近半年来腹痛加剧，经常呕吐，食欲极差；近半个月来出现低热而收入住院。

入院检查：消瘦，面色苍白，体温37.8℃，脉搏80次/分，血压100/80mmHg，两侧颈部、左锁骨上及腋窝淋巴结肿大，两肺可闻及湿啰音。肝大，脐下两指。胸透见双侧肺叶有大量直径1～3cm大的致密阴影，边界清楚。B超：肝组织上有数个直径2cm左右的结节，边界清楚。

入院后经抗感染、抗结核治疗均不见好转。最后患者因呕吐大量鲜血，昏迷，抢救无效而死亡。

尸检摘要：

胃贲门处有一4cm×4cm×5cm肿块，沿胃壁浸润性生长，灰白质硬，表面有溃疡，出血。

胃周围淋巴结、颈部及腋下淋巴结肿大，质硬，切面灰白色。

肝大，表面可见数个1cm×1cm×2cm的灰白色结节，质硬，与周围组织界限清楚。

腹膜表面较粗糙，见数个直径0.5～1cm的结节，灰白色。

双侧肺叶表面见数个直径2cm大小灰白色结节，质硬，边界清楚。

诊断：贲门部溃疡型胃癌。

讨论：

1. 胃肿块的形态怎样？
2. 浸润性生长是怎么回事？
3. 腹膜为何出现结节？
4. 胃周围淋巴结、颈部及腋下淋巴结为何肿大？
5. 肺和肝为什么会出现结节？

（胡利萍）

第6章 水、电解质代谢紊乱

人体的新陈代谢是在体液环境中进行的。体液是由水和溶解于其中的电解质、低分子有机化合物及蛋白质等组成，广泛分布于组织细胞内外，构成了人体的内环境。分布于细胞内的液体称为细胞内液，约占体重的40%，组织间液与血浆共同构成细胞外液，约占体重的20%，其中15%为组织间液，5%为血浆。

机体体液的容量、分布及组成成分必须保持相对稳定，才能保证机体代谢活动和各器官组织功能的正常进行。机体的水、电解质的动态平衡主要是通过神经-内分泌的调节实现的，肾在维持体液平衡中起至关重要的作用。机体对水的平衡调节，主要通过下丘脑口渴调节中枢和血管升压素（抗利尿激素，ADH）的作用来实现；对钠、钾离子浓度的调节，主要是通过醛固酮的作用来完成的。

链接

水是机体中含量最多的组成成分，是维持人体正常生理活动的重要营养物质之一。水的生理功能是多方面的，包括①促进物质代谢，水既是一切生化反应的场所，也是良好的溶剂，能使物质溶解，加速化学反应，有利于营养物质的消化、吸收、运输和代谢废物的排泄。②调节体温，水的比热大、蒸发性大、流动性大，因此可调节体温。③润滑作用。④体内一部分水以结合水形式存在，发挥复杂的生理功能。

正常人每天水的摄入和排出处于动态平衡中。水的来源有饮水（波动于1000～1300 ml）、食物水（700～900 ml）和代谢水（每天约300 ml）。机体排出水分的途径有四个，包括消化道排出（每日约150 ml）、皮肤非显性蒸发（约500 ml）、肺呼吸蒸发（约350 ml）和尿量（1000～1500 ml）。

第1节 水、钠代谢紊乱

水、钠代谢紊乱是临床上最常见的水、电解质代谢紊乱，常导致体液的容量和渗透压的改变。正常成人体内含钠总量为40～50mmol/kg体重，总钠的50%左右存在于细胞外液，10%左右存在于细胞内液。正常Na^+约占血浆中阳离子的90%以上，其浓度为130～150mmol/L，血浆渗透压主要受Na^+影响，正常值为280～310 mmol/L。

正常人钠的来源主要来自食盐，摄入的钠几乎全部由小肠吸收，Na^+的排出主要经肾随尿液排出，此外随着汗液的分泌也排出少量的钠。肾脏排钠的特点是"多吃多排，少吃少排，不吃不排"。

脱水（dehydration）是指体液容量的明显减少，并出现一系列功能代谢变化的病理过程。水和钠相互依赖，在正常及某些病理状态下，体内钠与水的变化总是同时或先后发生的，但有时两者并不是按比例丢失或增加的，从而导致渗透压不同。根据脱水时细胞外液渗透压的不同，可将脱水分为三种类型：高渗性脱水、低渗性脱水和等渗性脱水。

考点：脱水的类型

一、高渗性脱水

考点：高渗性脱水的临床特点

高渗性脱水又称低容量性高钠血症，特点是失水多于失钠，细胞外液呈高渗状态。血清钠浓度＞150 mmol/L，血浆渗透压＞310 mmol/L。

（一）原因

1. 饮水不足 见于水源断绝，如沙漠迷路、航海遇难等；不能或不会饮水，如口、咽喉或食管疾病和昏迷患者等。由于摄入不足，同时呼吸、皮肤的非显性蒸发，从而导致失水多于失钠。

2. 失水过多 可见于：①经胃肠道丢失，如频繁呕吐丢失大量胃液或婴幼儿腹泻排出大量含钠量低的水样便。②经皮肤和肺丢失，如发热、过度通气或大汗淋漓，使水分大量丢失，多见于高温作业情况下。③经肾丢失，如中枢性尿崩症患者因抗利尿激素（ADH）产生和释放不足，肾性尿崩症患者肾小管对ADH缺乏反应；昏迷患者鼻饲高蛋白饮食；反复静脉注射甘露醇、葡萄糖等高渗液产生渗透性利尿。

（二）对机体的影响

1. 口渴 血浆渗透压升高，作用于下丘脑口渴中枢，产生口渴感。患者主动饮水，使血浆渗透压和血容量恢复。

2. 尿量减少 渗透压升高刺激下丘脑渗透压感受器，使ADH释放增多，从而使肾集合管和远曲小管对水重吸收增加，导致尿量减少而尿比重升高。

3. 细胞内液向细胞外转移 由于失水多于失钠，细胞外液变为高渗，水分由细胞内向细胞外转移（图6-1），引起细胞脱水。

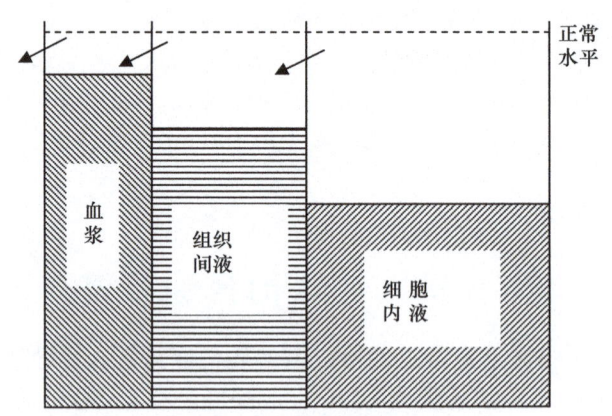

图6-1 高渗性脱水

4. 中枢神经系统功能紊乱 严重者因脑细胞严重脱水，引起中枢神经系统功能障碍，如头晕、烦躁、嗜睡、肌肉抽搐、昏迷甚至死亡。脑体积因脱水而缩小，导致颅骨与脑皮质之间的血管张力增大引起静脉破裂，出现局部颅内出血和蛛网膜下隙出血。

5. 脱水热 脱水严重的患者，细胞内、外液减少的同时汗腺分泌减少，机体散热功能障碍，引起体温升高，称为脱水热，婴幼儿较常见。

考点：高渗性脱水的治疗

（三）防治原则

1. 防治原发病，去除病因。
2. 补水，最好口服，不能口服者可静脉滴注5%～10%葡萄糖溶液。
3. 补钠，由于有钠的丢失，故再补充水后要给予一定量含钠溶液，可给予生理盐水与5%～10%葡萄糖混合液。

二、低渗性脱水

低渗性脱水又称低容量性低钠血症，此型脱水的特点是失钠多于失水，细胞外液呈低渗状态。血清钠浓度＜130 mmol/L，血浆渗透压＜280 mmol/L。

考点：低渗性脱水的临床特点

（一）原因

常见原因是大量丢失各种体液后只补充水（或葡萄糖溶液）而未及时补充钠盐。

1. 消化液大量丢失　例如，呕吐、腹泻、胃肠减压术等丧失大量含Na^+消化液。

2. 经皮肤丢失　例如，大量出汗、大面积烧伤可导致大量液体和Na^+丢失。

3. 经肾失钠　多见于：①长期使用呋塞米、利尿酸（依他尼酸）、氢氯噻嗪等排钠利尿剂；②急性肾衰竭多尿期，肾排钠增多；③肾上腺皮质功能不全，由于醛固酮分泌不足，肾小管对钠的重吸收减少；④肾实质性损害，如慢性间质性肾疾患可使肾小管上皮细胞受损，从而对醛固酮的反应性降低，钠重吸收减少。

（二）对机体的影响

1. 细胞外液减少，易发生休克　低渗性脱水为低容量性低钠血症，细胞外液血容量减少，由于失钠多于失水，细胞外液为低渗状态，使水分从细胞外向细胞内转移（图6-2），致使血容量进一步减少，发生休克。表现为血压下降、直立性眩晕、脉搏细速、四肢厥冷等。

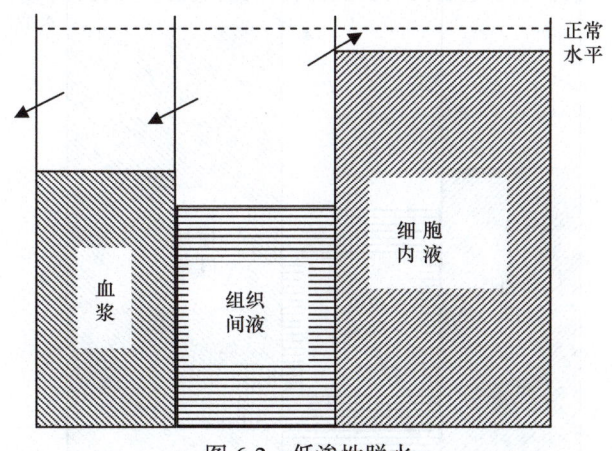

图6-2　低渗性脱水

2. 脱水体征明显　由于血容量减少，组织间液向血管内转移，使组织间液减少更为明显，患者出现明显的脱水体征。表现为皮肤弹性降低，眼窝和婴儿囟门凹陷。

3. 尿液的变化　早期由于细胞外液呈低渗，使ADH分泌减少，肾小管上皮细胞重吸收水分增多，引起多尿和低比重尿；晚期由于血容量明显减少，ADH分泌增多，肾重吸收水分增多，引起少尿。

4. 脑细胞水肿　由于细胞外液向细胞内转移增多，可发生脑细胞水肿，导致中枢神经系统功能紊乱，表现为神志恍惚、嗜睡甚至昏迷。

5. 口渴感不明显　虽然组织缺水，但由于血浆渗透压下降，故无口渴感，不能自觉口服补充液体。

（三）防治原则

1. 积极治疗原发病，去除病因。

2. 适当补液，由于失钠多于失水，所以应以补钠为主，然后及时补充 5% 的葡萄糖溶液。如出现休克，要按休克的处理方式积极抢救。

三、等渗性脱水

等渗性脱水的特点是水钠成比例丢失，细胞外液呈等渗状态，血容量减少，但血清钠浓度为 130～150mmol/L，血浆渗透压为 280～310 mmol/L。

（一）原因

任何等渗液大量丢失所造成的脱水，在短期内均属于等渗性脱水。
1. 严重呕吐、腹泻或胃肠引流等引起胃肠液大量丢失。
2. 大量抽放胸腔积液、腹水。
3. 大面积烧伤、严重创伤等引起血浆大量丢失。

（二）对机体的影响

由于细胞外液容量显著减少，细胞内液变化不大（图 6-3）。而血容量减少引起醛固酮和 ADH 分泌增多，肾对钠、水重吸收增多，细胞外液得到一定程度补充，其临床表现主要有体重下降、倦怠、少尿、高比重尿、口渴等。

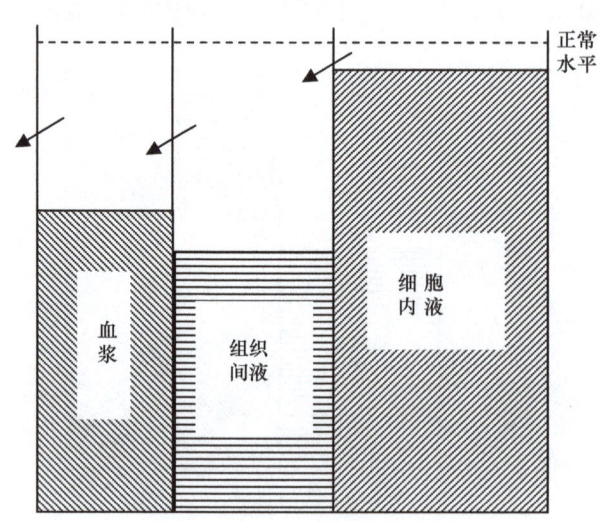

图 6-3　等渗性脱水

等渗性脱水患者，如未得到及时正确的处理，可通过皮肤不显性蒸发和呼吸等途径，不断失水而转变为高渗性脱水；如处理不当只补水不补钠盐，则可转变为低渗性脱水。

（三）防治原则

1. 首先去除引起等渗性脱水的原因。

2. 输注平衡液,以及按生理盐水与5%葡萄糖溶液1:1比例补充。

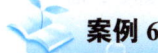

案例 6-1

患者,男性,40岁,呕吐、腹泻伴发热、口渴、尿少4天入院。查体:体温38.5℃,血压110/80mmHg,汗少,皮肤干燥。实验室检查:血钠155mmol/L,血浆渗透压320mmol/L,尿比重>1.020。

问题:患者发生了哪种脱水?试分析其原因。

案例 6-1 分析

该患者发生了高渗性脱水。首先患者有呕吐、腹泻史,导致经胃肠道失水过多,其次患者血钠155mmol/L,血浆渗透压320mmol/L,大于血钠150mmol/L,血浆渗透压310mmol/L,最后患者出现了口渴、尿少等高渗性脱水的临床表现。

三种类型的脱水比较见表6-1。

表6-1 三种类型脱水的比较

	高渗性脱水	低渗性脱水	等渗性脱水
原因	水摄入不足或丢失过多	过多体液丢失单纯补水	水和钠等比例丢失
特征	失水>失钠	失钠>失水	失钠=失水
失水部位	细胞内为主	细胞外为主	细胞内、外均丧失
对机体影响	口渴、脱水征、少尿、中枢系统功能紊乱	休克、脑细胞水肿、眼眶凹陷、皮肤弹性降低	体重下降、倦怠、少尿
血清钠	150mmol/L 以上	130mmol/L 以下	130~150mmol/L
血浆渗透压	>310 mmol/L	<280mmol/L	280~310 mmol/L
治疗	1/3 张力溶液	1/2~2/3 张力或等张溶液	1/2~2/3 张力溶液

第2节 钾代谢紊乱

钾是体内最重要的无机阳离子之一。正常人体内的含钾量为50~55mmol/kg。其中约98%存在于细胞内,浓度约为150 mmol/L,仅有约2%存在于细胞外,浓度约为4.2 mmol/L,血清钾浓度在3.5~5.5 mmol/L 范围内。

正常人钾的来源都是从外界食物中摄取,成人每天钾的摄入量可波动于50~200 mmol。机体每天的排钾量最低也在10 mmol,主要通过肾脏排出,少量经粪便、汗液排出,其中肾排出量占80%~90%。肾排钾的特点是"多吃多排,少吃少排,不吃也排"。

细胞内外的钾处于动态平衡之中。体内钾平衡主要靠肾调节和跨细胞膜转运两大机制来实现。如果机体不能维持钾的平衡,就可出现钾代谢紊乱,而出现低钾血症和高钾血症。

考点:血清钾的浓度

一、低 钾 血 症

考点:低钾血症的概念

血清钾浓度<3.5 mmol/L 称为低钾血症(hypokalemia)。

考点:低钾血症的病因

(一)原因及机制

1. 钾摄入不足 多见于不能进食的患者如消化道梗阻、昏迷及手术后长期禁食者,补液时未同时补钾或补钾不够,导致摄入不足,而肾脏继续排钾,可在3~4天后出现低钾。

2. 钾丢失过多 这是低钾血症最常见的原因。

（1）消化道失钾过多：为小儿失钾的主要原因。各种消化液中的钾含量均高于血浆，其丢失常导致低钾血症。常见于频繁呕吐、腹泻等。

（2）肾排钾过多：这是成人失钾最重要的原因。常见于：①长期或大量使用排钾利尿剂，如呋塞米、噻嗪类等；②原发性和继发性醛固酮增多症、库欣综合征等，肾上腺皮质分泌增多，导致排钾作用增强钾丢失过多；③各种肾疾病，如急性肾衰竭多尿期、肾盂肾炎等。

（3）皮肤失钾过多：高温环境中进行重体力劳动时，排汗量可达每日10L亦可导致大量钾的丧失。

3. 钾向细胞内转移 钾由细胞外向细胞内转移，但机体总钾量并未减少。常见于以下几方面：

（1）碱中毒：碱中毒时，细胞内H^+移至细胞外，作为交换细胞外K^+移至细胞内，以维持体液的离子平衡。

（2）胰岛素过量：糖原合成需要钾，胰岛素可促进细胞糖原合成，过量胰岛素导致细胞外大量钾随葡萄糖进入细胞内。

（3）毒物中毒：如钡中毒、粗制棉籽油中毒，它们可引起钾通道阻滞，使钾外流受阻。

（4）低钾性周期性麻痹：是一种家族性遗传性疾病，发作时可出现低钾血症和骨骼肌瘫痪。

考点：低钾血症的临床表现和心电图改变

（二）对机体的影响

低钾血症对机体的影响取决于血钾浓度降低的速度和程度。一般来说，当血钾浓度低于2.5～3.0mmol/L时，才出现严重的临床症状。

1. 对神经肌肉的影响 钾是骨骼肌的应激性离子，因此，血钾浓度降低主要表现在骨骼肌上，出现肌肉松弛无力，继而发生弛缓性麻痹，以下肢肌肉最为常见，严重时可累及躯干、上肢肌肉，甚至发生呼吸肌麻痹，这是低钾血症患者主要的死亡原因。

2. 对心脏的影响

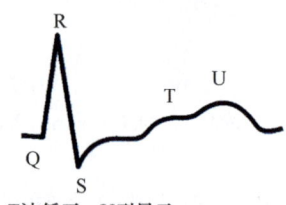

T波低平，U型显示
S-T段压低
Q-T间期延长

图6-4 低钾血症心电图表现

（1）对心肌的影响：低钾血症主要可引起各种心律失常。由于低钾可影响心肌的电生理变化，从而导致心肌兴奋性增高、自律性增高，传导性降低、收缩性降低。

（2）心电图表现：典型低钾血症的心电图可见S-T段压低、T波低平、Q-T间期延长、QRS波增宽和出现明显U波（图6-4）。

3. 对肾的影响 长期或严重缺钾，使肾小管上皮细胞发生空泡变性，间质纤维化，肾小管萎缩或扩张，从而使尿浓缩功能障碍，出现多尿和低比重尿。

4. 对酸碱平衡的影响 低钾血症时，细胞内K^+转入细胞外，细胞外H^+转入细胞内，导致细胞内酸中毒，细胞外碱中毒。同时，血钾降低，肾小管上皮排K^+减少，排H^+增多，尿液呈酸性，称为反常性酸性尿。

链接

低钾血症引起心肌细胞电生理变化的机制

①兴奋性增高：低钾血症时，心肌细胞膜对K^+的通透性降低，K^+外流量减少，静息

电位负值变小与阈电位的距离接近,兴奋性增高;②传导性降低:静息电位负值变小,0期去极化的速度和幅度降低,心肌的兴奋冲动传导减慢;③自律性增高:低钾血症时,心肌细胞膜对K^+的通透性降低,Na^+内流相对加快,4期自动去极化速度加快,自律性增高;④收缩性增强:急性低钾血症时,由于细胞外的K^+浓度降低,对Ca^{2+}内流的抑制作用减弱,复极化2期Ca^{2+}内流加速,心肌细胞内Ca^{2+}浓度增高,使心肌收缩性增强。

考点:低钾血症的治疗

(三) 防治原则

1. 治疗原发病,去除病因。
2. 及时补钾,但要遵循以下原则:
(1) 首选口服。
(2) 静脉滴注时应遵循:①见尿补钾,每日尿量大于500ml时才可以静脉补钾;②严格控制补钾浓度和速度,一般浓度≤0.3%,静脉滴注速度每分钟<60滴;③切忌静脉推注;⑤补钾时密切关注病情。
3. 纠正水和其他电解质代谢紊乱。

考点:高钾血症的概念

二、高 钾 血 症

考点:高钾血症的病因

血清钾浓度>5.5 mmol/L 称为高钾血症(hyperkalemia)。

(一) 原因及机制

1. 钾摄入过多 静脉内过多或过快输入含钾溶液,易引起高钾血症,如大剂量青霉素钾盐的静脉推注或静脉滴注,或输入大量库存血等。

2. 肾排钾减少 这是引起高钾血症的主要原因。常见于以下几方面:
(1) 肾衰竭:如急性肾衰竭的少尿期及慢性肾衰竭的晚期。
(2) 醛固酮缺乏:如肾上腺皮质功能减退及双侧肾上腺切除。
(3) 长期使用保钾利尿剂:如螺内酯、氨苯蝶啶等。

3. 细胞内钾向细胞外转移过多 常见于以下几方面:
(1) 酸中毒:细胞外的H^+进入细胞内,细胞内的K^+则转移到细胞外。
(2) 组织缺氧、大量溶血和组织坏死时:缺氧时ATP生成不足,细胞膜Na^+,K^+-ATP酶功能障碍,细胞外钾不能向细胞内转移;细胞坏死时,细胞内大量K^+被释放入血,均可以引起高钾血症。

考点:高钾血症的临床表现和心电图改变

(3) 高钾性周期性麻痹症,一种家族性遗传性疾病,发病时血钾升高。

(二) 对机体的影响

1. 对神经和肌肉的影响 轻度高钾血症时,细胞内钾外流减少,膜静息电位绝对值减小,神经肌肉兴奋性增强。表现有肢体感觉异常、疼痛、轻度肌肉震颤等。严重高钾血症时,膜静息电位绝对值过小,细胞处于去极化阻滞状态,神经肌肉兴奋性降低,表现为肌肉无力、膝腱反射减弱或消失,甚至出现呼吸肌麻痹。

2. 对心脏的影响
(1) 血钾增高对心肌有明显的毒性作用。它通过改变心肌细胞的电生理特性,导致心肌出现兴奋性升高。严重时降低、自律性降低、传导性降低、收缩性减弱。可引起严重的传导阻滞、心室颤动甚至心搏骤停。

(2) 心电图的表现：典型的高钾血症可出现P波压低、增宽或消失；Q-T间期缩短；T波狭窄高耸（图6-5）。

3. 对酸碱平衡的影响 高钾血症时，细胞外 K^+ 移入细胞内，细胞内 H^+ 移到细胞外，导致细胞外酸中毒，细胞内碱中毒。同时，肾小管上皮细胞内 K^+ 浓度升高，H^+ 浓度降低，使肾小管 K^+-Na^+ 交换加强，H^+-Na^+ 交换减弱，肾泌 K^+ 增多，泌 H^+ 减少，尿液呈碱性，称为反常性碱性尿。

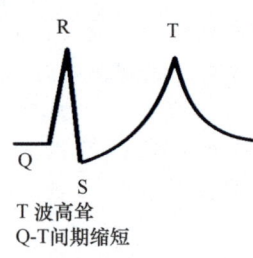

图 6-5 高钾血症心电图表现

链接

高钾血症引起心肌细胞电生理变化的机制

①兴奋性：轻度高钾血症时，心肌细胞静息电位负值轻度减小，兴奋性增高；重度时降低，血清 K^+ 浓度大于 7mmol/L 时，静息电位负值过小，心肌兴奋性降低或消失，心搏骤停。②传导性降低：静息电位负值变小，0期去极化的速度和幅度降低，心肌的兴奋冲动传导减慢。③自律性降低：高钾血症时，心肌细胞膜对 K^+ 的通透性增高，K^+ 的外流加速，Na^+ 内流相对减慢，4期自动去极化速度减慢，自律性降低。④收缩性降低：高钾血症时，由于细胞外高 K^+ 抵制复极化2期 Ca^{2+} 内流，心肌细胞内 Ca^{2+} 浓度降低，使心肌的收缩性降低。

考点：高钾血症的治疗

（三）防治原则

1. 治疗原发病，去除原因。
2. 降低血钾，①静脉注射葡萄糖和胰岛素同时使用，促进钾向细胞内转移；②阳离子交换树脂口服或灌肠，严重者腹膜透析或血液透析，加速钾的排出。
3. 注射钙剂和钠盐，减轻高钾对心肌的毒性。

 案例 6-2

患者，女性，因外伤大出血，急诊手术抢救，术中输入大量库存血后，出现黄疸和无尿。查体，体温 37℃，脉搏 80 次/分，呼吸 20 次/分，血压 80/50 mmHg，神志模糊，表情淡漠，皮肤黏膜干燥，黄染，静脉塌陷。实验室检查：血 K^+ 6.7 mmol/L，血 Na^+ 140 mmol/L。心电图：P 波低平，Q-T 间期缩短，出现狭窄高耸的 T 波。
问题：患者发生了哪种电解质紊乱？其发生机制是什么？

案例 6-2 分析

患者出现了高钾血症。其发生原因是由于术中输入大量库存血后，血中红细胞裂解释放出大量钾。

考点：水肿的概念

第3节 水 肿

过多的液体在组织间隙或体腔内积聚称为水肿（edema）。水肿发生在体腔内又称为积水或积液，如胸腔积液、腹腔积液、脑脊液等。水肿不是独立的疾病，而是一种重要的病理过程。

水肿的分类方法有很多种，根据水肿波及的范围，可分为局限性水肿和全身性水肿；

根据水肿发生的原因,可分为心源性水肿、肾源性水肿、肝源性水肿、营养不良性水肿、炎性水肿等;根据水肿发生的部位分为肺水肿、脑水肿、皮下水肿等。

一、水肿的原因和发病机制

正常人体的组织液维持在一个相对恒定状态下,而这个相对恒定的状态是通过血管内外液体交换平衡和机体内外液体交换平衡来实现的。无论哪一个平衡被打破,都可能导致钠水潴留引起水肿。

(一)血管内外液体交换失衡导致组织液增多

正常情况下组织间液和血浆之间不断进行液体交换,使组织液生成与回流保持动态平衡(图6-6)。这种平衡主要取决于:①有效流体静力压(即毛细血管流体静力压与组织间隙流体静力压之差);②有效胶体渗透压(即血浆胶体渗透压与组织间液胶体渗透压之差);③淋巴回流。有效流体静力压是指促使血管内液体向外滤出的力量,包括毛细血管流体静力压(平均2.26kPa)和组织间液胶体渗透压(平均0.67kPa);有效胶体渗透压是指促使液体回流入毛细血管内的力量,包括血浆胶体渗透压(平均3.72kPa)和组织间液流体静力压(平均-0.86kPa)。正常情况下,组织液生成略大于回流,剩余的这部分则通过淋巴回流进入血液。通过这种方式保证体液平衡,如果这个平衡被打破则引起水肿。

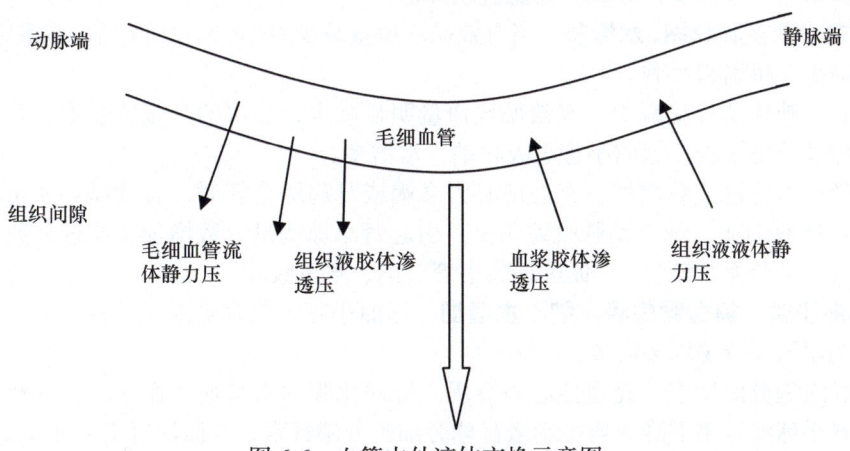

图6-6 血管内外液体交换示意图

(二)血管内外液体交换失平衡

1. 毛细血管流体静力压增高 毛细血管流体静力压增高,导致有效流体静力压增高,组织液生成增多,超过了淋巴回流的代偿能力可引起水肿。引起毛细血管流体静力压增高的最常见原因是静脉回流受阻,如充血性心力衰竭引起全身水肿、肿瘤压迫静脉等可引起局部水肿,肝硬化引起腹水等。

2. 血浆胶体渗透压降低 血浆胶体渗透压主要取决于血浆蛋白尤其是白蛋白的含量。当白蛋白减少时,血浆胶体渗透压下降,组织液生成增多,超过了淋巴回流的代偿能力可引起水肿。引起白蛋白减少的常见原因包括:①蛋白质摄入不足,如营养不良、饥饿等。②蛋白质合成障碍如肝硬化。③蛋白质丢失过多如肾病综合征。④蛋白质消耗增多,多见于慢性消耗性疾病如恶性肿瘤、慢性感染等。

3. 毛细血管壁通透性增加 正常时,毛细血管壁只有微量蛋白质滤出,当毛细血管壁通透性增加时，血浆白蛋白进入组织间隙，引起组织间隙的胶体渗透压升高；同时血浆胶体渗透压降低，有利于液体的滤出。常见于各种炎症、缺氧、酸中毒和变态反应引起的损伤。

4. 淋巴回流受阻　正常情况下，淋巴回流具有重要的抗水肿能力。当淋巴回流受阻或超过其代偿能力时，含蛋白的水肿液就在组织间隙积聚，形成淋巴性水肿。常见的原因有恶性肿瘤侵入淋巴管并引起阻塞；丝虫病时淋巴管道被成虫阻塞；手术摘除淋巴结使其回流受阻等。

（三）机体内外液体交换失衡导致钠水潴留

正常人体钠、水的摄入量和排出量保持动态平衡，从而保持体液量的相对恒定。这种平衡主要是通过肾小球滤过和肾小管重吸收来实现。通常肾小球滤过的钠、水约99%以上被肾小管重吸收，约1%从尿排出。当这个平衡被打破，可导致钠、水潴留，引起水肿。

1. 肾小球滤过率（GFR）降低　当肾小球滤过钠、水减少，而肾小管重吸收功能正常，就会导致钠、水潴留。

（1）广泛的肾小球病变：如急性肾小球肾炎时，炎性渗出物和内皮细胞肿胀或慢性肾小球肾炎肾单位严重破坏，肾小球滤过面积明显减少。

（2）有效循环血量减少：如充血性心力衰竭、肾病综合征等使有效循环血量减少，肾血流量下降，并继发交感-肾上腺髓质系统、肾素-血管紧张素系统兴奋，使入球小动脉收缩，肾血流量进一步减少，导致有效滤过压降低。

2. 近曲小管重吸收钠、水增多　当有效循环血量减少时，近曲小管对钠、水重吸收增多，尿液排出减少，可引起水肿。

（1）心房钠尿肽分泌减少：有效循环血量明显减少，心房的牵张感受器兴奋性降低，使心房钠尿肽分泌减少，近曲小管重吸收钠、水增多。

（2）肾小球滤过分数增加：充血性心力衰竭或肾病综合征时，有效循环血量减少，由于出球小动脉收缩比入球小动脉收缩明显，引起肾小球滤过分数增加（滤过分数＝每分钟肾小球滤过率/肾血浆流量），促进近曲小管对钠、水重吸收。

3. 远曲小管、集合管重吸收钠、水增加　远曲小管、集合管对水、钠重吸收增多与醛固酮和抗利尿激素分泌增多有关。

（1）醛固酮分泌增多：充血性心力衰竭、肝硬化腹水引起循环血量减少，肾小球血流量不足或肾小球滤过率下降，均可刺激肾球旁细胞分泌肾素，并激活肾素-血管紧张素-醛固酮系统，醛固酮分泌增多，肾远曲小管和集合管对钠重吸收增加，血钠浓度增高。

（2）抗利尿激素分泌增加：各种使血浆渗透压及有效循环血量减少的原因，均可使ADH释放增加，远曲小管和集合管对水重吸收增加，造成钠水潴留。

> **链接**
>
> **肾小球-肾小管失平衡（球-管平衡）**
>
> 肾在调节正常机体水、钠的动态平衡中起重要作用，其调节作用主要依赖于肾内的球-管平衡，即肾小球滤过率增加，肾小管重吸收也随之增加；反之，肾小球滤过率减少，肾小管重吸收也随之减少。如果肾小球滤过率减少，而肾小管重吸收功能正常；或肾小球滤过率正常，而肾小管重吸收功能增高；或肾小球滤过率减少，而肾小管重吸收功能增高，均可引起球-管失衡，导致钠水潴留而产生水肿。

第6章 水、电解质代谢紊乱

二、常见水肿的类型

（一）心源性水肿

心源性水肿通常指右心衰竭引起的全身性水肿。产生机制主要是钠水潴留和毛细血管流体静力压增高。此外，血浆胶体渗透压下降和淋巴回流受阻也可以引起水肿。心源性水肿的典型特点是皮下水肿，水肿首先出现于身体下垂部位，坐、立位时以足部、踝部内侧和胫前区较显著；久卧者则以骶部最明显，严重时波及全身，亦可出现胸腔积液、腹水。

（二）肾源性水肿

原发于肾功能障碍引起的全身性水肿，称为肾源性水肿。常见于急性肾小球肾炎和肾病综合征。肾炎性水肿主要见于急性肾小球肾炎患者，与肾小球滤过率下降有关；肾病性水肿是肾病综合征四大特征之一，因大量蛋白尿导致血浆蛋白减少，血浆胶体渗透压下降引起。肾源性水肿首先发生于皮下组织疏松部位，常于晨起时发现眼睑和面部水肿，严重时逐渐扩展至全身。

（三）肝源性水肿

原发于肝脏疾病引起的水肿称为肝源性水肿。最常见于肝硬化。其产生机制与肝静脉回流受阻；门静脉高压和肠淋巴液生成增多；血浆胶体渗透压降低和有效循环血量下降引起钠水潴留有关。肝性水肿的表现以腹水形成为主。

（四）肺水肿

过多的液体在肺组织间隙与肺泡内积聚的现象称为肺水肿。一般情况下液体首先在肺间质积聚，然后发展进入肺泡。其产生机制与肺毛细血管血压增高；肺毛细血管通透性增高、血浆胶体渗透压下降、肺淋巴回流障碍有关。急性肺水肿常突然发作，表现为严重呼吸困难，端坐呼吸，发绀，咳粉红色泡沫状痰。

（五）脑水肿

过多液体在脑组织间隙积聚，引起脑容量体积增大称为脑水肿。临床表现与发展速度和严重程度有关。轻度无明显表现，重度则出现颅内压升高的症状，表现为头痛、呕吐、视盘水肿，进一步发展为半身瘫痪，昏迷甚至发生脑疝导致死亡。

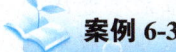

案例 6-3

患儿，男性，8岁，2周前感冒、发热、咳嗽，近日晨起时出现眼睑和颜面部水肿，昨日出现血尿，尿量减少（600ml/24h）。入院检查：尿蛋白（++），尿红细胞（+++），血压140/90mmHg。

问题：此患儿发生水肿的主要原因是什么？

案例 6-3 分析

此患儿2周前有感冒史，现出现少尿、血尿、蛋白尿并且水肿部位首先见于眼睑和颜面部，考虑肾性水肿。

三、水肿的病变特点及对机体的影响

（一）水肿的病变特点

1. 渗出液 多见于炎性水肿，水肿液相对密度较高，蛋白质含量也较高。

2. 漏出液 指非炎症性原因引起的水肿，如心力衰竭、肝硬化等，其相对密度和蛋白质含量都较低。

考点：水肿的病变特点

（二）水肿组织特点

皮下水肿是全身或躯体局部水肿的重要特征。发生水肿的组织或器官，其体积增大，重量增加，包膜紧张，功能下降。皮下水肿表现为皮肤肿胀、弹性差、用手指按压可有凹陷，称凹陷性水肿（又称显性水肿）。

（三）全身性水肿分布特点

不同原因引起的水肿部位各不相同，如心源性水肿最先出现于身体下垂部位；肾源性水肿最先出现于眼睑或面部等疏松部位；肝源性水肿以腹水最为明显。

四、水肿对机体的影响

水肿对机体的影响主要取决于水肿发生的部位、程度、发生速度和水肿持续的时间等。除炎性水肿具有稀释毒素、运送抗体等抗损伤作用外，其他水肿对机体都有不同程度的不利影响。

（1）细胞营养障碍：过量的液体积聚在组织间隙，可引起局部组织受压和血液循环障碍，局部组织细胞营养不良如脑水肿，同时也增加了营养物质在细胞间的弥散距离。

（2）对器官组织功能活动的影响：其取决于水肿发生的速度、程度及部位。重要生命器官或部位的水肿则可引起严重后果甚至危及生命。例如，喉头水肿可引起气道阻塞，甚至窒息；脑水肿引起颅内压升高，甚至脑疝。

> **小结**
>
> 水、钠代谢紊乱是临床上最常见的水、电解质代谢紊乱，常导致体液的容量和渗透压的改变。脱水是指各种原因引起的体液容量明显减少。根据脱水时细胞外液渗透压的不同，可将脱水分为三种类型：高渗性脱水、低渗性脱水和等渗性脱水。高渗性脱水特点是失水多于失钠，细胞外液呈高渗状态。血清钠浓度 > 150 mmol/L，血浆渗透压 > 310 mmol/L。主要由于饮水不足或失水过多导致，临床表现为口渴、尿量减少、脱水热和中枢神经系统功能紊乱。低渗性脱水的特点是失钠多于失水，细胞外液呈低渗状态。血清钠浓度 < 130 mmol/L，血浆渗透压 < 280 mmol/L。主要原因是大量体液丢失后只补充水分未及时补充钠盐。临床易发生休克、脱水体征和脑细胞水肿，但口渴不明显。等渗性脱水的特点是水钠成比例丢失，细胞外液呈等渗状态，血容量减少，但血清钠浓度130～150mmol/L，血浆渗透压280～310 mmol/L。大量等渗液丢失所造成的脱水在短期内均属于等渗性脱水。它兼具高渗性和低渗性脱水的症状。
>
> 正常血清钾浓度维持在 3.5～5.5 mmol/L 范围内，当钾代谢紊乱时对机体的影响主要表现在：①神经肌肉兴奋性的改变；②对心脏的影响，主要表现为心律失常；③影响酸碱平衡。低钾血症对机体的影响主要表现在肌肉和神经上，表现在骨骼肌上，出现肌

肉松弛无力，继而发生弛缓性麻痹；导致心肌兴奋性增高、自律性增高，传导性降低、收缩性降低，心电图改变主要是 T 波低平。高钾血症可导致心室颤动和心搏骤停，心电图改变主要是 T 波高尖，在临床上要引起高度重视。

水肿是指过多的液体在组织间隙或体腔内积聚。水肿的发生与两大机制有关：①血管内外液体交换失衡导致组织液增多；②机体内外液体交换失衡导致钠水潴留。正常情况下血管内外液体交换取决于：①有效流体静力压；②有效胶体渗透压；③淋巴回流。当上述因素改变致使组织液生成大于回流，则导致水肿发生，主要见于：①毛细血管流体静力压增高；②血浆胶体渗透压降低；③毛细血管壁通透性增加；④淋巴回流受阻。钠水潴留是引起全身水肿非常重要的原因，而肾脏在调节钠、水平衡中起重要的作用，肾脏对钠、水平衡的调节主要取决于球-管平衡功能，当某些原因破坏球-管平衡，如肾小球滤过率降低、肾小管重吸收钠、水增多均可引起钠水潴留。

心源性水肿通常指右心衰竭引起的全身性水肿，水肿首先出现于身体下垂部位。肾源性水肿指原发于肾功能障碍引起的全身性水肿，水肿首先发生于皮下组织疏松部位如眼睑和颜面部。肝源性水肿指原发于肝脏疾病引起的水肿，以腹水形成为主。肺水肿指过多的液体在肺组织间隙与肺泡内积聚的现象，表现为严重呼吸困难。脑水肿指过多液体在脑组织间隙积聚，引起脑容量体积增大，重度可出现颅内压升高的症状。

自 测 题

一、名词解释
1. 脱水 2. 高渗性脱水 3. 低渗性脱水 4. 低钾血症 5. 高钾血症 6. 水肿

二、填空题
1. 高渗性脱水以_____的丢失为主，血清钠的浓度大于_____，血浆渗透压大于_____。
2. 低渗性脱水是以_____丧失为主，血清钠浓度小于_____。
3. 血清钾浓度低于_____称为低钾血症。
4. 正常人体血浆胶体渗透压约为_____。
5. 依据细胞外液渗透压的高低可将脱水分为_____、_____、_____。
6. 正常人血清钾的浓度为_____。
7. 水肿发生的两大机制是_____和_____。

三、选择题
A_1 型题
1. 正常成人的体液总量约占体重的（　　）
   A. 50%　　　B. 40%　　　C. 70%
   D. 60%　　　E. 80%

2. 下述哪种类型的水电解质失衡最容易引起休克（　　）
   A. 低渗性脱水　　　B. 高渗性脱水
   C. 等渗性脱水　　　D. 水中毒
   E. 低钠血症

3. 尿崩症患者易出现（　　）
   A. 低渗性脱水　　　B. 高渗性脱水
   C. 等渗性脱水　　　D. 水中毒
   E. 低钠血症

4. 等渗性脱水如未经处理可转化为（　　）
   A. 低渗性脱水　　　B. 高渗性脱水
   C. 等渗性脱水　　　D. 水中毒
   E. 低钠血症

5. 高渗性脱水患者常有哪一种表现（　　）
   A. 脱水热、口渴、少尿、脑细胞脱水
   B. 脱水体征、休克、细胞水肿
   C. 脱水热、脱水体征、休克
   D. 口渴、脑细胞脱水、脱水体征、休克
   E. 口渴、少尿、休克

6. 高渗性脱水患者的处理原则是补充（　　）
   A. 5% 葡萄糖　　　B. 0.9% 氯化钠液

C. 先3%氯化钠溶液，后5%葡萄糖
D. 先5%葡萄糖，后0.9%氯化钠液
E. 先0.9%氯化钠液，后5%葡萄糖

7. 输入大量库存血易导致（　　）
   A. 高钠血症　　　　B. 低钠血症
   C. 高钾血症　　　　D. 低钾血症
   E. 高镁血症

8. 引起缺钾和低钾血症的最主要原因是（　　）
   A. 钾丢失过多
   B. 碱中毒
   C. 长期使用β受体激动剂
   D. 钾摄入不足
   E. 低钾性周期性麻痹

9. 水肿是指（　　）
   A. 细胞内液过多
   B. 细胞外液过多
   C. 组织间隙或体腔内液体过多
   D. 血管内液体过多
   E. 体内液体过多

10. 高钾血症对心肌的影响是（　　）
    A. 兴奋性↑→↓，传导性↓，自律性↓，收缩性↓
    B. ↓，↑，↑，↑
    C. ↓，↓，↑，↓
    D. ↓，↓，↓，↑
    E. ↓→↓，↓，↓，↓

11. 下列血管内外液体交换平衡失调的发生机制哪项是不正确的（　　）
    A. 毛细血管流体静力压增高
    B. 血浆晶体渗透压增高
    C. 微血管壁通透性增加
    D. 血浆胶体渗透压降低
    E 淋巴回流受阻

A₂型题

12. 盛暑行走时大量出汗可发生（　　）
    A. 等渗性脱水　　　B. 低容量性低钠血症
    C. 低容量性高钠血症　D. 高容量性低钠血症
    E. 水肿

13. 某患者反复呕吐，腹泻伴高热3天，最易发生哪种水与电解质代谢紊乱（　　）
    A. 等渗性脱水
    B. 低容量性低钠血症

C. 低容量性高钠血症
D. 高容量性低钠血症
E. 水肿

14. 严重呕吐，腹泻患儿有皮肤弹性降低，眼窝凹陷，前囟下陷，这主要是（　　）
    A. 血容量减少　　　B. 细胞内液减少
    C. 低钾血症　　　　D. 低钠血症
    E. 细胞外液减少

15. 某人出去游玩，人多拥挤受严重挤压，此患者易发生威胁生命的病理变化为（　　）
    A. 急性肾衰竭　　　B. 呼吸衰竭
    C. 休克　　　　　　D. 高钾血症
    E. 低镁血症

16. 某患者在患病期间，护士误将氯化钾当氯化钠推注，引起患者死亡的原因是（　　）
    A. 心跳骤停　　　　B. 呼吸衰竭
    C. 肾衰竭　　　　　D. 酸中毒
    E. 碱中毒

17. 患者，男性，46岁，因急性肠梗阻3天入院，患者诉口渴，全身乏力，不能坐起。查：脉搏120次/分，血压76/60mmHg，眼窝凹陷，皮肤弹性差，尿比重1.025，血清钠134mmol/L。最可能的诊断是（　　）
    A. 高渗性脱水　　　B. 低渗性脱水
    C. 等渗性脱水　　　D. 缺钠性休克
    E. 继发性缺水

18. 患者，男性，26岁，十二指肠残端瘘20天，目前进食少，全身乏力，直立时晕倒。血清钾3 mmol/L，血清钠1.25mmol/L，其水盐代谢失调应为（　　）
    A. 低钾血症，高渗性脱水
    B. 高钾血症，重度低渗性脱水
    C. 低钾血症，等渗性脱水
    D. 低钾血症，中度低渗性脱水
    E. 低渗性缺水

A₃型题

某患者术后禁食3天，仅从静脉输入大量5%的葡萄糖溶液维持机体需要。

19. 此患者较容易发生（　　）
    A. 高血钾　　　　　B. 低血钾
    C. 高血钠　　　　　D. 低血钠
    E. 低血钙

20. 此患者体液丢失的特点是（   ）
    A. 细胞内液无丢失，仅丢失细胞外液
    B. 细胞内液无丢失，仅丢失血浆
    C. 细胞内液无丢失，仅丢失组织间液
    D. 细胞内液和细胞外液无明显丢失
    E. 细胞内液细胞外液皆丢失

四、简答题
1. 简述低渗性脱水的临床表现和治疗原则。
2. 列表比较高钾血症和低钾血症对机体的影响。

（杜　敏）

第7章 发热

发热并不是独立的疾病，而是多种疾病的重要病理过程和首发的，或突出的症状。很多患者都有过发热的体会，也见过很多患者发热。通过本章的学习，掌握发热的病因、发病机制、分期分型、机体功能和代谢变化、防治，掌握发热的规律，才能有效地防治发热，为患者解除痛苦。

第1节 概 述

正常情况下，人和哺乳动物的体温都相对恒定。这是下丘脑体温调节中枢的调控实现的。正常人平均体温：腋窝温度 36.5℃，口腔温度 37.0℃，直肠温度 37.5℃。

发热（fever）是指机体在致热原的作用下，体温调节中枢的调定点上移所致的调节性体温升高（超过正常体温 0.5℃）。

发热是一个常见的病理过程，不仅存在于多种疾病之中，而且也是疾病发生、发展的重要信号。由于体温升高还可见于其他多种情况，如生理性体温升高（剧烈运动、月经前期、心理性应激等）和病理性的非调节性体温升高（过热），因此，应加以区别不同性质的体温增高。

第2节 发热的原因与机制

发热是发热激活物作用于机体，激活产内生致热原（endogenous pyrogen，EP）细胞产生或释放内生致热原（EP），内生致热原直接作用于体温调节中枢引起调节性体温升高，体温调节中枢调定点上移是发热机制的中心环节。

一、发热激活物

发热激活物是指能刺激内生致热原细胞产生和释放内生致热原的物质，包括外致热原和某些体内产物等。

（一）外致热原

外致热原是人类主要的发热激活物。其包括病原微生物、寄生虫及其代谢产物等。其中，革兰阴性细菌死亡裂解后产生的内毒素是最常见的外致热原，是输血输液制品和输液过程中引起输血和输液反应的主要污染物。

（二）体内产物

体内产物包括抗原-抗体复合物、致热性类固醇和非感染性致炎刺激物等。

二、内生致热原

内生致热原是机体在发热激活物作用下，由产致热原细胞产生和释放的能引起体温升高的物质。能产生和释放 EP 的细胞都称为产 EP 细胞，包括单核细胞、巨噬细胞、内皮细胞、淋巴细胞及肿瘤细胞等。目前已明确的 EP 主要有白细胞介素 -1、肿瘤坏死因子、干扰素和白细胞介素 -6 等。

三、发热时的体温调节机制

发热的机制较复杂，主要包括三个环节（图 7-1）。①信息传递，即发热激活物作用于 EP 细胞（单核细胞等），使其产生和释放 EP，EP 经血液循环运输并通过血 - 脑屏障的薄弱部位——终板血管器进入体温调节中枢；②中枢调节，EP 作用于体温调节中枢，引起发热中枢介质（正调节介质和负调节介质）的释放，引起体温调定点的上移；③效应，即调定点升高后（调定点高于血液温度），中枢发出冲动，引起产热增加、散热减少，体温随之升高，直至达到新的调定点水平。

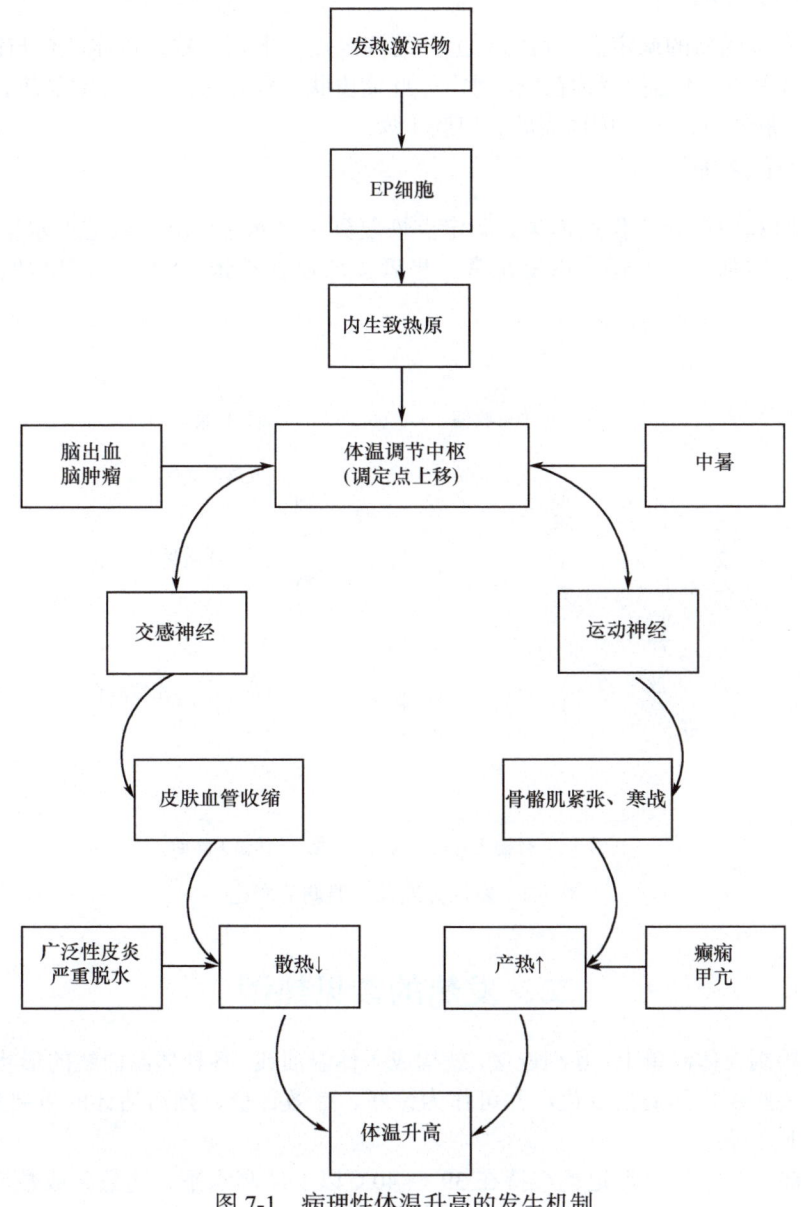

图 7-1　病理性体温升高的发生机制

第3节 发热的时相与热型

一、发热的分期

发热过程大致分三期，各期持续时间因病而异。

（一）体温上升期

此期因体温调定点上移，血温低于调定点，故热代谢特点是机体产热明显增加，散热减少，体温不断上升。患者常有畏寒和寒战、皮肤苍白，并出现"鸡皮疙瘩"，由于皮肤血管收缩，体表温度下降，刺激冷感受器，产生畏寒感觉，寒战是全身骨骼肌不随意收缩，使产热增加；出现"鸡皮"是交感神经兴奋，竖毛肌收缩所致。

（二）高温持续期

当体温上升到新的调定点，血温与上升的调定点水平相一致，机体产热与散热在较高水平保持相对平衡，体温便持续在较高水平。此期皮肤血管开始扩张，自觉酷热，皮肤发红；由于高热使皮肤水分蒸发，因而皮肤、口唇干燥。

（三）体温下降期

考点：发热各期的热代谢特点

当致热原和中枢介质作用消失，调定点恢复到正常水平，由于调定点水平低于血温，机体散热明显增强，体温逐渐恢复正常，患者皮肤血管扩张，汗腺分泌增加，大量出汗（图7-2）。

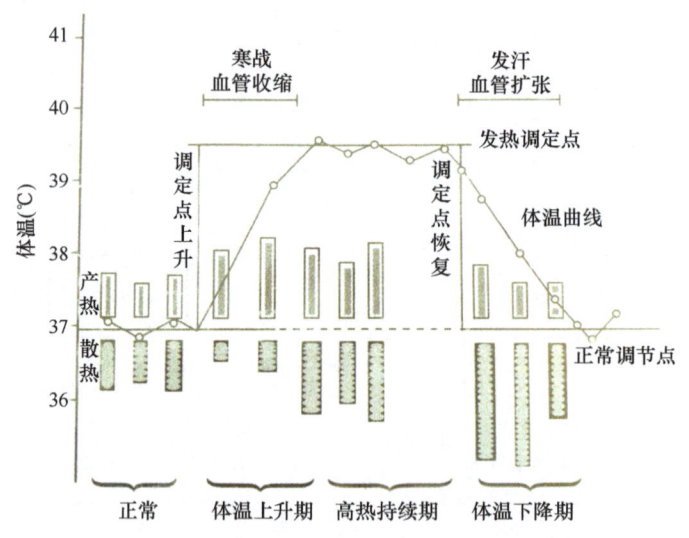

图7-2 发热分期及体温调节变化

二、发热的常见热型

将体温绘制在体温单上，互相连接，就构成了体温曲线，各种体温曲线的形状称为热型。热型可反映某些疾病的病情变化，并可作为诊断、疗效评价、预后估计的重要参考。常见的热型有以下几种：

1. **稽留热** 是指体温恒定地维持在39～40℃以上的高水平，达数天或数周，24小时内体温波动范围不超过1℃，常见于大叶性肺炎、斑疹伤寒及伤寒高热期。

2. 弛张热 又称败血症热型，是指体温常在39℃以上，波动幅度大，24小时内体温波动范围超过2℃，但都在正常水平以上的体温曲线类型，常见于败血症、风湿热、重症肺结核及化脓性炎症等。

3. 间歇热 体温骤然升达高峰后持续数小时，又迅速降至正常水平，无热期（间歇期）可持续1天至数天，如此高热期与无热期反复交替出现，见于疟疾、急性肾盂肾炎等。

4. 回归热 是指体温急剧上升至39℃或以上，持续数天后又骤然下降至正常水平，高热期与无热期各持续若干天后规律性交替一次的体温曲线类型，可见于回归热、霍奇金（Hodgkin）病等。

5. 波状热 体温逐渐上升达39℃或以上，数天后又逐渐下降至正常水平，持续数天后又逐渐升高，如此反复多次。常见于布氏杆菌病。

6. 不规则热 发热的体温曲线无一定规律，可见于结核病、风湿热、支气管肺炎、渗出性胸膜炎等。

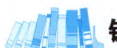

链接

发热的分度

以腋下温度为例，低热：37.3～38℃；中等热：38.1～39℃；高热：39.1～41℃；超高热：41℃以上。超高热在几小时以上将导致机体永久性脑损伤及重要器官严重损伤。

案例 7-1

患儿，女性。因发热、咽痛3天，惊厥半小时入院。

3天前上午，患儿畏寒，诉"冷"，出现"鸡皮疙瘩"和寒战、皮肤苍白。当晚发热、烦躁，不能入睡，哭诉头痛、喉痛。次日，患儿思睡，偶有恶心、呕吐。入院前半小时突起惊厥而急送入院。尿少，色深。

体格检查：T41.4℃，P116次/分，R24次/分，BP13.8/8kPa

疲乏、嗜睡、重病容。面红。口唇干燥，咽部明显充血，双侧扁桃体肿大（++）。颈软。心率116次/分，律整。双肺呼吸音粗糙。

实验室检查：WBC17.4×10^9/L，杆状核2%，淋巴细胞16%，酸性2%，分叶核80%，CO_2CP17.94mmol/L。

入院后立即行物理降温、输液、纠酸及抗生素等治疗。1小时后大量出汗，体温降至38.4℃。住院4天痊愈出院。

问题： 1. 患儿的体温变化表现出哪几个期的变化特点？各期有何临床症状？

2. 患儿的治疗措施是否正确？治疗中应采取哪些护理措施？

第4节 发热时机体的代谢与功能变化

一、代谢变化

发热时机体的物质代谢增强，通常体温每升高1℃，基础代谢率约升高13%。发热患者糖、脂肪和蛋白质的分解代谢加强，由于三大营养物质氧化不全，酸性代谢产物如乳酸、酮体生成增多，可发生代谢性酸中毒。发热期间，由于摄入少，机体自身物质消耗（贮备脂肪动员和组织蛋白质分解），出现消瘦与负氮平衡，且容易发生维生素C、维生素B的缺乏。高热时皮肤和呼吸道水分蒸发增加，加上退热期大量出汗，机体易发生高渗性脱水。

二、功能变化

（一）中枢神经系统功能改变

发热可使机体中枢神经系统兴奋性增高，患者可有头痛、烦躁不安等，高热患者可出现谵妄和幻觉。小儿高热时易出现全身肌肉抽搐，发生热惊厥，这可能与小儿神经系统尚未发育成熟和脑缺氧有关。

（二）循环系统功能改变

体温每升高1℃，心率平均增加18次/分。心率加快使每分心排血量增多，但舒张期缩短，心肌耗氧量增加，原有心肌损伤的患者可诱发心力衰竭的发生。

（三）呼吸系统功能改变

血温升高可刺激呼吸中枢引起呼吸加深加快，一般认为这是一种加强散热的反应。但常可因通气过度，CO_2排出过多，发生呼吸性碱中毒。

（四）消化系统功能改变

发热患者由于交感神经兴奋性增高，消化液分泌减少、消化酶活性降低。胃肠蠕动减弱，患者常常有口干、食欲低下和消化不良等表现。

第5节 发热的生物学意义

一般认为，中、低度的发热有利于机体抵抗感染，清除有害的致病因素，提高机体防御功能。而持续高热将对机体产生不良影响，可导致心肺等器官功能障碍、负氮平衡和酸碱平衡紊乱等，须正确认识和积极处理。

第6节 发热的治疗原则与护理

1. 针对病因积极治疗，以中断激活物的作用。
2. 对不明原因的发热，处于中度及以下者，不宜贸然退热，以免延误正确的诊治。
3. 对于高热或持久发热的患者，应适时予以退热。
4. 注意补充发热时消耗的营养物质，同时注意纠正水、电解质和酸碱平衡紊乱。

案例7-1分析

患儿体温表现出发热时典型的三期变化：体温上升期、高热持续期、体温下降期，并分别表现出体温上升期的畏寒、寒战、"鸡皮疙瘩"，高热持续期的面红、口干，体温下降期的大汗现象。护理措施合理。

小结

发热是指机体在致热原作用下,体温调节中枢调定点上移而引起的调节性体温升高,过热是病理性非调节性体温升高,两者应注意加以区别。发热过程大致可分为三个时期:

①体温上升期；②高热持续期；③体温下降期。各期热代谢特点各不相同。发热患者，特别是持续高热患者，可导致负氮平衡及水电解质、酸碱平衡紊乱和心肺等器官功能障碍等，须正确认识和及时处理。

 自 测 题

一、名词解释

1. 发热　2. 内生致热原

二、填空题

1. 发热是一个常见的_____过程，不仅存在于多种疾病之中，而且也是疾病_____的重要信号。
2. 体温调节中枢调定点_____是发热机制的中心环节。
3. 体温每升高1℃，心率平均增加_____次/分。
4. 一般认为，_____度的发热有利于机体抵抗感染，清除有害的致病因素，提高机体防御功能。

三、选择题

A_1 型题

1. 下列哪种情况的体温升高属于发热（　　）
   A. 中暑
   B. 剧烈运动后体温升高
   C. 妇女妊娠期体温升高
   D. 流感导致体温升高
   E. 甲亢患者体温升高
2. 一般体温上升1℃，基础代谢率可提高（　　）
   A. 15%　　B. 10%　　C. 8%
   D. 13%　　E. 20%
3. 引起发热最常见的病因是（　　）
   A. 免疫反应　　B. 致病微生物感染
   C. 无菌性炎症　　D. 术后吸收热
   E. 激素
4. 小儿高热时易出现（　　）
   A. 谵妄　　B. 昏迷　　C. 惊厥
   D. 呆傻　　E. 意识障碍
5. 高热持续期热代谢特点是（　　）
   A. 散热减少，产热增加，体温升高
   B. 产热减少，散热增加，体温升高
   C. 散热减少，产热增加，体温保持高水平
   D. 产热减少，散热增加，体温下降
   E. 散热和产热在高水平上相对平衡，体温保持高水平
6. 输液反应出现发热大多是由于什么原因造成的（　　）
   A. 变态反应　　B. 外毒素感染
   C. 内毒素污染　　D. 真菌感染
   E. 药物的毒素作用

A_2 型题

7. 患者，女性，16岁。发热1周，发热前2周有感冒病史。住院后测体温：早晨38.0℃，下午39.5℃，睡前38.9℃。请问该患者属于何种热型（　　）
   A. 稽留热　　B. 间歇热
   C. 弛张热　　D. 回归热
   E. 不规则热
8. 某患者持续高热3天，经乙醇擦浴和注射安乃近后出现大汗淋漓，此时在护理上尤其要注意什么（　　）
   A. 防止酸中毒，检查 pH
   B. 防止虚脱，监护血压变化
   C. 防止热惊厥，采取安全护理措施
   D. 防止负氮平衡
   E. 防止消化功能紊乱，饮食调养

四、简答题

1. 列出发热的分期及各期热代谢特点。
2. 简述发热的发病机制。
3. 简述发热患者的防治。

（吴红侠）

第8章 休克

休克发生发展急骤，进展迅速，如不及时救治，可危及生命。

案例 8-1

张师傅，建筑工人，43岁，高空作业时不慎高空坠落，落地后全身多处出血，陷入昏迷，120急救车送入院，查体：T 37.4℃，P 110次/分，R 24次/分，BP 70/45mmHg，神志不清，反应迟钝，皮肤发绀，四肢湿冷。

问题：1. 张师傅的生命体征有哪些异常？
2. 是什么原因引起患者神志不清、反应迟钝、皮肤发绀、四肢湿冷等表现？

休克（shock）是指机体在各种强烈致病因素作用下，有效循环血量急剧减少，组织微循环血液灌流量严重不足，导致组织代谢和重要器官代谢及功能严重障碍的全身性病理过程。

一、休克的原因

引起休克的原因很多，常见的有：

1. 失血和失液

（1）失血：大量失血可引起休克，称为失血性休克。常见于外伤出血、消化道溃疡出血、肝硬化晚期食管静脉丛破裂出血及产后大出血等。

（2）失液：剧烈呕吐或腹泻、肠梗阻及汗液过多等，可导致大量体液丢失而引起失液性休克。

2. 烧伤　大面积烧伤常伴有大量血浆渗出，导致有效循环血量减少，引起烧伤性休克。其早期主要与低血容量和疼痛有关，晚期常因继发感染而发展为感染性休克。

3. 创伤　各种严重创伤可因剧烈疼痛，大量失血和失液可引起创伤性休克。

4. 感染　细菌、病毒、真菌及立克次体等病原微生物的严重感染，引起感染性休克。常伴有败血症和脓毒血症，又称为败血症性休克或脓毒性休克。

5. 过敏　过敏体质的人在注射某些药物，如青霉素、血清制剂或疫苗，甚至进食某些食物或接触某些物品如花粉后，发生Ⅰ型超敏反应，引起过敏性休克。

6. 心脏功能障碍　大面积急性心肌梗死、急性心肌炎、严重心律失常等心脏病变；心包填塞、张力性气胸和肺动脉栓塞等影响血液回流和心脏射血功能的心外阻塞性病变，均可导致因心排血量急剧下降，有效循环血量和灌注量严重不足引起的休克，称为心源性休克。

7. 强烈的神经刺激 剧烈疼痛，高位脊髓损伤或麻醉，中枢镇静药过量等，可抑制交感缩血管功能，进而因阻力血管扩张，回心血量减少及血压下降，有效循环血量相对不足而引起休克，称为神经源性休克。

二、分 类

引起休克的原因很多，分类方法也有多种，常用的分类方法有：

（一）按原因分类

休克按原因可分为失血、创伤性休克、烧伤性休克、感染性休克、心源性休克、过敏性休克及神经源性休克等。

（二）按发生的始动环节分类

机体有效循环血量的维持，由三个因素决定：①足够的血容量；②正常的心泵功能；③正常的血管舒缩功能。各种引起休克的原因作用于机体后，主要通过血容量减少、血管床容量增加及心泵功能障碍等三个始动环节导致休克（图8-1）。分为三类：

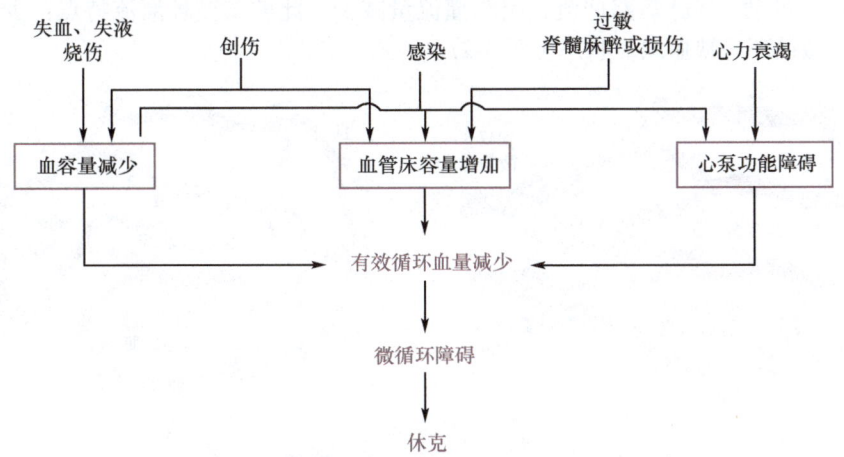

图8-1 休克发生的始动环节模式示意图

1. 低血容量性休克 是指由于血容量减少引起的休克。常见于失血、失液、创伤及烧伤等。

2. 血管源性休克 是指由于外周血管扩张，血管床容量增加，大量血液淤滞在扩张的小血管内，使有效循环血量减少而引起的休克。常见于某些感染性休克、过敏性休克及神经源性休克。

3. 心源性休克 是指由于心脏泵血功能障碍，心排血量急剧减少，有效循环血量显著下降所引起的休克。常见于大面积心肌梗死、心肌病、严重心律失常、心脏瓣膜病、急性心包填塞及肺动脉高压等。

三、发生机制及微循环变化

休克的发生机制尚未完全阐明，但微循环障碍，被认为是休克发生的共同基础。

微循环（microcirculation）是指微动脉与微静脉之间的血液循环，是血液与组织进行物质交换的基本结构和功能单位。微循环由微动脉、后微动脉、毛细血管前括约肌、真毛细血管、动静脉短路、直捷通路及微静脉构成。微动脉、后微动脉及毛细血管前括约肌又称前阻力血管，决定微循环的灌入量。真毛细血管又称交换血管，是血管内外物质交换的主要场所。微静脉又称后阻力血管，决定微循环的流出量。经直捷通路的血液可迅速回到静脉，较少进行物质交换。

微循环主要受神经体液因素的调节。交感神经兴奋时血管收缩；体液因子如儿茶酚胺、血管紧张素Ⅱ、血管加压素及血栓素A_2等，可引起血管收缩；组胺、激肽及前列环素等，导致血管舒张。酸性产物可降低血管平滑肌对缩血管物质的反应性，使血管扩张。

以失血性休克为例，休克发展分为三期：微循环缺血期、微循环淤血期及微循环衰竭期。

（一）微循环缺血期

此期是休克早期或休克代偿期。

1. 微循环变化机制 各种原因引起交感-肾上腺髓质系统兴奋，儿茶酚胺大量释放入血。儿茶酚胺：①引起皮肤，腹腔内脏和肾脏的小血管收缩，外周阻力升高，组织器官血液灌流不足，但对心脑影响不大；②使大量动静脉短路开放，加重组织缺氧。

2. 微循环变化特点 全身小血管，包括微动脉、后微动脉、毛细血管前括约肌及微静脉都持续收缩，尤其是前阻力血管收缩更明显，使毛细血管前阻力增加，大量真毛细血管关闭，血液通过动-静脉短路回流，组织灌流量减少。此期微循环灌流特点：少灌少流，灌少于流，微循环呈缺血缺氧状态（图8-2）。

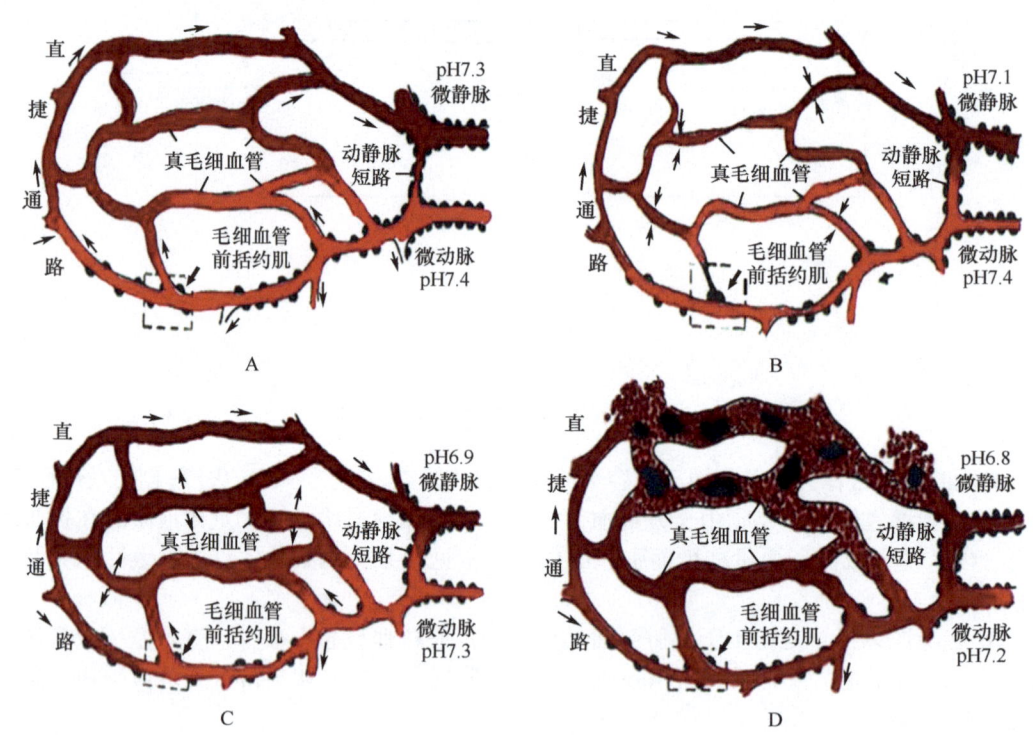

图8-2 微循环

3. 微循环变化的代偿意义 休克早期微循环的变化尽管造成许多器官缺血缺氧，但具有重要的代偿意义。

（1）维持动脉血压正常：主要通过三方面的机制：①回心血量增加：休克早期，微静脉、小静脉性容量血管和肝脾等储血器官收缩，回心血量增加，这种代偿起到了"自身输血"的作用。由于毛细血管前阻力大于后阻力，毛细血管中流体静力压下降，组织液进入血管，使回心血量增加,这种代偿起到"自身输液"的作用。②心排血量增加:交感-肾上腺髓质系统兴奋和儿茶酚胺增多,使心率增快,心肌收缩力增强,心排血量增加。③外周阻力升高:在回心血量和心排血量增加的基础上,全身小动脉收缩,使外周阻力增高。

(2) 保证心脑血液供应:不同器官血管对儿茶酚胺等缩血管物质的反应性不同,皮肤、骨骼肌和内脏血管的α受体密度高,对儿茶酚胺敏感,收缩明显。而冠状动脉以β受体为主,对儿茶酚胺不敏感,收缩不明显;脑动脉在血压不低于60mmHg时,可通过自身调节维持脑血流量的正常,这种血液分布状态的改变,保证了心脑的血液供应。

4. 病理临床联系 此期主要表现为脸色苍白、四肢湿冷、尿量减少、出冷汗、脉搏细速、烦躁不安,血压正常(大出血血压骤降除外)及脉压减小(图8-3)。

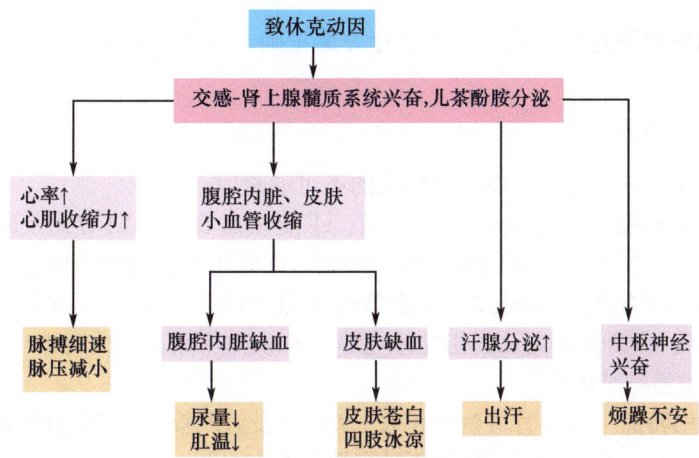

图 8-3 休克微循环缺血期的主要临床表现

5. 防治的病理生理基础 此期应尽早消除致病原因,及时补充血容量,改善组织灌流量,恢复有效循环血量,防止休克向微循环淤血期发展。

(二)微循环淤血期

此期是休克中期或休克进展期。

1. 微循环变化机制 ①组织长期缺血缺氧,酸性代谢产物生成增多,使血管对儿茶酚胺的反应性降低,微血管扩张。②长期组织缺氧及酸中毒,刺激肥大细胞释放组胺和无氧代谢产生的某些代谢产物及细胞分解破坏后释出的K^+,使微血管扩张和毛细血管通透性增加,大量血浆外渗,血液黏度增加,微循环内血液淤积加重。

2. 微循环变化特点 微动脉、后微动脉及毛细血管前括约肌扩张,大量血液涌入真毛细血管。微静脉虽也扩张,但因微循环血液黏度增大、血流缓慢,使血液流出受阻,毛细血管后阻力大于前阻力。此期微循环灌流特点:灌而少流,灌大于流,微循环呈淤血缺氧状态。

3. 微循环失代偿的产生

(1) 回心血量减少:由于微循环血管扩张,"自身输血"和"自身输液"停止,有效循环血量进一步减少,回心血量减少,血压明显下降。

(2) 心脑供血不足:动脉血压下降,使心脑血管自身调节作用丧失,心和脑血液灌流量减少。

4. 病理临床联系 主要表现为血压明显下降,脉压缩小,脉搏细速,神志淡漠甚至昏迷、少尿或无尿,皮肤出现发绀或花斑(图8-4)。

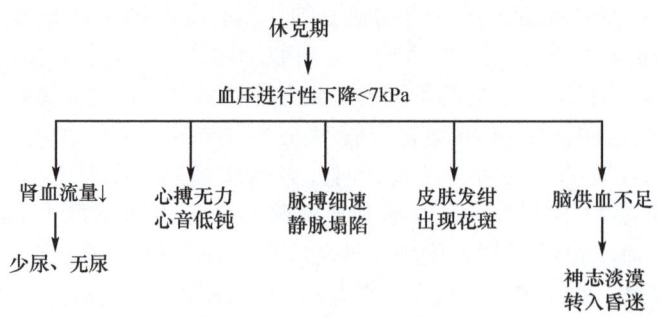

图 8-4 休克期临床表现

5. 防治的病理生理基础 此期如果治疗方案正确，休克仍可逆转，否则，休克将进入难治期。

（三）微循环衰竭期

此期是休克晚期或休克难治期，是休克的不可逆阶段。

1. 微循环变化机制 严重缺氧和酸中毒：①使微血管平滑肌对儿茶酚胺失去反应而扩张，微血管麻痹性扩张；②损伤血管内皮细胞，同时由于血流缓慢或血液进一步浓缩，血小板和红细胞易于黏集，引起弥散性血管内凝血（DIC）。并非所有休克都一定会发生DIC，烧伤性休克、感染性休克及创伤性休克等DIC发生率较高，出现较早。DIC的出现，使病情恶化，加重器官功能衰竭。

2. 微循环变化特点 微血管麻痹性扩张，微循环淤血严重，可有微血栓形成，血流停止。此期微循环灌流特点：不灌不流，微循环呈衰竭状态。

3. 微循环衰竭 微循环内血栓的形成，导致全身组织器官的低灌流，内环境严重破坏，将加重细胞和组织器官功能损伤，甚至导致多器官功能障碍而引起死亡。

4. 病理临床联系 此期病情危重，濒临死亡。血压进行性下降，甚至测不到，采用升压药难以回升；脉搏细速、浅表静脉塌陷，难以进行静脉输液；并发DIC时，可有出血、贫血、皮下瘀斑等典型表现，严重时甚至出现多器官功能障碍的相应表现。

四、机体代谢和功能变化

（一）机体的代谢变化

1. 物质代谢紊乱 休克时物质代谢变化表现为有氧氧化障碍，糖、脂肪和蛋白质分解代谢增强，合成代谢减弱。因组织细胞缺氧，糖酵解增强，可出现一过性高血糖和糖尿；脂肪和蛋白质分解增强，血中游离脂肪酸和酮体增多，尿氮排出增多，出现负氮平衡。

2. 水、电解质代谢紊乱 由于微循环严重障碍，组织缺氧，细胞有氧氧化障碍，ATP生成减少，细胞膜上的钠泵转运障碍，细胞内 Na^+ 泵出减少，导致细胞水肿，细胞外 K^+ 增多，引起高钾血症。酸中毒还可经细胞内外 H^+-K^+ 离子交换而加重高钾血症。

3. 酸碱平衡紊乱 出现代谢性酸中毒。原因：①组织缺氧使葡萄糖无氧酵解增强，乳酸产生增多；②同时肝脏功能受损，不能将乳酸转化为葡萄糖；③肾功能受损不能将乳酸排出。酸中毒可使微血管进一步扩张淤血，促进DIC的发生，加重高钾血症，抑制心肌收缩力，是休克恶化的重要因素。

（二）机体的功能变化

休克过程中常引起肺、肾、肝、胃肠、心脏及脑等器官受损，甚至导致多器官功能障碍或衰竭。

1. 肺功能变化　休克早期，创伤、感染、出血等刺激，使呼吸中枢兴奋，呼吸加快，通气过度，引起呼吸性碱中毒。随着休克的进展，可出现急性呼吸衰竭，称为急性呼吸窘迫综合征或休克肺。临床表现为进行性呼吸困难、进行性低氧血症、发绀、肺水肿和肺顺应性降低等。其是休克死亡的主要原因之一。

2. 肾功能变化　肾脏是休克时最易损伤的器官。各类休克常伴发急性肾衰竭，称为休克肾。临床表现为少尿、无尿，氮质血症，高钾血症及代谢性酸中毒等。若能及时恢复肾血液灌流量，肾功能可恢复，此时的肾功能改变属于功能性急性肾衰竭。如果休克时间延长，可引起发生器质性肾衰竭，即使再恢复肾血液供给，肾功能短时间内也难恢复正常。

3. 心脏功能变化　除心源性休克外，其他类型休克早期，由于机体的代偿，能够维持冠状动脉血流量，心泵功能变化不明显。随着休克的发展，多种有害因素作用于心脏，加之血压进行性下降，可使心泵功能障碍，甚至发生急性心力衰竭。

4. 脑功能变化　休克早期，由于血液重新分布和脑循环的自身调节，保证了脑的血液供应，无明显脑功能障碍。随着休克的发展，动脉血压进行性下降或脑循环出现DIC时，脑组织因缺血、缺氧和酸中毒而严重受损，出现神志淡漠、意识模糊甚至昏迷。脑血管通透性的增高，可引起脑水肿和颅内压升高，严重者形成脑疝，导致死亡。

5. 多器官功能障碍综合征　是指在严重创伤、感染、休克或复苏后，短时间内同时或相继出现两个或两个以上的器官功能损害的临床综合征。严重时可发展为多系统器官功能衰竭，其在休克晚期常出现，是休克患者重要的死亡原因。

五、休克的临床表现

1. 神志　休克早期有兴奋、烦躁表现，晚期表现为神志淡漠、表情迟钝。神志的变化能反映脑部血液灌溉和缺氧程度。因此工作中应密切观察患者神志的改变。

2. 皮肤色泽与肢端温度　休克初期因外周血管收缩，皮肤苍白、四肢湿冷；休克期微循环淤血，皮肤出现花斑、发绀；休克晚期因DIC等原因，皮肤呈现出瘀点、瘀斑，并有多部位如消化道、呼吸道出血的可能。因此，观察皮肤色泽、肢端温度及有无出血等有助于及时把握患者病情的变化。如皮肤由苍白转入发绀显示休克有所发展；从发绀到皮下淤血表明有 DIC 的可能；如发绀转为红润、肢体皮肤干燥温暖说明微循环状况有好转。临床实践中应保持体温正常，寒冷使血管收缩加重休克，体温升高会使血管扩张破坏机体调节作用，对纠正休克不利。

3. 血压和脉搏　休克初期血压和脉搏可正常或略有增加，脉压差减少；休克期血压进行性下降，脉搏细速；休克晚期血压进一步降低，脉搏更弱甚至消失。故观察测量血压和脉搏的改变十分重要。早期脉压缩小表示血管有所痉挛；脉压增大证明血管痉挛已有缓解，微循环趋向好转。同时还要注意脉搏的速率、强度和规则性，这些表示心功能的改变。

4. 尿量　反映肾的血液灌流状况。休克早期肾小动脉收缩，尿量减少；休克期和休克晚期因血压进行性降低，肾血流量严重不足及肾小管坏死等，而出现少尿甚至无尿及严重内环境紊乱，还可出现血尿、蛋白尿。在休克患者的治疗和护理实践中，应密切观察记录尿的变化。

5. 呼吸　休克初期呼吸中枢兴奋，呼吸加深加快；休克期呼吸抑制，呼吸变浅变慢；

休克晚期常发生严重的呼吸节律紊乱。医疗工作中要注意观察呼吸频率、幅度和节律的变化，严防休克肺的发生。同时应保持患者呼吸道通畅，并及时吸氧。

六、防治的病理生理基础

休克病情危重，一旦发生，应积极采取综合措施，针对休克的原因和不同发展阶段进行有效干预与治疗，以恢复生命器官的微循环灌流和减轻组织或者器官功能的损伤。

（一）病因学防治

积极处理造成休克的原始病因，如止血、止痛、控制感染、抗过敏、补液、输血及强心等。

（二）发病学防治

休克的本质是有效循环血量不足，组织微循环灌流量减少。因此，改善微循环，提高组织灌流量是休克治疗的中心环节。

1. 补充血容量　各型休克都存在微循环灌流量减少。除心源性休克外，补充血容量是提高心排血量和改善组织灌流量的根本措施，补液要尽早、尽快进行，以防止病情恶化。补液原则是"需多少，补多少"，为防止补液过多，造成肺水肿，可动态检测中心静脉压和肺动脉楔压。

2. 纠正酸中毒　酸中毒可加重微循环障碍，并发高钾血症及抑制心肌的收缩力等，因此及时补碱纠酸是休克治疗的重要措施。

3. 合理使用血管活性药　应在充分扩充血容量和纠正酸中毒的基础上，使用缩血管或扩血管药物以改善微循环灌流量。对失血性休克等心排血量减少，外周阻力增高情况，应在充分扩容的基础上，使用多巴胺等血管扩张药以提高组织的血液灌流量。对过敏性休克、神经源性休克和血压过低的，应使用血管收缩药以升高血压，保证心脑重要器官的血液灌注。

（三）保护细胞和重要器官的功能

1. 防止细胞损伤　改善微循环的同时，改善细胞能量代谢及稳定溶酶体膜以减轻细胞损伤。

2. 保护重要器官功能　密切监测各器官功能的变化，及时采取相应支持疗法，最大限度地保护这些重要器官的功能。

（四）营养和代谢的支持

休克治疗和护理中，应及时补充营养物质。鼓励经口进食，尽可能缩短进食时间，以促进胃肠蠕动，维持肠黏膜屏障功能。

案例 8-1 分析

①患者，男性，30岁，因车祸头部及肢体多处创伤，并伴有大量出血（估计约1200ml），按原因患者属于创伤性休克。按始动发病学环节属于低血容量性休克。②清创手术前患者面色苍白、脉搏细速、四肢冰凉、出汗、烦躁不安，处于休克早期。此期微循环变化特点是：大量真毛细血管关闭；动-静脉吻合支开放；毛细血管前阻力增加；少灌少流，灌少于流。③患者处理措施不合理，因为不应该用去甲肾上腺素维持血压。④抢救原则是：止血、补充血容量（需多少、补多少）及时尽早（心、肺功能允许），纠正酸中毒，合理应用血管活性药，防治细胞损伤、防治器官衰竭及支持营养等。

第8章 休 克

> **小结**
>
> 1.休克的本质是微循环灌流障碍。按病因将休克分为失血失液性、烧伤性、创伤性、感染性、心源性、过敏性和神经源性休克；按始动环节分为低血容量性、血管源性和心源性休克。
>
> 2.根据休克时微循环的变化，可将休克分为：①休克早期(缺血缺氧期)，特点是毛细血管前阻力大于后阻力，微循环缺血；②休克期(淤血缺氧期)，特点是毛细血管后阻力大于前阻力，微循环淤血；③休克晚期(休克难治期)，特点是微循环血流状态紊乱，微循环凝血。
>
> 3.休克时细胞能量代谢障碍和代谢性酸中毒；肾脏是最易受损的器官，休克早期可出现功能性肾衰竭，肾严重缺血则发生器质性肾衰竭；休克晚期常发生急性呼吸窘迫综合征，心、脑重要脏器因缺血、缺氧而功能障碍。

 自测题

一、选择题

1.休克的概念是（ ）
  A.是剧烈的震荡或打击
  B.是外周血管紧张性降低所致的循环衰竭
  C.是机体对外界刺激发生的应激反应
  D.是以血压降低、尿量减少为主要表现的综合征
  E.是有效循环血量急剧减少使全身微循环血液灌注严重不足，以致组织损伤、重要器官功能代谢障碍的全身性病理过程

2.休克的最主要特征是（ ）
  A.心排血量降低
  B.动脉血压降低
  C.组织微循环灌流量锐减
  D.外周阻力升高
  E.外周阻力降低

3.休克早期引起微循环变化的最主要的体液因子是（ ）
  A.儿茶酚胺   B.心肌抑制因子
  C.血栓素 A_2 D.内皮素
  E.血管紧张素 Ⅱ

4.休克早期交感-肾上腺髓质系统处于（ ）
  A.强烈兴奋   B.强烈抑制
  C.变化不明显   D.先兴奋后抑制
  E.先抑制后兴奋

5.休克早期微循环变化的特征是（ ）
  A.微动脉端收缩，微静脉端舒张
  B.微动脉端收缩，微静脉端不变
  C.微动脉端舒张，微静脉端舒张
  D.微动脉端舒张，微静脉端收缩
  E.微动脉端收缩程度大于微静脉端收缩

6.休克期微循环灌流的特点是（ ）
  A.多灌少流   B.不灌不流
  C.少灌少流   D.少灌多流
  E.多灌多流

7.休克时组织细胞缺血缺氧必然导致（ ）
  A.高碳酸血症   B.乳酸堆积
  C.酮体堆积   D.呼吸性碱中毒
  E.代谢性碱中毒

8.休克时易发生的酸碱失衡类型是（ ）
  A.代谢性碱中毒   B.呼吸性酸中毒
  C.代谢性酸中毒   D.呼吸性碱中毒
  E.以上都不是

9.休克早期的临床表现下列哪项不对（ ）
  A.烦躁不安   B.脉搏细数
  C.血压明显下降   D.面色苍白，出冷汗
  E.少尿

10.休克时心力衰竭的发生与下列哪项机制无关（ ）
  A.冠状动脉血流量减少

B. 心肌耗氧量增加

C. 前负荷增加

D. 酸中毒、高血钾抑制心肌

E. 多种毒性因子抑制心肌

11. 较易发生DIC的休克类型是（　　）

A. 心源型休克　　　B. 失血性休克

C. 过敏性休克　　　D. 感染性休克

E. 神经源性休克

12. 休克治疗时应遵循的补液原则是（　　）

A. 失多少，补多少　B. 需多少，补多少

C. 宁多勿少　　　　D. 宁少勿多

E. 血压变化不明显时可不必补液

13. 下列哪项最宜作为监测休克患者补液的指标（　　）

A. 动脉血压　　　　B. 心率

C. 尿量　　　　　　D. 肺动脉楔压

E. 心排血量

14. 选择血管活性药物治疗休克时应首选（　　）

A. 充分补足血容量

B. 保护和改善细胞功能

C. 纠正酸中毒

D. 改善心脏功能

E. 去除原发病因

二、思考题

试述休克淤血性缺氧期微循环淤滞的机制。

（杨祖良）

第9章 心血管系统疾病

心血管系统疾病是目前常见的严重威胁人类健康的重要疾病。本章主要介绍常见的心血管系统疾病。

第1节 原发性高血压

案例 9-1

患者，男性，61岁，渐进性活动后呼吸困难5年，明显加重伴下肢水肿1个月。

5年前，因登山时突感心悸、气短、胸闷，休息约1小时稍有缓解。以后自觉体力日渐下降，稍微活动即感气短、胸闷，夜间时有憋醒，无心前区痛。曾在当地诊断为"心律不齐"，服药疗效不好。1个月前感冒后咳嗽，咳白色黏痰，气短明显，不能平卧，尿少，颜面及双下肢水肿，腹胀加重来院。既往二十余年前发现高血压（170/100mmHg）未经任何治疗，8年前有阵发心悸、气短发作；无结核、肝炎病史，无长期咳嗽、咳痰史，吸烟40年，不饮酒。

查体：BP 160/96mmHg，神清合作，半卧位，口唇轻度发绀，巩膜无黄染，颈静脉充盈；左肺可闻及细湿啰音，心界两侧扩大，心律不齐，心率92次/分，心前区可闻Ⅲ/6级收缩期吹风样杂音；肝肋下2.5cm，有压痛，肝颈静脉反流征(+)，脾未及，移动浊音(-)，肠鸣音减弱；双下肢明显可凹性水肿。

问题：根据资料做出病理诊断并说明依据。

高血压是指以体循环动脉血压持续升高为主要特点的临床综合征。成年人高血压的标准为收缩压≥140mmHg和（或）舒张压≥90mmHg。

高血压可分为原发性高血压和继发性高血压两大类。原发性高血压又称高血压病（hypertension），是我国最常见的心血管疾病，是一种原因未明、以体循环动脉压升高为主要表现的独立性全身性疾病。本病多见于中老年人，占全部高血压病例的90%～95%，无明显性别差异。绝大多数病程漫长，晚期常引起心、肾、脑及眼底病变，严重者可导致死亡。继发性高血压较少见（占5%～10%），是继发于其他疾病（肾炎、肾动脉狭窄、肾上腺和垂体肿瘤等）的一种症状，又称症状性高血压。本节主要叙述原发性高血压。

表 9-1　高血压的定义和分期（JNC2003/ 中国 2005）

分期	收缩压 (mmHg)	舒张压 (mmHg)
正常血压	< 120	< 80
高血压前期（或正常高值）	120～139	80～89
高血压 Ⅰ 期	140～159	90～99
高血压 Ⅱ 期	160～179	100～109
高血压 Ⅲ 期	≥ 180	≥ 110
单纯收缩期高血压	≥ 140	< 90

注：JNC（美国全国联合委员会）；1mmHg=0.1333kPa

一、病因及发病机制

（一）危险因素

本病病因尚未阐明，可能与以下危险因素有关：

1. 遗传因素　原发性高血压有明显的遗传倾向，据估计人群中至少有 20%～40% 的血压变异是由遗传决定的。近年来发现原发性高血压患者或有原发性高血压倾向者，常有一种以上与血压调节有关的基因异常，如肾素 - 血管紧张素编码基因的多种缺陷；上皮钠通道蛋白单基因突变等。

2. 环境因素

（1）高钠膳食：可引起高血压，限制 Na^+ 摄入或用药物增加 Na^+ 的排泄可降低血压。摄盐量与血压呈正相关，但并非所有人都对钠敏感。

（2）社会心理因素：精神长期或反复处于紧张状态的人，或从事相关职业的人，可导致血压升高。

（3）肥胖、饮酒、吸烟、缺乏体力活动等也是本病的危险因素。

（二）发病机制

原发性高血压的发病机制目前尚不完全清楚，现多认为是在一定遗传背景影响下，与环境因素共同作用而产生。

1. 钠、水潴留　摄入钠盐过多且又对钠盐敏感者，以及有遗传性肾素 - 血管紧张素系统基因缺陷或上皮钠通道蛋白单基因突变等，均可导致钠、水在体内潴留，使血容量增多，心排血量增加，引起血压升高。

2. 功能性血管收缩　包括：①长期精神心理上的紧张、焦虑等，可使大脑皮质功能失调，失去对皮质下血管舒缩中枢的调控能力，引起血管舒缩中枢产生以收缩为主的冲动，导致全身细、小动脉收缩，外周阻力增加，血压升高。②交感神经兴奋导致肾缺血，肾小球旁细胞分泌肾素增加，使肾素 - 血管紧张素系统兴奋性增强，引起细、小动脉收缩，血压升高。

3. 结构性血管增厚　是指外周细、小动脉壁增厚，主要是由于血管平滑肌增生与肥大，胶原纤维和基质增多，细动脉玻璃样变，使血管壁增厚、管腔缩小，引起外周阻力增加，血压升高。

二、类型和病理变化

原发性高血压可分为缓进型（良性）高血压和急进型（恶性）高血压两类。

(一)缓进型高血压(良性高血压)

缓进型高血压又称良性高血压,约占原发性高血压的95%。本病一般起病隐匿,进展缓慢,病程可达十余年乃至数十年,多见于中老年人。按病变发展可分为三期。

1. 功能紊乱期 此期是高血压的早期阶段。其特点为全身细、小动脉间歇性痉挛,但血管无器质性病变。临床上表现为波动性血压升高,可伴有头昏、头痛,经适当的休息和治疗,血压可恢复正常。一般不需服用降压药。

2. 动脉病变期 此期主要影响全身的细、小动脉。其特点是全身的细、小动脉硬化,表现为细动脉玻璃样变和小动脉壁增厚变硬(表9-2)。临床表现为明显的血压升高,失去波动性,需服降压药才能降低血压。

表 9-2 动脉病变期细、小动脉病变及发生机制

病变部位	形态变化	发生机制
细动脉	血管内皮下间隙及管壁呈无结构、均质状伊红染色物质,管壁增厚变硬,管腔缩小	管壁平滑肌痉挛使管壁缺氧。内皮细胞间隙扩大,使血浆蛋白渗入内皮下以至更深的中膜;内皮细胞及平滑肌细胞分泌细胞外基质增多,平滑肌细胞因缺氧而凋亡,使动脉管壁逐渐被血浆蛋白和细胞外基质所取代
小动脉	管壁增厚、管腔狭窄	小动脉内膜胶原纤维及弹力纤维增生,内弹力膜分裂,中膜平滑肌细胞不同程度的增生、肥大,并伴胶原纤维及弹力纤维增生

3. 内脏病变期 此期是原发性高血压的后期。其特点为除全身细、小动脉硬化外,多数内脏器官出现明显器质性病变,以心、肾、脑和视网膜最为严重。

(1) 心脏病变:主要为左心室肥大,是对持续性血压升高,心肌负荷加重的一种适应性反应。心脏重量可达400g(正常男性约260g,女性约250g)以上或更重。左心室壁增厚可达1.5~2.0cm(正常≤1.0cm)。左心室乳头肌和肉柱明显增粗,心腔不扩张,称为向心性肥大(图9-1)。病变继续发展,左心室代偿失调,心肌收缩力降低,逐渐出现心腔扩张,称为离心性肥大,严重者可发生心力衰竭。

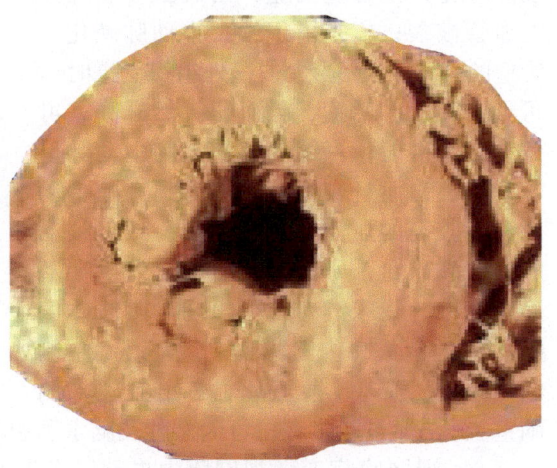

图 9-1 原发性高血压左心室向心性肥大
心脏横断面示左心室壁增厚,乳头肌显著增粗,心腔相对较小

由高血压引起的心脏病变,称为高血压性心脏病。患者可有心悸、心电图显示左心室肥大和心肌劳损,严重者出现心力衰竭。当出现心力衰竭时则预后不良。

(2) 肾脏病变:由于肾脏细、小动脉硬化管壁增厚、管腔狭窄,导致肾小球缺血而引起肾脏病变,表现为原发性颗粒性固缩肾。

肉眼观:双侧肾脏对称性缩小,质地变硬,肾表面凹凸不平,呈细颗粒状(图9-2),切面肾皮质变薄,皮髓质界限模糊。镜下观:病变严重区的肾小球因缺血发生萎缩、纤维化和玻璃样变,相应的肾小管因缺血而萎缩、消失,间质纤维组织增生及少量淋巴细胞浸润(该处肾实质萎缩和结缔组织收缩形成凹陷)。病变相对较轻的肾单位肾小球代偿性肥大、肾小管代偿性扩张(该处向肾表面凸起),形成肉眼所见的细颗粒状。严重时可

发生肾衰竭。

(3) 脑病变：原发性高血压时，由于脑的细、小动脉痉挛和硬化，患者可出现一系列脑部病变。

1) 脑水肿：由于脑内细、小动脉硬化及痉挛，局部组织缺血，毛细血管壁通透性增高，引起脑水肿。临床上可出现头痛、头晕、眼花和呕吐等症状。当脑水肿加重时，可出现血压急剧升高及颅内高压、头痛、呕吐、视物障碍等中枢神经功能障碍症候群，称为高血压脑病。如上述症状加重，并出现意识障碍、抽搐等症状时，称为高血压危象。此种危象见于高血压的各个时期，如不及时救治，易引起死亡。

2) 脑软化：由于脑内细、小动脉硬化和痉挛，造成所供血区域脑组织缺血性坏死，形成多个小软化灶，称微梗死灶。后期坏死组织被吸收，形成胶质瘢痕。由于梗死灶较小，一般不引起严重后果。

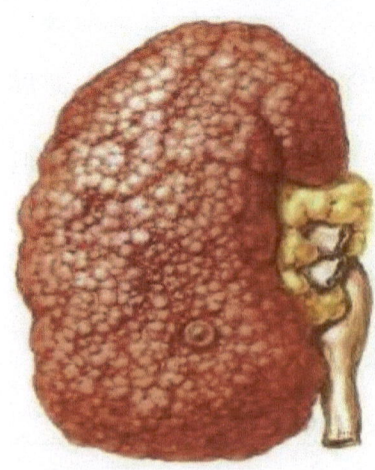

图 9-2　原发性颗粒性固缩肾
双侧肾脏对称性缩小，肾表面凹凸不平，呈细颗粒状

3) 脑出血：是原发性高血压最严重，往往是致命的并发症，脑出血多为大出血。脑出血常发生于基底核、内囊，其次为大脑白质、脑桥和小脑（图 9-3）。当出血范围大时，可破入侧脑室。脑出血的原因主要有脑的细、小动脉硬化，使管壁变脆，当血压突然升高时血管破裂；或是由于细、小动脉硬化，管壁的弹性下降，当失去壁外组织支撑时，可形成微小动脉瘤，当血压突然升高，可致动脉瘤破裂；豆纹动脉从大脑中动脉呈直角分出，而且较细，直接受到大脑中动脉压力较高的血流冲击和牵引，致豆纹动脉易破裂出血，所以脑出血最常发生在基底核区域。临床上患者可出现对侧肢体偏瘫和感觉消失（内囊出血）、失语（左侧脑出血）、昏迷，甚至死亡（出血破入侧脑室）。出血量较多者，可因血肿及脑水肿引起颅内高压，导致脑疝形成。

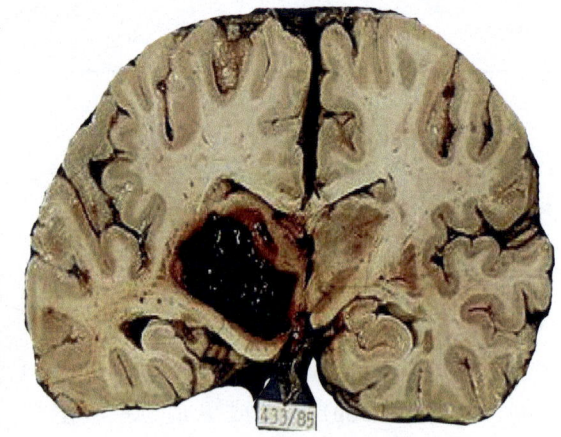

图 9-3　原发性高血压脑出血
内囊、基底核区域脑组织被血凝块代替

考点：高血压病各期病变特点

(4) 视网膜病变：视网膜中央动脉发生细动脉硬化。眼底检查可见血管迂曲，反光增强，动静脉交叉处出现静脉受压现象。严重时可见视盘水肿和视网膜出血等，视力可受到不同程度的影响。检眼镜检查对判断原发性高血压的严重程度和预后具有一定意义。

缓进型高血压的主要脏器病变及其后果简要归纳为表 9-3。

表 9-3　缓进型高血压主要脏器病变及后果

	动脉	心	肾	脑	视网膜
主要病变	细动脉玻璃样变、小动脉内膜增厚	左心室肥大	原发性颗粒性固缩肾	脑水肿、微梗死灶、脑出血	视网膜中央动脉硬化
后果	导致各脏器病变的基础	左心衰竭、心绞痛、心肌梗死	肾衰竭、晚期尿毒症	脑出血、颅内高压、脑软化	视盘水肿、视网膜出血
检查	眼底检查	X 线、心电图、超声心动图	肾功能测定	CT 检查	眼底检查

（二）急进型高血压（恶性高血压）

急进型高血压又称恶性高血压，多见于中青年人，占高血压的1%～5%，多数为原发性，部分可继发于缓进型高血压。病变主要累及肾、脑和视网膜，特征性改变是增生性小动脉硬化（内膜增厚）和坏死性细动脉炎（管壁纤维素样坏死）。临床主要表现为血压显著升高，常超过230/130mmHg，可发生高血压脑病。患者多在一年内迅速发展为尿毒症而死亡，或因脑出血、心力衰竭致死。

> **案例 9-1 分析**
> 1. 诊断　高血压性心脏病：心脏扩大；原发性高血压。
> 2. 诊断依据　高血压性心脏病：高血压病史长，未治疗；左心功能不全（夜间憋醒，不能平卧）；右心功能不全（颈静脉充盈，肝大和肝颈静脉反流征阳性，双下肢水肿）；心脏向两侧扩大，心律不齐。原发性高血压：20余年血压高（170/100mmHg）；现在 BP160/100mmHg

第2节　动脉粥样硬化及冠心病

案例 9-2

患者，男性，53岁，干部。因心前区疼痛6年，加重伴呼吸困难10小时入院。入院前6年感心前区疼痛，痛系膨胀性或压迫感，多于劳累、饭后发作，每次持续3～5分钟，休息后减轻。入院前2个月，痛渐频繁，且休息时也发作，入院前10小时，于睡眠中突感心前区剧痛，并向左肩部、臂部放射，且伴大汗、呼吸困难，咳出少量粉红色泡沫状痰液，急诊入院。体格检查：体温37.8℃，心率130次/分，血压80/40mmHg。呼吸急促，口唇及指甲发绀，不断咳嗽，咳粉红色泡沫状痰液，皮肤湿冷，颈静脉稍充盈，双肺底部可闻有湿啰音，心界向左扩大，心音弱。尸检摘要：主动脉有散在灰黄色或灰白色斑块隆起，部分有钙化、出血，腹主动脉的斑块有溃疡形成。脑底动脉管壁呈偏心性增厚变硬，腔狭窄。冠状动脉：左冠状动脉主干壁增厚，管腔狭窄，前降支管壁增厚，镜下有不同程度和不同时期的心肌坏死。四肢末端凹陷性水肿。

问题：1. 本病例的主要疾病是什么？死因是什么？
　　　2. 患者临床症状及体征的病理改变基础是什么？

动脉粥样硬化（atherosclerosis, AS）是心血管系统疾病中严重危害人类健康的常见疾病，病变主要累及大、中动脉。AS的基本病变是动脉内膜脂质沉积，内膜灶状纤维化，粥样斑块形成，致管壁变硬、管腔狭窄，引起相应器官缺血性改变。本病多见于中、老年人，以40～50岁发展最快，近年来我国的发病率有明显上升趋势。

一、病因和发病机制

动脉粥样硬化的病因和发病机制尚未完全阐明，下列因素被视为危险因素：

（一）高脂血症

高脂血症指血浆总胆固醇和（或）三酰甘油异常增高。血浆中的脂质不是以游离的胆固醇和三酰甘油的形式存在，而是以脂蛋白的形式转运。流行病学调查显示，大多数动脉粥样硬化患者血中胆固醇水平比正常人高，而且病变的严重程度与血浆胆固醇水平呈正相关；血浆低密度脂蛋白（LDL）、极低密度脂蛋白（VLDL）持续升高与动脉粥样硬化的发病率呈正相关。研究证实，LDL可被动脉壁细胞氧化修饰，氧化的LDL（ox-LDL）是损伤内皮细胞和平滑肌细胞的主要因子，被认为是最重要的致动脉粥样硬化因子，巨噬细胞将其摄取后会转变为泡沫细胞。相反，高密度脂蛋白（HDL）能通过胆固醇逆向转运机制清除动脉壁的胆固醇，并可竞争性抑制LDL与内皮细胞结合。此外，HDL还有抗氧化作用，防止LDL的氧化。因此，HDL被认为具有很强的抗动脉粥样硬化作用。

（二）高血压

据统计，高血压患者与同年龄、同性别的正常血压者相比，前者动脉粥样硬化的发病较早，且病变较重。可能与高血压时血流对血管壁的机械性压力和冲击作用较大，引起内皮损伤和功能障碍，致内膜对脂质的通透性增加有关。

（三）吸烟

大量吸烟可使血液中的LDL易于氧化，并导致血液中一氧化碳浓度增高，造成血管内皮细胞的缺氧性损伤；另外烟内含有一种糖蛋白，可激活凝血因子Ⅷ及某些致突变物质，后者可使血管平滑肌细胞增生。

（四）糖尿病及高胰岛素血症

糖尿病患者血中三酰甘油和VLDL水平明显升高，HDL水平较低，而且高血糖可导致LDL氧化，可促进血液中单核细胞迁入内膜形成泡沫细胞，因此与动脉粥样硬化和冠心病的关系极为密切。此外，现已证实高胰岛素血症可促进动脉壁平滑肌细胞增生，且胰岛素水平与血中HDL含量呈负相关。

（五）遗传因素

调查显示，动脉粥样硬化的发病具有明显家族聚集倾向。家族性高胆固醇血症患者由于LDL受体基因突变以致其功能缺陷，导致血浆LDL水平显著升高。

（六）其他因素

1. 年龄　据统计，动脉粥样硬化的发病率随年龄的增加而升高。

2. 性别　女性在绝经期前发病率显著低于同年龄组男性，其HDL水平高于男性，LDL水平低于男性；绝经期后，这种两性间的差别消失。这可能与雌激素的影响有关。

3. 肥胖　肥胖者易发生高脂血症、高血压、糖尿病等，可一定程度促进动脉粥样硬化的发生。

动脉粥样硬化的发病机制尚未完全阐明。上述危险因素使动脉内皮细胞损伤，引起动脉壁的慢性炎症反应，致使血液中的脂质渗入内皮细胞下，导致血液中的单核细胞及中膜平滑肌细胞迁入内膜形成泡沫细胞，并且使平滑肌细胞增生，使病变的内膜增厚、变硬，导致粥样斑块形成。

链接

心血管疾病的可调危险因素

心血管系统疾病与生活方式或生活习惯有关的危险因素：①环境危险因素：自然环境

（空气污染、噪声、高温、严寒等）、自身环境（高血压、高血脂、高血糖等）；②睡眠危险因素：睡眠障碍（失眠、睡眠呼吸暂停等）、睡眠过多或不足；③情绪危险因素：情绪不良（激动、紧张、焦虑、抑郁、慢性压力等）；④运动危险因素：缺乏运动（长时间坐位、体力活动少、超重或肥胖等）、过度运动（过度疲劳、心肌肥厚等）；⑤饮食危险因素：饮食不当（大吃大喝、营养过剩、蔬菜水果摄入不足、食物不新鲜、盐过量、水不足）、吸烟（主动或被动）、过量饮酒、服药不当。

二、基本病理变化

（一）基本病变

1. 脂斑与脂纹 是动脉粥样硬化肉眼可见的最早病变。肉眼观：点状或条纹状黄色不隆起或微隆起于内膜的病灶（图9-4）。镜下观：病灶处内膜下有大量泡沫细胞聚集。泡沫细胞体积较大，圆形或椭圆形，胞质中含有大量空泡，是由来自于血液中的单核细胞和中膜增生的平滑肌细胞移入并吞噬大量的脂质而形成。

2. 纤维斑块 由脂纹发展而来。肉眼观：内膜面散在不规则表面隆起的淡黄色或灰黄色斑块。随着斑块表层的胶原纤维不断增加和玻璃样变，脂质被深埋，斑块呈瓷白色。镜下观：斑块表层为大量胶原纤维、平滑肌细胞和细胞外基质组成的纤维帽，其中胶原纤维可发生玻璃样变性。纤维帽下方可见数量不等的平滑肌细胞、泡沫细胞、细胞外基质和炎细胞。

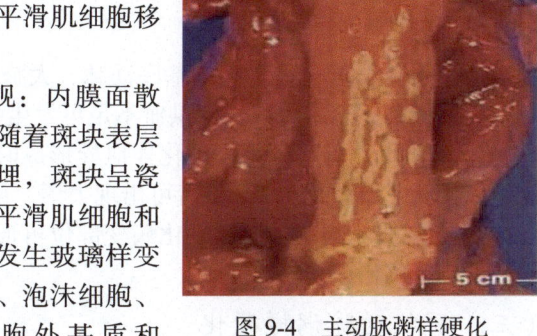

图9-4 主动脉粥样硬化
主动脉内膜表面可见隆起的脂纹、纤维斑块

3. 粥样斑块 亦称粥瘤，是由纤维斑块深层细胞坏死发展而来。肉眼观：内膜可见灰黄色斑块向表面隆起并向深部压迫中膜；切面观，斑块表层的纤维帽为白色质硬组织，深部为黄色或黄白色粥糜样物质（由脂质和坏死崩解物混合而成）。镜下观：斑块表层为纤维帽，深部可见大量无定形坏死物、胆固醇结晶（H·E染色为针状空隙）、钙盐沉积，斑块底部和边缘可见增生的肉芽组织，少量淋巴细胞和泡沫细胞。中膜平滑肌细胞可因受压呈不同程度萎缩，弹力纤维破坏，中膜变薄（图9-5）。

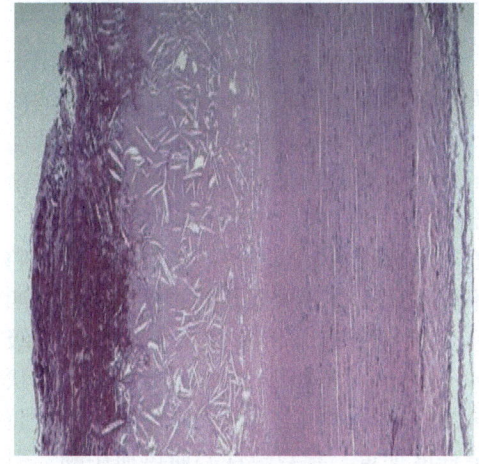

图9-5 动脉粥样硬化
表层为纤维帽，其下可见散在泡沫细胞，深层为一些坏死物质、沉积脂质和胆固醇结晶裂隙

（二）继发性病变

在纤维斑块和粥样斑块的基础上可继发如下病变：

1. 斑块破裂 斑块表面的纤维帽破裂，粥样物质自破口进入血流引起栓塞，破裂处遗留粥瘤样溃疡。

2. 斑块内出血 斑块边缘或底部新生的血管破裂，形成斑块内血肿，使斑块进一步隆起，导致血管腔狭窄或完全闭塞，致供血中断。

3. 血栓形成 病灶处斑块破裂形成溃疡后，可促进血栓形成，加重血管狭窄甚至引起器官梗死。

4. 钙化 钙盐沉积于纤维帽或粥瘤病灶内，使动脉壁变硬、变脆。

5. 动脉瘤形成 病变严重时，病变处中膜平滑肌萎缩，中膜变薄，弹性下降，在血管内压力的作用下，动脉壁局限性向外膨出，形成动脉瘤，破裂可致大出血。

考点：动脉粥样硬化基本病变及继发改变

三、重要器官的病理变化及对机体的影响

（一）主动脉粥样硬化

病变好发于主动脉后壁及其分支开口处，以腹主动脉病变最为严重。前述的各种动脉粥样硬化的基本病变均可见到。重度病变可引起中膜平滑肌萎缩，弹力纤维断裂，使管壁薄弱，易形成动脉瘤。动脉瘤破裂可引起致命性大出血。

（二）脑动脉粥样硬化

脑动脉粥样硬化最常见于基底动脉、大脑中动脉和 Willis 环，可导致以下损害：

1. 脑萎缩 脑组织因长期供血不足可发生萎缩，临床表现为智力逐渐减退，甚至痴呆。

2. 脑软化 脑动脉粥样硬化伴血栓形成时，形成血管腔狭窄或阻塞，导致相应部位的脑组织梗死（脑软化）。严重者可出现失语、偏瘫，甚至昏迷、死亡。

3. 脑出血 脑动脉粥样硬化病变部位可形成局部小动脉瘤，当血压突然升高时可致血管破裂引起脑出血。

（三）冠状动脉粥样硬化

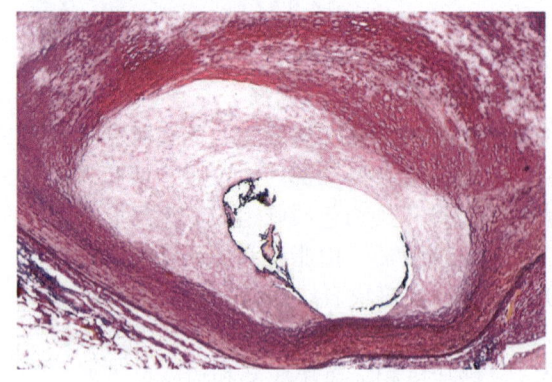

图 9-6 冠状动脉粥样硬化
冠状动脉内膜不规则增厚，粥样斑块形成，管腔狭窄

冠状动脉粥样硬化是动脉粥样硬化中对人类危害最严重的疾病，也是最常见的疾病，一般较主动脉粥样硬化发生晚。冠状动脉粥样硬化常见于左冠状动脉前降支，其余依次为右主干、左主干或左旋支、后降支。切面可见斑块多呈偏心位，新月形，使管腔呈不同程度狭窄。根据管腔的狭窄程度分四级：Ⅰ级≤25%；Ⅱ级 26%～50%；Ⅲ级 51%～75%；Ⅳ级≥76%（图 9-6）。冠状动脉粥样硬化常伴发冠状动脉痉挛，使管腔狭窄程度加重，导致急性心肌供血中断，引起心肌缺血和相应的心脏疾病。

四、冠状动脉粥样硬化性心脏病

冠状动脉粥样硬化性心脏病，简称冠心病，是指因冠状动脉狭窄、供血不足而引起的心肌功能障碍和（或）器质性病变，也称为缺血性心脏病。最常见原因是冠状动脉粥样硬化，因此习惯上也把冠心病视为冠状动脉粥样硬化性心脏病的同义词。冠心病的主要表现为：

（一）心绞痛

心绞痛是由于冠状动脉供血不足和（或）心肌耗氧量骤增导致心肌急剧的、暂时性缺血、缺氧所造成的一种临床综合征。表现为阵发性胸骨后疼痛或压迫感，可放射至心前区或左上肢持续数分钟，休息或服用硝酸酯制剂后症状可缓解。其发生机制是由于心肌缺血、缺氧，造成代谢产物堆积，刺激心脏局部神经末梢，刺激信号经第 1～5 胸交感神经节和相应的脊髓段传入大脑而产生痛觉。所以，心绞痛是心肌缺血所引起的反射性症状。

（二）心肌梗死

心肌梗死是指由于冠状动脉供血中断或急剧减少，使供血区心肌严重而持续性缺血导致的心肌缺血性坏死。表现为剧烈而持久的胸骨后疼痛，休息或服用硝酸酯制剂后症状不能完全缓解。

1. 部位和范围

（1）部位：心肌梗死部位与阻塞的冠状动脉供血区域基本一致。由于左冠状动脉前降支病变最常见，因此心肌梗死多发生在左室前壁、心尖部及室间隔前 2/3 的区域，约占全部心肌梗死的 50%；左室侧壁较少见，此乃左旋支供血区。

（2）范围：按梗死所占心肌的厚度不同，心肌梗死一般分为三种。①浅层梗死（内膜下梗死）：梗死仅累及心室壁内层约 1/3 心肌；②厚层梗死：梗死厚度达心室壁约 2/3；③全层梗死（透壁梗死）：为典型的心肌梗死，病灶较大，累及心室壁全层。

考点：心肌梗死常见部位

2. 病理变化 心肌梗死多属于贫血性梗死，一般于梗死 6 小时后肉眼才能辨认，梗死灶呈苍白色，形态不规则，8～9 小时后呈土黄色。随后梗死灶外围出现充血出血带，边缘区开始出现肉芽组织，3 周以后肉芽组织机化，逐渐变为瘢痕组织。镜下观，心肌梗死属凝固性坏死。

3. 生化改变 心肌细胞受损后，肌红蛋白迅速入血，于 6～12 小时内出现峰值。心肌细胞梗死后，血中谷氨酸 - 草酰乙酸转氨酶（SGOT）、谷氨酸 - 丙酮酸转氨酶（SGPT）、肌酸磷酸激酶（CPK）和乳酸脱氢酶（LDH）的浓度有不同程度升高。尤其以 CPK 的同工酶 CK-MB 和 LDH 的同工酶 LDH_1 对心肌梗死的诊断特异性最高。

4. 并发症

（1）心脏破裂：是急性透壁性心肌梗死的严重并发症。心脏破裂常发生在心肌梗死后的 2 周内，由于病灶内坏死的中性粒细胞释放蛋白溶解酶，将坏死组织溶解，导致心壁破裂，血液涌入心包腔造成急性心脏压塞而迅速死亡。

（2）室壁瘤：由梗死区坏死的心肌组织或瘢痕组织受到心室内压力的作用，局部向外膨出形成室壁瘤。常见于心肌梗死的愈合期，可继发附壁血栓、心功能不全或室壁瘤破裂等。

（3）附壁血栓形成：多见于左心室，由于梗死区心内膜粗糙、室壁瘤形成处血液形成涡流等原因，促进了附壁血栓的形成，血栓脱落可引起栓塞。

（4）心力衰竭：梗死后心肌收缩力显著减弱丧失，导致左心、右心或全心衰竭。

（5）心源性休克：当心肌梗死面积＞40% 时，心肌收缩力显著减弱，心排血量明显减少，可引起心源性休克甚至死亡。

（6）心律失常：心肌梗死累及传导系统，导致心律失常，严重者可致心搏骤停或猝死。

（三）心肌纤维化

心肌纤维化是由于中至重度的冠状动脉粥样硬化，冠脉狭窄引起心肌持续性和（或）

反复加重的缺血、缺氧所致。肉眼观：病变心脏体积增大，重量增加，所有心腔扩张，左心室较明显，心室壁厚度可正常。镜下观：有广泛多灶性心肌纤维化，邻近心肌细胞萎缩或肥大。临床表现为心律失常或心力衰竭。

（四）冠状动脉性猝死

猝死是指自然发生的、出乎意料的突然死亡。冠状动脉性猝死多见于40～50岁成年人，男性多于女性，多于某种诱因（如饮酒、劳累、吸烟和运动）后，突然昏倒、四肢抽搐、小便失禁，或突然发生呼吸困难、口吐白沫、迅速昏迷，可立即或在一至数小时内死亡，有的则在夜间睡眠中死亡。其原因可能为在冠状动脉粥样硬化基础上，发生血栓形成、斑块内出血或冠状动脉痉挛，引起心肌急性缺血所致。

> **案例 9-2 分析**
> 1. 疾病：动脉粥样硬化伴冠状动脉粥样硬化性心脏病及心功能衰竭。死因：冠心病、心肌梗死伴心力衰竭。
> 2. 病理改变基础：①冠状动脉粥样硬化，管腔狭窄；②心肌梗死；③四肢水肿；④主动脉粥样硬化伴钙化、出血及腹主动脉粥样溃疡形成。

第3节　风　湿　病

风湿病（rheumatism）是一种与A组乙型溶血性链球菌感染有关的变态反应性炎症性疾病。病变主要累及全身结缔组织，常形成特征性的风湿小体。病变常累及心脏、关节、皮肤、血管和脑等器官，以心脏病变最严重。急性期除有心脏和关节损害、环形红斑、皮下小结、舞蹈病等症状和体征外，常伴有血沉加快、抗链球菌溶血素抗体"O"滴度升高、白细胞增多和发热等表现，也称风湿热。本病多次反复发作，常造成轻重不等的心脏瓣膜病变，形成慢性心瓣膜病导致严重后果。

风湿病好发年龄为5～15岁，以6～9岁为发病高峰。患病率男女无差异，但地区差异较明显（寒冷潮湿地区多发），以秋冬春季为多发。

一、病因及发病机制

本病的发病与咽喉部A组乙型溶血性链球菌感染有关，但并非链球菌直接作用所致。主要依据是：①多数患者在发病前2～3周有链球菌感染史，95%的患者血清抗链球菌抗体滴度有升高；②用抗生素药物预防和治疗咽喉部链球菌感染，可明显减少风湿病的发生和复发；③本病多发生于寒冷潮湿的地区，与链球菌感染的流行季节和地区较一致；④病变性质并非化脓性改变，病灶及血液中均未检出链球菌。

风湿病的发病机制目前尚未完全清楚，多数学者认为，链球菌细胞壁的C抗原（糖蛋白）和链球菌细胞壁的M抗原（蛋白）可能分别与结缔组织（如心脏瓣膜、关节等）的糖蛋白，以及心肌、血管平滑肌等某些成分有共同抗原性。因此，当机体感染链球菌后所产生的抗体，既能与链球菌发生反应，又能与自身组织成分发生反应，即产生交叉免疫反应，导致组织损伤。此外，还有一些学者认为本病的发生具有一定的遗传易感性。

二、基本病理变化

风湿病主要累及全身结缔组织，其发展过程可分为三期。

（一）变质渗出期

变质渗出期是风湿病的早期改变，表现为病变部位结缔组织基质的黏液样变性和胶原纤维纤维素样坏死，同时有浆液、纤维素渗出伴少量淋巴细胞、浆细胞、单核细胞浸润。此期持续约1个月。

（二）增生期（肉芽肿期）

此期病变特点是形成具有诊断意义的风湿小体。风湿小体是一种肉芽肿性病变，多见于心肌间质（小血管附近）、心内膜下及皮下结缔组织中，呈圆形或梭形，中央为纤维素样坏死灶，周围可见较多的风湿细胞，外围有少量淋巴细胞和浆细胞浸润（图9-7）。风湿细胞体积大，呈圆形；胞质丰富，略嗜碱性；核大，圆形或椭圆形，核膜清晰，染色质集中于核中央并呈细丝状向核膜放射，横切面似枭眼状，称枭眼细胞；纵切面呈毛虫状，称毛虫细胞。风湿细胞的形成是在纤维素样坏死的基础上，增生的巨噬细胞吞噬纤维素样坏死物后转化而成。此期持续2～3个月。

（三）纤维化期（愈合期）

风湿小体中的坏死物质被溶解吸收，风湿细胞逐渐转变为成纤维细胞，细胞间出现胶原纤维，使风湿小体逐渐纤维化，最后形成梭形小瘢痕。此期持续2～3个月。

上述整个病程持续4～6个月，由于风湿病常反复发作，在受累器官和组织中常可见到新旧病变同时存在的现象。若病变持续反复进展，可致较严重的纤维化和瘢痕形成，破坏组织结构，影响器官功能。

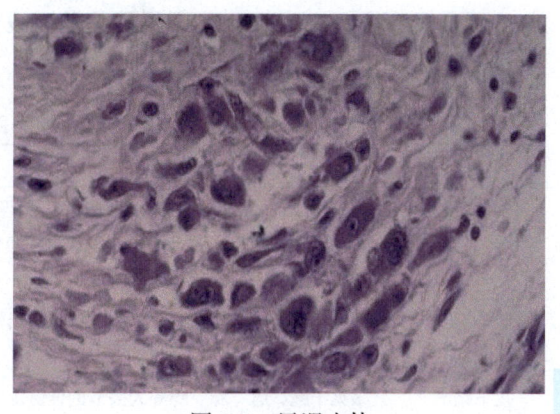

图9-7 风湿小体

风湿细胞核大，核膜清晰，染色质聚集于中央

考点：风湿小体的结构

三、心脏的病理变化

风湿病引起的心脏病变可以表现为风湿性心内膜炎、风湿性心肌炎和风湿性心外膜炎。若病变累及心脏各层组织，称风湿性全心炎。

（一）风湿性心内膜炎

病变主要侵犯心瓣膜，以二尖瓣最常受累；其次为二尖瓣和主动脉瓣同时受累；主动脉瓣、三尖瓣和肺动脉瓣极少受累。

病变早期，受累瓣膜肿胀、增厚。瓣膜内出现黏液样变性和纤维素样坏死，伴浆液渗出和炎细胞浸润，偶可见风湿小体。病变瓣膜在血流不断冲击和瓣膜不停关闭和开启的摩擦下，闭锁缘内皮细胞损伤、脱落，使内皮下胶原纤维暴露，血小板和纤维素在闭锁缘上形成单行排列、粟粒大小、灰白半透明的串珠状疣状赘生物（白色血栓）。赘生物与瓣膜附着紧密，不易脱落。病变后期，赘生物发生机化，瓣膜本身纤维化以致瘢痕形成。由于风湿病变反复发作，使病变瓣膜增厚、变硬、卷曲、缩短，瓣叶间相互粘连，最终导致瓣膜口狭窄和（或）瓣膜关闭不全，形成慢性心瓣膜病。

(二)风湿性心肌炎

病变主要累及心肌间结缔组织,常表现为心肌间质小血管附近风湿小体形成,可伴间质水肿和淋巴细胞浸润(图9-7)。病变多呈灶状分布,常见于左心室后壁、室间隔、左心耳和左心房。后期风湿小体逐渐纤维化,在心肌间质形成梭形小瘢痕。风湿性心肌炎可一定程度影响心肌收缩力,重者导致患者心力衰竭。

(三)风湿性心外膜炎

病变主要累及心包脏层,呈浆液性或纤维素性炎。例如,心包腔内有大量浆液渗出时,则形成心包积液,可致心界扩大,心音遥远。如有大量纤维素渗出时,心包的脏、壁两层间纤维素因心脏搏动、牵拉形成绒毛状,附着于心包的脏层及壁层的内表面,称"绒毛心",听诊可闻及心包摩擦音。渗出的纤维素如不能被溶解吸收,则发生机化,使心包脏层与壁层互相粘连,形成缩窄性心包炎,影响心脏的收缩和舒张功能。

四、其他组织器官的病理变化

风湿病除侵犯心脏外,还可累及关节、皮肤、血管和脑,其病变特点及临床表现归纳为表9-4。

表9-4 心脏外风湿病变的特点及临床表现

病变部位	病变特点	临床表现
风湿性关节炎	多见于成人,最常侵犯膝、肩、腕、肘、髋等大关节,局部充血肿胀,关节腔内浆液渗出。急性期后渗出物可完全吸收而不留痕迹	关节局部红、肿、热、痛,活动受限,并呈游走特点
皮肤环形红斑	多见于儿童躯干和四肢,为非特异性渗出性炎症	病变皮肤呈淡红色环状红晕,微隆起,中央皮肤色泽正常,常在1~2日内消退
皮下结节	多见于腕、肘、膝、踝等大关节的伸侧皮下,结节中央纤维素样坏死,周围绕以成纤维细胞、风湿细胞和淋巴细胞	病变处可触摸到单个或多个直径0.5~2cm、圆形或椭圆形、活动无痛的结节
风湿性动脉炎	大小动脉均可受累,以小动脉受累较为常见。急性期为血管壁纤维素样坏死和淋巴细胞、单核细胞浸润,可有风湿小体形成;后期血管壁发生纤维化而增厚,使管腔变窄,甚至闭塞	依动脉狭窄或闭塞程度,出现相应部位的缺血症状
风湿性脑病	多为5~12岁女性儿童,出现神经细胞变性、胶质细胞增生,胶质结节形成	当病变累及基底核和尾状核等锥体外系时,出现面肌及肢体不自主运动,称为小舞蹈症

第4节 心瓣膜病

心瓣膜病(valvular vitium of the heart)是指心瓣膜因先天性发育异常或后天疾病损伤造成的器质性病变,表现为瓣膜口狭窄和(或)关闭不全,是最常见的慢性心脏病之一。主要病变为瓣膜机化、纤维化、玻璃样变性及钙化,导致瓣膜增厚、变硬、卷曲、缩短和粘连,也可出现瓣膜破损、穿孔、腱索融合缩短等。

瓣膜口狭窄是指病变瓣膜开放时不能充分张开,瓣膜口缩小,使血流通过障碍。瓣膜关闭不全是指病变心瓣膜关闭时瓣膜口不能完全闭合,使一部分血液发生反流。瓣膜口狭窄和关闭不全可单独存在，也可合并存在。病变可发生于单个瓣膜，也可两个以上瓣膜先后或同时受累。心瓣膜病可引起血流动力学的改变，使心脏负荷加重，在代偿期尚无明显的血液循环障碍征象；当病变加重进入失代偿期时，则会出现肺循环和（或）体循环障碍的症状和体征。

一、二尖瓣狭窄

正常成人二尖瓣口开放时，面积约为 $5cm^2$，约可通过成人两个手指，狭窄时可缩小至 $1\sim 2cm^2$，严重时甚至只能通过一根探针。

二尖瓣狭窄时，在心室舒张期，左心房血液流入左心室受阻，致左心房血容量增多，压力升高，最终左心房代偿性扩张肥大。病变继续加重，左心房逐渐代偿失调，左心房血液则不能充分流入左心室，使左心房血液淤积，压力更高，最终肺静脉回流障碍，引起肺淤血、肺水肿和漏出性出血。当肺淤血引起肺静脉压增高超过一定限度时，反射性引起肺小动脉痉挛，致使肺动脉压升高。久而久之，肺小动脉硬化，肺动脉压进一步升高并持续存在。长期肺动脉高压，导致右心室代偿性肥大，继而失代偿，右心室扩张。右心室高度扩张时，三尖瓣则相对关闭不全，在心室收缩期，右心室部分血液反流入右心房，加重右心房负担，最终导致右心衰竭，引起体循环静脉淤血。整个病程中，左心室并未受累。当狭窄严重时，左心室甚至轻度缩小，而其余心腔则均增大，即出现所谓的"三大一小"现象。

二尖瓣狭窄时，患者心尖部可闻及舒张期隆隆样杂音；由于肺淤血、水肿，可出现呼吸困难、发绀、咳嗽和咳出带血泡沫状痰等左心衰竭的表现；右心衰竭时，体循环淤血，出现下肢水肿、浆积液、肝淤血肿大、颈静脉怒张等表现；X线检查呈"梨形心"。

二、二尖瓣关闭不全

二尖瓣关闭不全时，在心室收缩期，左心室部分血液通过关闭不全的瓣膜口反流入左心房，此时左心房不但要接受来自肺静脉的血液，而且要接受左心室反流的血液，使左心房内血容量增多，压力升高，左心房代偿性扩张肥大。在心室舒张期，左心房将多余的血液排入左心室，使左心室血容量增加，室内压升高而代偿性扩张肥大。久而久之，左心房、左心室均发生代偿失调（左心衰竭），从而依次出现肺淤血、肺动脉高压、右心负荷加重，最终致右心衰竭和体循环淤血。全心衰竭发生后，心脏四个腔室均扩张肥大。临床表现：听诊时心尖部可闻及收缩期吹风样杂音；X线检查心脏呈"球形心"；后期可因左心和右心功能均衰竭而出现肺循环淤血和体循环淤血的症状和体征。

三、主动脉瓣狭窄

主动脉瓣狭窄时，在心室收缩期，左心室血液排出受阻，左心室因压力负荷升高而发生代偿性肥大。久而久之，左心室代偿失调，随后波及左心房，依次出现左心衰竭、肺淤血、肺动脉高压及右心衰竭。临床表现：听诊于主动脉瓣区可闻及粗糙、喷射性的收缩期杂音；X线检查，由于左心室明显扩张肥大，心脏向左下方扩大呈"靴形心"。

四、主动脉瓣关闭不全

主动脉瓣关闭不全时，在心室舒张期，主动脉内的血液经关闭不全的瓣膜口反流入左心室，使左心室血量增多，室内压升高而发生代偿性扩张肥大。久而久之，代偿失调依次发生左心衰竭、肺淤血、肺动脉高压和右心衰竭。临床表现：听诊于主动脉区可闻及舒张期杂音；由于舒张期主动脉血液部分反流，使舒张压下降，脉压差增大，并出现周围血管征，如水冲脉、股动脉枪击音、颈动脉搏动等。

第5节 心 肌 炎

心肌炎（myocarditis）是指各种原因引起的心肌局限性或弥漫性炎症。各种病毒、细菌、寄生虫、真菌、免疫反应以及理化因素等均可引起心肌炎性病变。根据病因分为病毒性心肌炎、细菌性心肌炎、寄生虫性心肌炎、孤立性心肌炎和免疫反应性心肌炎五类，其中以病毒性心肌炎最常见。病毒性心肌炎是由嗜心肌病毒引起的原发性心肌炎症。常见病毒有柯萨奇B组病毒、埃可病毒、腺病毒、流行性感冒病毒和风疹病毒等，病毒可直接损害心肌细胞，也可通过T细胞介导的免疫反应，在攻杀病毒的同时间接造成心肌坏死，引起心肌炎症。

病毒性心肌炎初期可见心肌细胞变性、坏死，伴中性粒细胞浸润。随后代之以淋巴细胞、巨噬细胞、浆细胞浸润及肉芽组织形成。晚期有明显的间质纤维化，伴代偿性心肌肥大和心腔扩张。成人病变多累及心房后壁、室间隔及心尖区，有时可波及传导系统。临床表现轻重不一，常出现不同程度的心律失常，一般预后较好。病变严重者、婴幼儿患者可出现心力衰竭等并发症。

第6节 心 力 衰 竭

心力衰竭（heart-failure）是指在各种致病因素作用下，心肌收缩和（或）舒张功能发生障碍，使心排血量绝对或相对不足，不能满足全身组织代谢需要的病理过程。

心力衰竭与心功能不全本质相同，只是程度上有所区别。心功能不全包括代偿期和失代偿期，心力衰竭是心功能不全的失代偿阶段，患者出现明显的临床症状和体征。

案例9-3

患者，女性，32岁，反复发作风湿病史20余年。两年来咳嗽、咳泡沫状痰、气促、心悸。每于劳动时上述症状加重，休息后可缓解。近半个月来病情加重，出现胸闷，呼吸困难，夜间不能平卧并伴腹胀、双下肢水肿。查体：半卧位，两颊微红，口唇发绀，脉搏140次/分，呼吸30次/分。颈静脉怒张，肝颈静脉回流征阳性，肝大，有压痛，双下肢明显凹陷性水肿。心尖闻及Ⅲ级收缩期杂音及Ⅱ级舒张期杂音，双肺可闻及湿啰音。尸体检查：①二尖瓣狭窄及关闭不全。②腹腔积液满800ml。③两肺体积增大，暗红色。镜检：肺泡壁毛细血管扩张充血，大部分肺泡腔内充满水肿液并可见红细胞和少量心力衰竭细胞。④肝脏、脾脏体积增大。镜检：肝窦及中央静脉明显扩张充血、脾窦扩张充血。

问题：1. 为何会出现腹腔积液？

2. 哪些症状和体征与心脏功能障碍有关？

一、心力衰竭的病因、诱因与分类

（一）病因

原发性心肌舒缩功能障碍和心脏负荷过重是心力衰竭的基本病因。

1. 原发性心肌舒缩功能障碍 包括原发性心肌病和心肌能量代谢障碍。

2. 心脏负荷过重

（1）容量负荷（前负荷）过重：指心室舒张末期容量过度增加。

(2) 压力负荷（后负荷）过重：指心室收缩时所承受的阻抗负荷增加。心力衰竭的常见病因归纳为表 9-5。

表 9-5　心力衰竭的常见病因

心肌舒缩功能障碍		心脏负荷过重	
心肌病变	心肌代谢障碍	容量负荷过重	压力负荷过重
心肌炎	维生素 B_1 缺乏	动脉瓣膜关闭不全	高血压
心肌病		动 - 静脉瘘	动脉瓣膜狭窄
心肌中毒	心肌缺血缺氧	室间隔缺损	肺动脉高压
心肌梗死		甲状腺功能亢进	肺栓塞
心肌纤维化		慢性贫血	肺源性心脏病

（二）诱因

约有 90% 的心力衰竭都有诱因。凡是能增加心脏负担，使心肌耗氧量增加或供氧减少的因素都有可能诱发心力衰竭。常见的诱因有：感染（特别是呼吸道感染）、心律失常、水电解质及酸碱平衡紊乱、妊娠和分娩、过度体力劳动、情绪激动、输液过多过快、洋地黄中毒等。因此熟悉心力衰竭的诱因并及时有效地加以防治，对心力衰竭的控制是十分必要的。

（三）分类

常用的分类方法、类型及临床特点归纳为表 9-6。

表 9-6　心力衰竭的分类及特点

分类方法	类型	特点	原因
按速度分	急性心力衰竭	起病急、发展快，心排血量在短时间内急剧下降，机体常来不及代偿	急性心肌梗死、严重心肌炎等
	慢性心力衰竭	起病缓慢、病程长，有代偿过程。晚期出现静脉淤血、水肿等表现	心瓣膜病、原发性高血压、肺动脉高压等
按部位分	左心衰竭	左心室泵血功能下降，可出现肺循环淤血、水肿	冠心病、原发性高血压、二尖瓣关闭不全等
	右心衰竭	右心室泵血功能下降，可出现体循环淤血、水肿	肺动脉高压、肺心病、肺动脉瓣狭窄等
	全心衰竭	左右心同时受累，也可由一侧波及另一侧	心肌炎、严重贫血、心瓣膜病等
按心排血量分	低排血量性	心排血量低于正常水平	冠心病、原发性高血压、心瓣膜病等
	高排血量性	心排血量较发病前有所下降，但仍属正常或高于正常水平	甲亢、贫血、动 - 静脉瘘等

除上述分类外，根据心肌舒缩功能障碍，又分为收缩功能不全性心力衰竭和舒张功能不全性心力衰竭；根据心力衰竭病情严重程度分为轻、中、重度心力衰竭。

二、心力衰竭发生过程中机体的代偿活动

当心脏负荷过重或心肌受损时，机体会通过各种代偿活动，使心脏功能在一定时间内维持相对正常的水平，暂时不出现心力衰竭的临床表现，即心脏代偿期。只有当病情恶化，即使通过代偿也不能使心排血量满足机体代谢需要时，才会出现心力衰竭的表现，即失代偿期。机体的代偿活动包括心脏自身的代偿和心脏以外的代偿。

（一）心脏的代偿反应

1. 心率加快 是心脏最容易动员起来的快速而有效的代偿方式。当心排血量减少引起动脉血压降低和（或）心室舒张末期容积增大引起心房淤血压力升高时，通过压力及容量感受器，反射性地兴奋交感神经使心率加快。在一定范围内可提高心排血量，维持动脉血压，有利于脑动脉和冠状动脉的灌流。但心率过快（成人＞180次/分），由于心室舒张期过短，心室充盈不足，且心肌耗氧量增加，反而使心排血量减少，失去代偿意义。

2. 心脏紧张源性扩张 伴有心肌收缩力增强的心腔扩张称为心脏紧张源性扩张。这是心脏对容量负荷增加所发生的一种重要代偿方式。根据Frank-Starling定律，在一定范围内心肌收缩力与心肌纤维初长度成正比。当肌节长度达到2.2μm时，产生的收缩力最大。但当心腔过度扩张，肌节长度超过2.2μm时，心肌收缩力反而下降，心排血量减少，失去代偿意义。这种心肌拉长但不伴有收缩力增强的心腔扩张称为肌源性扩张。

3. 心肌肥大 指心肌细胞体积增大，心脏重量增加，是心脏对长期负荷过重形成的一种慢性代偿方式。形态上有两种表现：①向心性肥大：由于长期压力负荷增加，使心壁增厚，心腔无明显扩大；②离心性肥大：由于长期容量负荷增加，使心肌纤维拉长，伴心腔明显扩大。心肌肥大在一定范围内，可增加心肌收缩力，是一种持久而有效的代偿方式。但当心肌过度肥大时，由于微血管数目不能随之成比例增加，使心肌血液供应相对不足，收缩力减弱，丧失代偿意义。

（二）心脏以外的代偿反应

心力衰竭时，机体一方面动员心脏本身的代偿机制，另一方面启动心脏以外的代偿活动。机体通过增加血容量、血液重新分布、红细胞增多和组织利用氧的能力增强等，可增加心室充盈、提高心排血量和维持动脉血压，保证重要脏器的血液供应，改善组织缺氧等。

三、心力衰竭的发生机制

心力衰竭的基本机制是心肌舒缩功能障碍。

（一）心肌收缩性减弱

1. 心肌结构破坏 严重的心肌缺血、缺氧、感染、中毒等造成大量心肌细胞变性、坏死，使心肌收缩蛋白被破坏，引起心肌收缩性减弱而导致心力衰竭。

2. 心肌能量代谢障碍 心肌收缩是一个主动耗能过程，Ca^{2+}的转运和肌丝的滑动都需要ATP。心肌的能量代谢过程包括能量生成、能量储存和能量利用三个阶段，任何一个环节发生障碍，均可导致心肌收缩性减弱。最易发生障碍的是能量生成和能量利用阶段。

（1）心肌能量生成障碍：心脏活动所需的能量几乎全部来自有氧氧化。当心肌供氧不足，有氧代谢障碍时，导致能量生成不足，使心肌收缩性减弱。常见的原因有缺血性心脏病、严重贫血、心肌过度肥大及休克等。此外，维生素B_1缺乏影响三羧酸循环，也可使ATP生成不足，使心肌收缩性减弱。

（2）心肌能量利用障碍：心肌对能量的利用是在心肌收缩的过程中，肌球蛋白头部ATP酶水解ATP释放化学能，转化为心肌收缩的机械能。当心肌过度肥大时，肌球蛋白头部的ATP酶活性降低，对ATP水解作用减弱。此时，即使ATP含量正常，心肌也不能正常利用ATP中的化学能转变为机械能，导致心肌的收缩性减弱。

3. 心肌兴奋－收缩耦联障碍 心肌兴奋-收缩耦联是指从心肌兴奋时膜电位的变化到

引起心肌收缩的全过程，Ca^{2+} 在其中发挥了重要的作用。在正常情况下，心肌复极化时，心肌细胞内肌质网的 ATP 酶（钙泵）被激活，细胞质内 Ca^{2+} 逆浓度差被摄取到肌质网中储存，同时另一部分 Ca^{2+} 则从细胞内被转运到细胞外，此时心肌细胞内的 Ca^{2+} 浓度降低，故心肌舒张。心肌除极化时，肌质网向细胞质中释放 Ca^{2+}，同时细胞外的 Ca^{2+} 进入细胞内，细胞内 Ca^{2+} 浓度升高，肌钙蛋白与 Ca^{2+} 结合，肌动蛋白活性作用点暴露，则肌球蛋白与肌动蛋白结合，引起心肌收缩。

因此，任何影响心肌细胞 Ca^{2+} 转运、分布的因素都会影响心肌的兴奋-收缩耦联，如肌质网摄取、储存和释放 Ca^{2+} 障碍；细胞外 Ca^{2+} 内流障碍；肌钙蛋白与 Ca^{2+} 结合障碍。以上均可导致心肌兴奋的电活动转化为心肌收缩的机械活动障碍，使心肌的收缩性减弱，常见于心肌过度肥大、心肌缺氧或酸中毒等。

（二）心室舒张功能障碍

心室舒张是保证心室充盈的基本因素。如果心室没有正常舒张，就没有足够的血液充盈，心排血量必然减少。大约 30% 的心力衰竭与这一因素有关。其发病机制可能与下列因素有关。

1. 心肌舒张能力下降　在 ATP 供应不足的情况下，舒张时心肌细胞胞质中的 Ca^{2+} 不能逆浓度差移至细胞外或被重新摄取入肌质网，使细胞内 Ca^{2+} 浓度下降延缓，Ca^{2+} 与肌钙蛋白解离也延缓；肌球-肌动蛋白复合体解离（是主动耗能过程）障碍。因此，任何原因造成的心肌能量不足，都可导致心肌舒张能力下降，引发心力衰竭，如心肌缺血、严重贫血等。

2. 心室顺应性降低　心室顺应性是指心室在单位压力变化下所产生的容积改变，即心室的可扩张性，是保证血液流入心室的基本因素。当心肌肥大引起室壁增厚、心肌炎症、水肿、间质增生及心肌纤维化时，可使心室顺应性降低，心室扩张充盈受限，导致心排血量减少。

（三）心脏各部舒缩活动不协调

心脏各部舒缩活动高度协调一致，是保证心功能稳定的重要因素。破坏心脏舒缩活动协调性最常见的原因是各种类型的心律失常。心律失常可使心脏各部的舒缩活动在时间上和空间上产生不协调，心室收缩不协调，减少心室的射血量；心室舒张不协调，影响心室的扩张充盈。两者都可使心排血量减少。

必须指出，临床上心力衰竭的发生、发展，往往是多种机制共同作用的结果。

四、心力衰竭时机体的功能代谢变化

心力衰竭时，由于心脏的舒缩功能下降，使心排血量不足，肺循环、体循环淤血，从而引起器官功能障碍和代谢异常。

（一）心排血量不足

心力衰竭最具特征的血流动力学改变是心排血量绝对或相对减少，并由此出现一系列由于外周循环灌注不足而引起的症状和体征。

1. 皮肤苍白或发绀　由于心排血量不足，加上交感神经兴奋，皮肤血管收缩，从而使皮肤的血液灌流减少。患者可出现皮肤苍白、皮温降低、出冷汗等，严重时肢端皮肤呈现片状或网状青紫。主要是由于血流速度下降，循环时间延长，组织摄氧过多，血中还原血红蛋白浓度超过 50g/L 所致。

2. 疲乏无力、失眠、嗜睡　心力衰竭时身体各部肌肉供血不足，能量代谢降低，肌肉活动时因缺乏能量供给而感到疲乏无力。当脑血流量下降供氧不足时，脑细胞能量代谢障碍，中枢神经系统功能紊乱。患者可出现头痛、眩晕、失眠、烦躁不安等症状，严重时发生嗜睡，甚至昏迷。

3. 尿量减少　心力衰竭时由于心排血量下降，肾血流量减少，使肾小球滤过率降低及肾小管重吸收功能增强，导致尿量减少。

4. 心源性休克　在急性、严重心力衰竭（如急性心肌梗死）时，由于心排血量急剧减少，如果机体来不及代偿，可出现动脉血压明显下降，甚至发生心源性休克。若为慢性心力衰竭，机体可通过心率加快、外周小血管收缩和血容量增多等代偿活动，可使动脉血压基本维持正常。

（二）肺循环淤血

左心衰竭时，左心室舒张末期压力升高，肺静脉回流障碍，引起不同程度的肺淤血，主要表现为各种形式的呼吸困难和肺水肿。

1. 呼吸困难　包括：①劳力性呼吸困难：指伴随着体力活动而出现的呼吸困难，休息后可减轻或消失，是左心衰竭的早期表现。②端坐呼吸：左心衰竭时，患者平卧可加重呼吸困难而被迫采取端坐或半卧位以减轻呼吸困难的状态，称为端坐呼吸。这是由于端坐时因重力作用，下半身血液回流减少，可减轻肺淤血；端坐时膈肌位置相对下移，胸廓容积增大，肺活量增加，可改善通气，减轻缺氧。③夜间阵发性呼吸困难：是指患者夜间入睡后因突感气闷被惊醒，在端坐咳嗽后缓解，称为夜间阵发性呼吸困难，是左心衰竭的典型表现。原因是患者平卧时膈肌上移，胸腔容积减少，肺活量降低，不利于通气，同时静脉回心血量增多，加重肺淤血；入睡后迷走神经兴奋性升高，使支气管收缩，气道阻力增大，加重缺氧；入睡后神经反射的敏感性降低，只有当肺淤血较严重，动脉血氧分压下降到一定程度时，才能刺激呼吸中枢兴奋，引起患者突感呼吸困难而被惊醒。若发作时伴有哮鸣音，则称为心性哮喘。

2. 肺水肿　是急性左心衰竭最严重的表现。患者可有发绀、呼吸困难、咳嗽、咳粉红色泡沫痰等症状和体征，需及时抢救。发生时由于肺循环淤血，使肺毛细血管静压急剧上升及毛细血管通透性明显加大所致。此外，左心衰竭时，若输液不当导致肺血容量急剧增加也可加速肺水肿的发生。

（三）体循环淤血

右心衰竭或全心衰竭时，体循环静脉回流障碍，使体循环静脉系统有大量血液淤积，压力升高，临床主要表现有：

1. 颈静脉怒张　由于体循环静脉压升高，使颈静脉极度扩张，并伴有搏动。当压迫肝脏和上腹部时，由于颈静脉回流增加，可见颈静脉怒张更加显著，称为肝颈静脉反流征阳性。

2. 肝大和肝功能障碍　由于体循环静脉淤血，肝静脉回流受阻，导致肝淤血性肿大、压痛。肝细胞可由于淤血、缺氧发生变性、坏死，导致肝功能障碍。长期慢性肝淤血可造成心源性肝硬化。

3. 心性水肿　一般指右心衰竭或全心衰竭引起的全身性水肿。主要原因是钠、水潴留和毛细血管内压升高。水肿首先出现于身体低垂部位，严重时波及全身，甚至出现胸腔积液、腹水等。

4. 胃肠道功能障碍 因胃肠道淤血，导致消化吸收障碍，表现为食欲不振、恶心、呕吐和腹胀等。

五、心力衰竭的防治原则

（一）防治基本病因、消除诱因

应积极采取措施防治心力衰竭的病因，尽量避免和消除各种诱因，这是防治各型心力衰竭的基本措施。

（二）改善心脏舒缩功能

根据不同情况可采用各类强心药物，提高心肌的收缩性；或采用钙拮抗剂阻止Ca^{2+}内流，改善心肌的舒张性。

（三）减轻心脏负荷

原则包括：①降低心脏后负荷：合理使用血管扩张剂，降低外周阻力，减轻心脏后负荷；②调整心脏前负荷：心力衰竭时前负荷可出现过高或过低的情况，前负荷过高可使用静脉血管扩张剂，以减轻心脏前负荷。前负荷过低时，应适当补充血容量，以增加心排血量。

（四）控制水肿

对于慢性心力衰竭或有明显水肿的患者，应选用适当的利尿剂和限制钠盐摄入。

> **案例 9-3 分析**
> 根据患者有风湿病史且反复发作；听诊心尖部有舒张期和收缩期杂音及尸检所见，可诊断为风湿病引起的慢性心瓣膜病（二尖瓣狭窄合并关闭不全）；肺淤血、肺水肿；肝淤血及脾淤血。由于二尖瓣狭窄及关闭不全时加重了左心负荷，引起左心代偿性肥大，久之，代偿失调，导致左心衰竭。此时，左心房内血液淤积，压力升高，肺静脉回流受阻致肺淤血水肿。继而出现肺动脉高压、右心负荷加重，最终导致右心衰竭。

护考链接

1. 高血压病脑出血死亡患者，心脏重550g，左心室壁厚1.6cm，乳头肌和肉柱增粗，心腔不扩张，应诊断为（ ）
   A.肥厚型心肌病　　　　　B.心脏肥大（代偿期）
   C.心脏肥大（失代偿期）　D.心脏脂肪变性
   E.心肌脂肪组织浸润

2. 高血压病脑出血时，最常见的出血部位是（ ）
   A 小脑齿状核　B 小脑皮质　C 脑桥　D 基底核　E 延髓

   分析：1. 心脏重量增加（正常男性约260g，女性约250g）。左心室壁增厚（正常≤1.0cm），乳头肌和肉柱增粗，可诊断为心脏肥大，同时心腔不扩张，可判断处于代偿期。因此此题选B。

   2. 高血压脑出血最常见的部位为内囊和基底核。因此此题选D。

小结

原发性高血压是一种原因未明、以体循环动脉血压升高为主要表现的独立性全身性疾病，可分为缓进型和急进型两类。缓进型高血压根据病变发展过程分为功能紊乱期、动脉病变期、内脏病变期。晚期可引起左心室肥大、左心衰竭、原发性颗粒性固缩肾、肾衰竭、脑水肿、脑软化和脑出血等病变。其中脑出血是本病常见而严重的并发症。

动脉粥样硬化是以大、中动脉内膜脂质沉积，内膜灶状纤维化，粥样斑块形成为病变特征，可继发斑块内出血、斑块破裂、血栓形成、钙化及动脉瘤形成。冠状动脉粥样硬化好发于左前降支。冠心病的临床类型有心绞痛、心肌梗死、心肌纤维化和冠状动脉猝死。心肌梗死常引起心脏破裂、室壁瘤、附壁血栓形成、心律失常、心力衰竭与心源性休克等合并症。

风湿病是一种与A组乙型溶血性链球菌感染有关的变态反应性炎症性疾病，其特征性病变是风湿小体形成。病变主要侵犯全身结缔组织，尤以心脏病变为重，可形成风湿性心内膜炎、风湿性心肌炎和风湿性心外膜炎。风湿性心内膜炎最终可造成心瓣膜病。

心瓣膜病是各种原因引起的以心脏瓣膜损害为主的疾病，表现为瓣膜口狭窄和（或）关闭不全，最终可导致心力衰竭。

心力衰竭是指在各种致病因素的作用下，心脏的收缩和（或）舒张功能发生障碍，使心排血量绝对或相对下降，以致不能满足机体代谢需要的病理过程。其病因是原发性心肌舒缩功能障碍和心脏负荷过重。发生机制为心肌的舒缩功能障碍。临床可出现一系列心排血量不足、肺循环淤血和体循环淤血的症状和体征。

自测题

一、名词解释

1. 原发性高血压 2. 原发性颗粒性固缩肾 3. 心绞痛 4. 心肌梗死 5. 风湿小体 6. 心力衰竭

二、填空题

1. 原发性高血压引起的脑部病变有_____、_____和_____。

2. 原发性高血压根据病变发展过程可分为_____、_____、_____三期。

3. 心肌梗死的合并症有_____、_____、_____、_____、_____等。

4. 风湿病的病变主要累及_____、_____、_____、_____、_____等器官，其中以_____的病变最为严重。

5. 风湿病的病变可分为_____、_____、_____三期，其_____期的特点是形成具有诊断意义的_____。

三、选择题

A₁型题

1. 关于二尖瓣狭窄的叙述中，哪一项是不正确的（　　）

　A. 左心室肥大，扩张　　B. 右心室肥大，扩张
　C. 左心房肥大，扩张　　D. 右心房肥大，扩张
　E. 肺淤血，水肿

2. 关于风湿小体组成的成分，下列哪一项是不正确的（　　）

　A. 中心纤维蛋白样坏死
　B. 黏液样变性
　C. 枭眼细胞和毛虫样细胞
　D. 泡沫样细胞
　E. 单核细胞和淋巴细胞

3. 活动性风湿性心脏病时，Aschoff小体常见部位是（　　）

　A. 心内膜下　　B. 心外膜内
　C. 心瓣膜内　　D. 心肌间质
　E. 心肌传导系统

4. 风湿性心脏病最常受累的瓣膜是（　　）

　A. 二尖瓣　　　B. 三尖瓣
　C. 主动脉瓣　　D. 肺动脉瓣
　E. 二尖瓣和主动脉瓣

5. 主动脉粥样硬化最好发生的部位是（ ）
   A. 腹主动脉 B. 冠状动脉
   C. 肾动脉 D. 脑动脉
   E. 四肢动脉

A_2 型题

6. 有一患者年轻时患过风湿性关节炎，后又患肾炎数年，而且反复发作病情加重，近来出现头晕、头痛、多尿及夜尿等症状，查体呈慢性病容，皮肤尿素霜，心前区听到心包摩擦音，尿蛋白（++），NPN 增高。本患者的心包摩擦音产生原因可能是（ ）
   A. 风湿性心外膜炎 B. 尿毒症性心外膜炎
   C. 结核性心外膜炎 D. 感染性心外膜炎
   E. 毛霉菌性心外膜炎

7. 有一城市患者的心脏标本，肉眼观察，心脏明显增大呈球形，心脏扩张，乳头肌、肉柱扁平，细看心室壁可见灰色小的瘢痕，有附壁血栓。请分析此心脏病标本病变最可能是（ ）
   A. 扩张型心肌病 B. 限制型心肌病
   C. 慢性克山病 D. 风湿性心脏病
   E. 高血压心脏病

8. 有一男性40岁患者，长时间不规则低热，最近出现脾区疼痛，有轻度贫血。查体二尖瓣区闻到收缩期杂音，主动脉听诊区有舒张期杂音，但心律齐，心跳100次/分钟，某日患者出现右半身瘫，本患者最可能的诊断为（ ）
   A. 上呼吸道感染
   B. 亚急性细菌性心内膜炎合并左侧脑栓塞
   C. 暂时性脑缺血发作
   D. 蛛网膜下隙出血
   E. 左侧内囊区出血

9. 有一年轻妇女，主诉劳动后出现心悸气短，3年前患有风湿性关节炎。查体，慢性病容，半坐位，四肢末端及口唇发绀，心尖区可闻及舒张期杂音，双肺水泡音。根据上述病情本患者的疾病是（ ）
   A. 风湿性心脏病伴二尖瓣狭窄和左心衰竭
   B. 风湿性心脏病伴二尖瓣狭窄
   C. 主动脉瓣关闭不全
   D. 先心病伴心力衰竭
   E. 冠心病伴心力衰竭

10. 有一患者近年来劳累时，心前区经常疼痛，并向左肩部放射，因病情不缓解，住院治疗。心电图显示系统性心肌缺血，入院后逐渐加重，在治疗过程中，夜间突然死亡。该患者死亡原因最可能是（ ）
    A. 冠心病，心肌梗死
    B. 心肌硬化合并心力衰竭
    C. 心肌病合并心力衰竭
    D. 高血压心脏病合并心力衰竭
    E. 以上都不是

11. 一例无主女尸，剖检发现死者两肾体积缩小，重量减轻各为100g，质地硬，皮质变薄，表面呈颗粒状，肾切片观察，均有细动脉透明变性，肾小球纤维化等改变。此患者生前可能患的疾病是（ ）
    A. 肾盂肾炎 B. 原发性高血压
    C. 肾小球肾炎 D. 药物中毒
    E. 以上都不是

A_3/A_4 型题

患者，女性，28岁，心慌、心悸伴下肢水肿十余年。经常有喉痛、扁桃体炎病史。两年前有膝、肘、肩、踝关节疼痛史。近半个月来，剧烈活动或体力劳动后心慌、心悸加重，因咳嗽、气促、咳铁锈色痰急诊入院。心脏听诊可闻及舒张期隆隆样杂音和收缩期吹风样杂音。

12. 请问该患者患何病（ ）
    A. 风湿性心瓣膜病 B. 原发性高血压
    C. 动脉粥样硬化 D. 冠心病
    E. 心肌炎

13. 患者咳铁锈色痰说明肺部发生了什么变化（ ）
    A. 肺纤维化 B. 肺淤血
    C. 肺水肿 D. 肺肉质变
    E. 肺梗死

四、简答题

1. 简述原发性高血压、动脉粥样硬化和风湿病的基本病理变化。
2. 简述心力衰竭的病因及诱因。

（冯丽霞）

第10章 呼吸系统常见疾病

呼吸系统包括鼻、咽、喉、气管和各级支气管组成的呼吸道和肺两部分，鼻、咽、喉为上呼吸道，气管和各级支气管为下呼吸道。本章介绍呼吸系统的常见疾病，主要包括慢性支气管炎和肺炎；慢性阻塞性肺气肿、慢性肺源性心脏病和呼吸衰竭。

案例 10-1

患者，男性，60岁，间断咳嗽、咳痰伴喘息近5年，加重2周。5年前患者受凉后出现咳嗽、咳痰伴喘息，痰量中等且黏稠，自服抗炎及止咳药（具体不详）后缓解。2周前患者于受凉后流涕、咽痛，而后转为咳嗽、咳痰伴喘息，痰量多，痰黏稠不易咳出，自服急支糖浆、甘草片等未见缓解反而逐渐加重，尤其夜间明显以至影响睡眠。自发病以来食欲差，进食少，烦躁，吸烟史30余年，每日吸烟量20支左右。

问题：1. 该患者最可能的诊断是什么？
2. 该患者的主要治疗措施是什么？

第1节 慢性支气管炎

考点：慢性支气管炎的诊断标准

慢性支气管炎（chronic bronchitis）是指由致炎因子引起的累及气管、支气管黏膜及其周围组织的慢性非特异性炎症。临床上出现反复发作的咳嗽、咳痰或伴有喘息，每年发病3个月以上，连续2年以上，并排除其他疾病，可考虑慢性支气管炎。

一、病因及发病机制

1. 感染因素 慢性支气管炎发病多与感冒密切相关。

2. 理化因素 空气污染、吸烟等理化性因素是主要的致炎因子。

3. 过敏因素 喘息型慢性支气管炎患者常有粉尘、烟草、花粉等过敏史，变态反应使气管黏膜充血、水肿和平滑肌痉挛，易造成呼吸道损伤和继发细菌感染，从而引起慢性支气管炎。

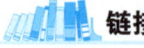 链接

吸烟的危害

吸烟是慢性阻塞性肺疾病（COPD）发生最常见的危险因素，当然吸烟的危害远不止此。根据《中国吸烟危害健康报告》显示，主动吸烟或吸二手烟与多种恶性肿瘤、心脑血管疾病、生殖系统疾病等有关。烟草危害是当今世界最严重的公共卫生问题之一，全球每年吸烟导

致死亡的人数高达600万，超过艾滋病、结核等疾病导致的死亡人数总数。

二、病理变化

慢性支气管炎是呼吸系统管道部位的炎症，可累及较大的支气管，包括主支气管和段支气管，向上可波及气管，向下可累及小、细支气管，主要病变如下。

1. 黏膜层 纤毛发生粘连、倒伏，甚至脱失。柱状上皮细胞出现变性、坏死，甚至可发生鳞状上皮化生。上皮内的杯状细胞增多，黏液腺泡增生、肥大、浆液腺泡发生黏液腺化生，导致黏液分泌亢进。

2. 黏膜下层 急性发作时，毛细血管充血水肿，可见中性粒细胞、淋巴细胞、浆细胞、单核细胞浸润。

3. 外膜层 炎症反复发作可累及软骨，导致软骨萎缩、纤维化及骨化。

三、病理临床联系

因炎症刺激和黏液增多，刺激支气管黏膜，患者主要表现为咳嗽、咳黏痰或伴有喘息。痰液成白色泡沫状，不易咳出。并发细菌感染时，出现脓性黏痰。黏液阻塞支气管，影响通气，造成缺氧，出现呼吸困难。气体通过狭窄的气道可出现哮鸣音。

四、结局及并发症

慢性支气管炎早期积极预防、防止复发，多数可痊愈。若反复发作，最终引发慢性阻塞性肺气肿、支气管扩张、支气管哮喘和慢性肺源性心脏病等并发症。

> **案例 10-1 分析**
> 1. 间断咳嗽、咳痰伴喘息近5年，加重2周。5年前患者受凉后出现咳嗽、咳痰伴喘息，痰量中等且黏稠，自服抗炎及止咳药后缓解，最可能的诊断是：慢性支气管炎伴支气管哮喘，炎症急性加重期。
> 2. 最主要的治疗措施是：抗感染。

第2节 慢性阻塞性肺气肿

肺气肿（pulmonary emphysema）是指末梢肺组织（呼吸性细支气管、肺泡管、肺泡囊和肺泡）含气量过多伴肺泡间隔破坏，肺组织弹性减弱，导致肺体积膨大的一种疾病状态。

一、病因及发病机制

慢性支气管炎是慢性阻塞肺气肿最常见原因之一。吸烟、空气污染、肺尘埃沉着病也是常见病因。其发生机制：在多种因素综合作用下，使肺末梢组织含气量增加，压力升高，导致支气管扩张，弹性下降，末梢肺组织的残气量增大，引起肺气肿。

二、病理变化

肉眼观：病变部位肺体积显著增大，边缘变钝，灰白色，质地柔软，弹性降低，表面

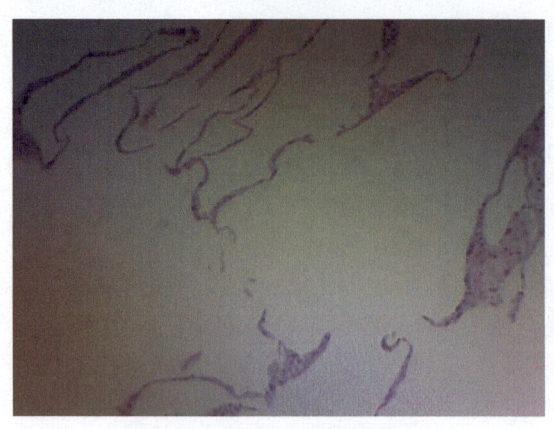

图 10-1　肺小动脉纤维化增厚

可见肋骨压痕和气球状囊泡，切面呈明显的海绵状。严重时，全肺切除后置于水中呈现上浮现象。镜下观：肺泡明显扩张、肺泡间隔变窄，肺泡壁毛细血管减少，肺小动脉内呈纤维性增厚（图 10-1）。小支气管可见慢性炎症变化。

三、病理临床联系

患者除咳嗽、咳痰等慢性支气管炎症状外，还可出现呼吸困难、胸闷等缺氧症状。严重者形成肺气肿患者特有的体征"桶状胸"，听诊可闻及呼吸音减弱，叩诊呈现过清音、心浊音界下降，X 线检查显示肺野透光度增强。

第 3 节　慢性肺源性心脏病

慢性肺源性心脏病（chronic cor pulmonale），简称肺心病，是指慢性肺疾病、肺血管及胸廓的病变引起肺循环阻力增加，导致肺动脉高压和右心室肥大、扩张为特征的心脏病。

考点：肺心病概念

一、病因及发病机制

1. 慢性肺脏疾病　凡是引起弥漫性肺气肿及肺间质纤维化的肺疾病，均可引起肺心病。慢性支气管炎并发阻塞性肺气肿最常见，占 80%～90%。该类疾病因阻塞性通气障碍及肺气血屏障破坏，导致通气和换气功能障碍，发生肺泡内氧气分压降低和二氧化碳分压增高，进一步引起肺动脉压增高。

2. 胸廓病变　胸廓活动受限，会影响胸廓活动，导致限制性通气功能障碍。

3. 肺血管疾病

二、病理变化

1. 肺部病变　除肺部原发疾病的病变外，尚有肺内肌型肺小动脉中膜肥厚，肺小动脉炎、血栓形成及肺泡壁毛细血管数量减少等。

2. 心脏病变　肉眼观：心脏增大，心尖钝圆，重量增大 ≥ 300g，右室壁肥厚 ≥ 0.3cm，右心腔扩张，乳头肌增粗（图 10-2）。通常以肺动脉瓣下 2cm 处右心室肌壁厚超过 5mm（正常 3～4mm）作为诊断肺心病的标准。镜下观：心肌肥大，心肌纤维萎缩，间质水肿和胶原纤维增多。

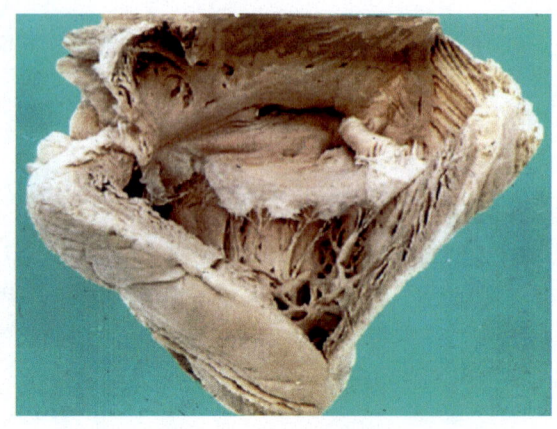

图 10-2　右心室壁肥大

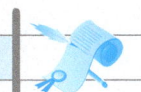

三、病理临床联系

患者除原有肺病的临床症状和体征外，还出现呼吸功能不全和右心衰竭的表现，如呼吸困难、发绀、心悸、气短、肝脾大、全身淤血、下肢水肿等。如伴有严重的呼吸道感染，可继发呼吸衰竭和肺性脑病。

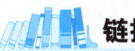 **链接**

肺心病的预防原则

1. 积极采取防御措施，预防呼吸道感染是控制右心衰竭的关键。
2. 限制水、钠的摄入，适当吸氧和给增强心肌收缩力的药物等。

第4节 肺 炎

肺炎（pneumonia）是指肺的急性渗出性炎症，是呼吸系统的常见病和多发病。其中由各种病原微生物如细菌、病毒等引起的感染性肺炎较为常见。临床上以细菌性肺炎最常见，约占肺炎的80%。

一、大叶性肺炎

大叶性肺炎（lobar pneumonia）是主要由肺炎球菌感染引起的以肺泡内弥漫性纤维素渗出为主的炎症。此病好发于冬春季节，青壮年男性多见。起病急，典型病程7～10天。大叶性肺炎的主要临床表现为寒战、高热、咳嗽、咳铁锈色痰、白细胞升高，可伴胸痛。

（一）病因及发病机制

约90%以上是由肺炎球菌感染引起，其次是金黄色葡萄球菌、溶血链球菌、肺炎杆菌和流感杆菌等。当受寒、疲劳、酗酒、感冒、麻醉、胸廓外伤、糖尿病等诱因使机体抵抗力降低或呼吸道防御功能减弱时，存在于鼻咽部的肺炎球菌沿呼吸道到达肺泡，在肺泡内迅速繁殖，通过肺泡间孔或呼吸性细支气管迅速向邻近肺泡蔓延，波及一个肺段或整个肺大叶，引起大叶性肺炎。

（二）病理变化及病理临床联系

病变常发生在单侧，多累及左肺下叶。典型的自然发展过程大致可分为四期。各期特征见表10-1。

考点： 大叶性肺炎的病变分期

表10-1 大叶性肺炎病变分期

分期	病程	病理变化	病理临床联系
充血水肿期	第1～2天	肉眼观察：肺叶肿胀，暗红色。镜下观察：肺泡壁毛细血管扩张充血，肺泡腔内有大量浆液性渗出物	临床表现：寒战、高热、外周血白细胞增多。胸部X线检查显示片状模糊阴影。渗出液化验：常可检出肺炎链球菌
红色肝样变期	第3～4天	肉眼观察：肺叶肿大，暗红色，质地变实如肝。镜下观察：肺泡壁毛细血管明显扩张充血，肺泡腔内充满大量纤维素与红细胞	临床表现：体温持续升高、咳嗽、咳铁锈色痰，可有发绀、呼吸困难等症状。胸部X线检查见大片均匀致密阴影。叩诊呈肺实变体征。渗出物化验：仍能检出较多的肺炎链球菌

续表

分期	病程	病理变化	病理临床联系
灰色肝样变期	第5~6天	肉眼观察：肺叶肿大，灰白色，质地变实如肝（图10-3）。镜下观察：肺泡壁毛细血管受压甚至闭塞，肺泡腔内充满大量纤维素及中性粒细胞（图10-4）	临床表现：体温开始下降，缺氧有所改善，痰由铁锈色逐渐变为黏液脓痰。体征及胸部X线检查同上期。渗出物化验：肺炎链球菌大多被中性粒细胞吞噬
溶解消散期	发病后第7天左右进入此期，需1~3周	肉眼观察：实变消失，肺质地变软。镜下观察：炎性渗出物逐渐溶解吸收或咳出，肺组织的结构和功能恢复正常	临床表现：体温恢复正常，各种症状和体征减轻、消失。胸部X线检查：病变区阴影密度降低，透亮度增加，直至逐渐恢复正常

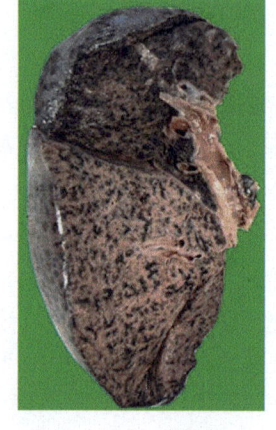

图10-3　大叶性肺炎灰色肝样变期（肉眼观）

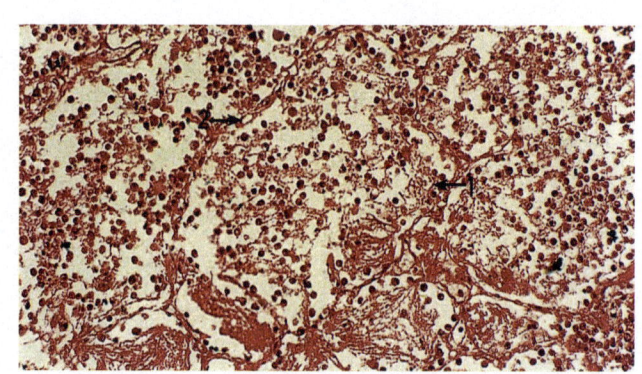

图10-4　大叶性肺炎灰色肝样变期（镜下观）

（三）结局与并发症

大叶性肺炎绝大多数患者经及时治疗，可以痊愈。少数病例合并其他病原微生物的感染或患者抵抗力低，可发生一系列并发症。

1. 肺肉质变　由于肺泡腔内渗出中性粒细胞少或纤维素过多，导致蛋白溶解酶不能将纤维素完全溶解液化，肺泡内残留的纤维素由肉芽组织取代，使病变肺组织呈褐色肉样纤维组织，故称为肺肉质变。

2. 肺脓肿及脓胸　多见合并金黄色葡萄球菌等化脓菌感染时，肺组织变性坏死，液化形成肺脓肿；脓液破入胸腔，引起脓胸。

3. 败血症或脓毒败血症　严重感染时，细菌侵入血液大量生长繁殖，并产生毒素所致。

4. 感染性休克　是大叶性肺炎最严重的并发症。细菌毒素入血，可发生休克，病死率较高。

5. 胸膜增厚及粘连　病变累及胸膜，可伴发纤维素性胸膜炎，未完全溶解吸收而发生纤维化，则导致胸膜肥厚或粘连。

二、小叶性肺炎

小叶性肺炎（lobular pneumonia）是指以细支气管为中心的肺小叶的急性化脓性炎症。病变始于细支气管，逐渐蔓延到所属肺泡管及肺泡，又称支气管肺炎。本病多见于小儿、老人及体弱者。临床表现为发热、咳嗽、咳痰、呼吸困难等。

（一）病因及发病机制

往往是多种病菌混合感染引起。

常见致病菌为致病力较弱的肺炎链球菌，其他如葡萄球菌、链球菌、流感嗜血杆菌等，临床上多见几种细菌混合感染。往往在某些诱因影响下，如患急性传染病（麻疹、流行性感冒、白喉、百日咳）时，呼吸道的防御功能减弱，这些常驻细菌侵入细支气管远端或末梢肺组织，引起小叶性肺炎长期卧床患者，如大手术后、心力衰竭、脑出血引起的偏瘫患者，两肺下叶背侧局部血液循环障碍，可并发坠积性肺炎；全身麻醉及昏迷患者，如食道癌患者、乳腺根治手术后患者等，上呼吸道分泌物或呕吐物吸入肺，可并发吸入性肺炎。

（二）病理变化

病变部位主要是以细支气管为中心的肺组织的化脓性炎症。肉眼观：病灶大小不一样，多数病灶直径约为1cm（一个肺小叶范围），呈灰黄色。切面可挤压出脓液。镜下观：部分细支气管内充满脓细胞及坏死脱落的黏膜上皮。病灶间肺组织可见代偿性肺气肿或肺不张（图10-5）。

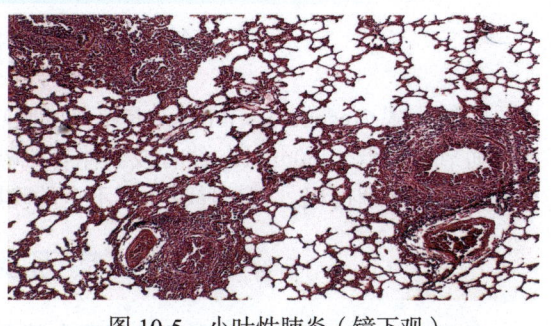

图10-5 小叶性肺炎（镜下观）

（三）病理临床联系

由于肺泡内脓性渗出物增多，刺激支气管黏膜，患者出现咳嗽，咳黏液脓性痰或脓痰。肺突变体征一般不明显，听诊可闻及湿性啰音。X线检查，可见肺野内散在不规则、小片状或斑点状模糊阴影。

（四）结局及并发症

如能及时有效治疗，多数可以治愈。若累及老、弱、幼小人群，预后较差，可出现呼吸衰竭、心力衰竭、肺脓肿及脓胸、脓毒血症等。

三、间质性肺炎

（一）病毒性肺炎

病毒性肺炎（viral pneumonia）是由流感病毒、腺病毒、呼吸道合胞病毒、麻疹病毒、巨细胞病毒等引起的主要累及肺间质的炎症。本病多发于冬春季节，婴幼儿和老年患者较重。

病变肺组织轻度肿大，重量增加。肺泡间隔明显增宽，有淋巴细胞、单核细胞浸润，可见具有诊断意义的病毒包涵体，病毒包涵体可见于细胞核内（腺病毒）或胞质中（呼吸道合胞病毒）或两者均有（麻疹病毒）。

患者可有剧烈的咳嗽、气促、发绀，还有发热等全身中毒症状。严重者可导致心力衰竭或中毒性脑病

（二）支原体性肺炎

支原体性肺炎（mycoplasmal pneumonia）是由肺炎支原体引起的累及肺间质的急性渗出性炎症。青少年、儿童发病率较高，常发生于秋、冬季，通常散发性。病变呈灶状、节

段性分布，下叶多见，呈暗红色，切面可有少量红色泡沫状液体流出，气管及支气管内可有黏液性渗出物。肺泡间隔明显增宽、充血水肿，有淋巴细胞、单核细胞浸润。

患者除了头痛、乏力、发热等一般症状外，还有剧烈的咳嗽，常为干咳。X线检查，肺部呈节段性分布的纹理增加及斑片状阴影。患者痰、鼻分泌物及咽拭子能培养出肺炎支原体。

> **链接**
>
> **肺炎的预防原则**
>
> 1. 积极采取预防措施　预防上呼吸道感染，保持空气新鲜，空气消毒。
> 2. 健康教育　对不同类型的肺炎，选用不同的抗生素；结合中医中药等。

第5节　呼吸衰竭

呼吸衰竭（respiratory failure）是指外呼吸功能严重障碍，导致静息状态下呼吸空气时，动脉血氧分压低于60mmHg伴有或不伴有二氧化碳分压高于50mmHg，引起一系列功能、代谢紊乱的病理过程。它是呼吸功能不全的晚期失代偿阶段。

一、病因及发生机制

外呼吸功能包括肺通气和肺换气两个基本环节。任何因素使肺通气和肺换气过程发生障碍，均可导致呼吸衰竭。

（一）肺通气功能障碍

1. 限制性通气不足　是指吸气时肺泡的扩张受限所引起的肺泡通气不足。包括：①呼吸肌功能障碍，如脑外伤、脑炎、外周神经受损、镇静剂过量使呼吸中枢受损或抑制，导致肺泡限制性通气不足，引起呼吸衰竭。②肺和胸廓的顺应性降低，如肺实变、肺不张、肋骨骨折、胸廓畸形、胸腔积液、气胸等可降低肺和胸廓的顺应性而发生限制性通气不足，引起呼吸衰竭。

2. 阻塞性通气不足　是指气道狭窄或阻塞所致肺泡通气量不足。气管分叉处以上的气道阻塞称为中央性气道阻塞。胸外气道阻塞引起吸气性呼吸困难；胸内气道阻塞引起呼气性呼吸困难。外周性气道阻塞主要见于慢性阻塞性肺疾病，后者主要侵犯小气道。小气道阻力增加，患者主要表现为呼气性呼吸困难。

（二）肺换气功能障碍

1. 弥散障碍　由肺泡膜面积减少、肺泡膜异常增厚和弥散时间缩短引起的气体交换障碍。

2. 肺泡通气与血流比例失调　成人在静息状态下，肺泡通气（V_A）约为4L/min，肺泡毛细血管的血液灌流量（Q）约为5L/min，V_A/Q约为0.8。气/血正常值的维持是肺泡有效换气的基础。

二、机体的功能和代谢变化

（一）机体的功能变化

1. 呼吸系统的变化　表现为潮式呼吸、间歇呼吸、叹气样呼吸、抽泣样呼吸。

2. 中枢神经系统变化　低氧血症和高碳酸血症引起脑功能障碍，称为肺性脑病。患者出现头痛、烦躁、失眠、记忆力减退、表情淡漠等症状，严重者发生定向力丧失、视力障碍、嗜睡，以致昏迷、死亡。

3. 循环系统变化　轻中度缺氧、二氧化碳潴留，可兴奋心血管中枢和交感神经，使心率加快，心肌收缩性增强，心排血量增多。重度缺氧、二氧化碳潴留抑制心血管中枢和心脏活动，引起心率变慢，心肌收缩性降低，心排血量下降等。

4. 泌尿系统变化　缺氧、二氧化碳潴留，可通过交感神经引起肾血管收缩，肾小球滤过率降低，尿量减少，轻度蛋白尿，管型尿等。重者可发生急性肾衰竭。

5. 消化系统变化　轻者表现为恶心、消化不良，重者表现为胃黏膜糜烂、出血、坏死及溃疡等。

（二）机体的代谢变化

1. 呼吸性酸碱平衡紊乱　由于通气不足，二氧化碳不能充分排出，引起呼吸性酸中毒。

2. 代谢性酸碱平衡紊乱　缺氧使无氧酵解增强，乳酸、酮体等酸性物质增多，同时肾功能不全使酸性产物排出减少，引起代谢性酸中毒。

（三）电解质代谢紊乱

1. 血钾升高　由于酸中毒时，可使细胞内钾外移及肾小管排钾减少所致。

2. 血氯下降　CO_2潴留时，H_2CO_3解离生成的HCO_3^-转移至红细胞外，而血浆中的Cl^-移入红细胞内。

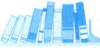**链接**

呼吸衰竭的预防原则

1. 积极采取预防措施　如气道异物阻塞、慢性支气管炎合并肺气肿，应预防呼吸道感染。
2. 纠正缺氧，改善肺通气　①氧疗：通过给氧，提高肺泡内气体的氧分压。②综合治理：尽快改善通气，保持气道通畅，借助呼吸机进行人工通气。③重视并发症处理：如电解质代谢紊乱、酸碱平衡失调、肺性脑病等。

小结

由于肺脏结构的特殊性，其结构疏松、血供丰富，支气管呈树状分支，故肺部疾病常具有易阻塞、易扩散、易突破的特点，小气道发生病变是引起慢性肺疾病的重要发病环节。慢性支气管炎的主要临床特点是咳、痰、喘。慢性阻塞性肺气肿常出现呼吸困难、胸闷等缺氧症状，视诊呈桶状胸，听诊可闻及呼吸音减弱。大叶性肺炎主要是由肺炎链球菌引起的急性纤维素性炎，特征为患者咳出的痰液为铁锈色，多发于青壮年。典型病变分为四期：充血水肿期、红色肝样变期、灰色肝样变期和溶解消散期。小叶性肺炎是以细支气管为中心的肺组织化脓性炎症，多见于小儿、年老体弱者，病变常累及双肺下叶及背侧，临床表现常为发热、咳嗽、咳脓痰。呼吸衰竭是呼吸功能不全的晚期失代偿阶段，会导致机体的呼吸系统、中枢神经系统、循环系统、泌尿系统、消化系统的功能和代谢紊乱。

自测题

一、名词解释
1. 慢性肺源性心脏病　2. 肺肉质变　3. 慢性阻塞性肺气肿

二、填空题
1. 大叶性肺炎的病变发展有_____、_____、_____和_____四期。
2. 慢性支气管炎诊断标准中，对病程的规定是每年发病_____月以上，连续_____年以上。
3. 大叶性肺炎的基本病变为_____，小叶性肺炎的基本病变为_____。

三、选择题

A_1 型题

1. 小叶性肺炎的基本病变属于（　　）
   A. 肉芽肿性炎　　　B. 出血性炎
   C. 纤维素性炎　　　D. 变质性炎
   E. 化脓性炎

2. 下列哪一项不符合大叶性肺炎（　　）
   A. 病变多累及一个大叶　B. 纤维素性炎症
   C. 可发生肺肉质变　　　D. 常并发肺脓肿
   E. 多由金黄色葡萄球菌引起

3. 大叶性肺炎时不会发生（　　）
   A. 肺肉质变　　　B. 肺褐色硬变
   C. 肺脓肿、脓胸　D. 败血症
   E. 感染性休克

4. 大叶性肺炎咳铁锈色痰多发生于病程的哪一期（　　）
   A. 充血水肿期　　B. 红色肝样变期
   C. 灰色肝样变期　D. 溶解消散期
   E. 以上都不是

5. 大叶性肺炎并发肺肉质变，主要是因为（　　）
   A. 渗出的中性粒细胞过少或功能缺陷
   B. 感染的细菌数量过多或毒力过强
   C. 单核-吞噬细胞系统功能亢进
   D. 成纤维细胞增生活跃
   E. 患者全身免疫功能低下

6. 大叶性肺炎最常见的致病菌是（　　）
   A. 大肠杆菌　　　B. 肺炎链球菌
   C. 溶血性链球菌　D. 肺炎杆菌
   E. 金黄色葡萄球菌

A_2 型题

7. 患儿，男性，5岁。发热咳嗽多日，近日因气急、发绀入院。血常规检查：白细胞 $19.6\times10^9/L$，中性 0.85；X线检查：两肺下叶散在灶状阴影，左下叶有片状浓淡不匀阴影。该小孩可能患有（　　）
   A. 小叶性肺炎　　B. 病毒性肺炎
   C. 支原体肺炎　　D. 大叶性肺炎
   E. 支气管扩张症

8. 患者，男性，35岁。酗酒后突然起病，寒战，体温39.5℃，3天后感到胸痛、咳嗽、咳铁锈色痰。X线检查，左肺下叶有大片密实阴影，其可能患有（　　）
   A. 急性支气管炎　B. 小叶性肺炎
   C. 病毒性肺炎　　D. 肺脓肿
   E. 大叶性肺炎

9. 患者，男性，25岁。受寒后出现咳嗽，咳铁锈色痰，X线见右肺呈大片状均匀致密阴影，可初步诊断为（　　）
   A. 小叶性肺炎　　B. 大叶性肺炎
   C. 病毒性肺炎　　D. 支原体肺炎
   E. 吸入性肺炎

10. 患者，男性，65岁。反复咳嗽，咳脓痰，咯血近十年，X线检查见大量支气管呈囊状和圆柱状扩张，并伴随阴影，可诊断为（　　）
    A. 慢性阻塞性肺气肿　B. 支气管哮喘
    C. 小叶性肺炎　　　　D. 支气管扩张
    E. 肺结核

11. 患者，女性，70岁。患慢性支气管炎15年，近期出现呼吸困难、发绀、心悸、下肢水肿，肝大，可诊断为（　　）
    A. 支气管扩张　　　　B. 心肌炎
    C. 慢性肺源性心脏病　D. 慢性阻塞性肺气肿
    E. 肺脓肿

12. 患儿，男性，5岁。上幼儿园，出现发热，剧

烈干咳1天，X线呈节段状阴影，咽拭子培养出肺炎支原体。可初步诊断为（　　）

A. 吸入性肺炎　　　B. 病毒性肺炎
C. 支原体肺炎　　　D. 大叶性肺炎
E. 小叶性肺炎

A_3/A_4 型题

（13、14题共用题干）

患者，男性，哮喘发作2天，端坐呼吸、发绀，双肺布满哮鸣音。

13. 考虑的诊断以下更确切的是（　　）

A. 支气管哮喘　　　B. 喘气型支气管炎
C. 哮喘并发感染　　D. 哮喘并发气胸
E. 危重型哮喘

14. 判断病情严重程度，应做下列何种检查（　　）

A. 肺功能　　　　　B. 血气分析
C. 血清检查　　　　D. 心电图
E. 胸部X线检查

四、简答题

1. 简述大叶性肺炎的病变分期和各期病理特点。
2. 简述慢性支气管炎的病变特点和常见并发症。
3. 列表比较大叶性肺炎和小叶性肺炎的原因、好发年龄、病理变化和并发症。

（严葵花　陶晓燕）

第 11 章 消化系统疾病

> 消化系统具有重要功能。消化系统疾病不仅会影响食物的消化和吸收，还会影响到其他系统或器官的功能。了解常见消化系统的病理与临床联系，为我们进一步学习其他系统常见疾病病理及护理临床课程打下一定的基础。

第 1 节 慢性胃炎

慢性胃炎（chronic gastritis）是胃黏膜的慢性非特异性炎症，是一种常见病、多发病。

一、病因及发病机制

目前病因及发病机制尚未完全明了，多与下列因素有关：①幽门螺杆菌感染；②不良的饮食习惯和药物，如饮酒、吸烟、滥用水杨酸类药物、食辛辣刺激食物等，一般慢性胃炎的发病是多种因素作用的结果；③十二指肠液反流；④自身免疫损伤等。

二、类型、病理变化及病理临床联系

根据病理变化的不同，分为浅表性、萎缩性、肥厚性和疣状胃炎四类。本节主要介绍以下两种。

1. 慢性浅表性胃炎（chronic superficial gastritis） 又称慢性单纯性胃炎，是胃黏膜最常见的病变之一，国内胃镜检出率可高达 20%～40%，以胃窦部多见。胃镜检查：胃黏膜充血、水肿，表面有渗出物和分泌物，有时可见点状出血和糜烂。镜下：病变胃黏膜充血、水肿或点状出血，固有层主要为淋巴细胞和浆细胞浸润，有少量嗜酸粒细胞和中性粒细胞。

2. 慢性萎缩性胃炎（chronic atrophic gastritis） 本型胃炎病因较复杂，分 A、B 两型。A 型属于自身免疫性疾病，由于内因子缺乏，维生素 B_{12} 吸收障碍，多伴有恶性贫血，病变主要在胃体和胃底部。B 型病变多见于胃窦部，无恶性贫血。我国患者多属于 B 型，两型胃黏膜病变基本相同。胃镜所见：胃黏膜层变薄，皱襞变浅，甚至消失，表面呈细颗粒状，胃黏膜由正常的橘红色变为灰白色，黏膜下

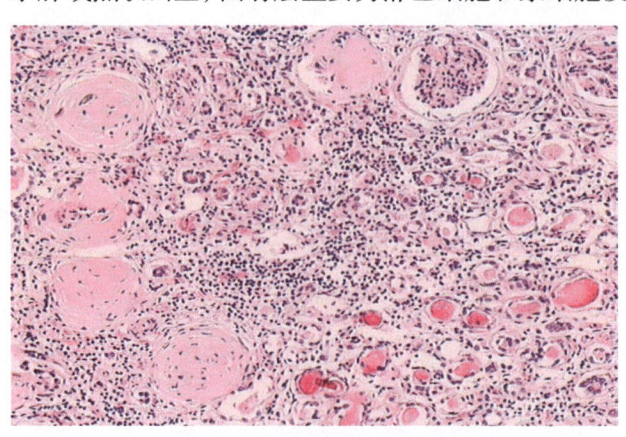

图 11-1 慢性萎缩性胃炎

血管分支清晰可见。镜下观：病变区胃黏膜变薄，腺体萎缩变小，数量减少，固有层内大量淋巴细胞、浆细胞浸润，病程长者可形成淋巴滤泡，常伴有肠上皮化生和幽门腺化生（图 11-1）。

第 2 节 溃 疡 病

溃疡病（ulcer disease）是指以胃或者十二指肠黏膜形成慢性溃疡为特征的一种常见病，包括胃溃疡和十二指肠溃疡。其中十二指肠溃疡约占 70%，胃溃疡约占 25%，两者同时存在的复合性溃疡约占 5%。

案例 11-1

患者，男性，33 岁，近 2 年间断性上腹部疼痛（多在餐后 2 小时内），伴有反酸、嗳气。生气后饮酒，5 小时前突然右下腹剧烈疼痛，持续 2 小时后疼痛扩展至全腹。查体：P106 次/分，BP130/85mmHg，患者急性病容，面色苍白，四肢湿冷，腹肌紧张，有明显压痛和反跳痛。X 线检查示膈下游离气体可疑。急行剖腹探查术，吸出黄色浑浊液体约 600ml，于胃小弯近幽门约 1.5cm 处见一直径 3cm 圆形穿孔，行胃次全切手术后痊愈出院。病检切除的大部胃，在胃小弯幽门部黏膜有一圆形缺损，直径 1.8cm，边缘整齐，溃疡穿透胃壁全层。镜检溃疡底部有四层结构。

问题：1. 分析该病例，结合症状、体征作出诊断，为什么？
　　　2. 可能引起哪些严重后果？

一、病因与发病机制

病因与发病机制尚未完全清楚，可能与下述因素有关：

1. 胃液的消化作用　研究证明，消化性溃疡的形成，与胃酸和胃蛋白酶对黏膜的自我消化有关。正常情况下，胃黏膜有防御屏障功能。它可以防止胃酸透过上皮细胞而损坏胃黏膜，同时胃黏膜分泌的黏液又可以中和胃酸，减少胃酸对胃黏膜的直接接触。当胃黏膜屏障受损时，胃酸中的氢离子可逆向弥散进入胃黏膜，激活胃蛋白酶原，使胃蛋白酶分泌增多，引起自我消化，尤其以胃窦部和十二指肠处氢离子的弥散能力最强，所以是溃疡好发的部位。

2. 黏膜抗消化能力降低　正常的胃和十二指肠黏膜不被胃液消化，是因为黏膜具有很强的抗消化能力，主要包括胃的黏膜屏障、黏液屏障和碳酸氢盐屏障。此外，正常的黏膜血流和细胞更新也是保持黏膜完整性的重要因素。在某些因素作用下，比如长期的精神紧张、高钙血症、肾上腺皮质激素增多、水杨酸类药物、饮酒、过度吸烟、胆汁反流、慢性胃炎等，均可损害黏膜防御屏障，有利于胃液的消化作用。

链接

胃黏膜的屏障功能

胃黏膜的屏障功能包括黏膜屏障、黏液屏障、碳酸氢盐屏障。①黏膜屏障是黏膜上皮细胞的紧密连接及其细胞膜上的脂蛋白层，可阻止离子物质（氢离子由胃腔逆弥散至黏膜和钠离子由黏膜向胃腔弥散）透过。②黏液屏障是黏膜上皮和腺体分泌的一种以糖蛋白为主的碱性黏液，覆盖于黏膜表面，形成黏稠度较大的黏液膜，保护黏膜不受消化过程中的机械损伤；避免黏膜与胃酸的直接接触，中和胃酸，从而保护黏膜不受胃酸和胃蛋白酶的消化。③碳酸氢盐屏障是存在于黏液与上皮细胞之间的缓冲层，它能使弥散入黏液层内的氢离子产生 CO_2 和 H_2O，从而有效地保持胃腔与黏膜上皮细胞间一定的 pH 梯度。

3. 幽门螺杆菌感染　近年来发现，幽门螺杆菌的感染，与溃疡病的发生相关。在胃镜检查中，慢性胃炎、胃溃疡、十二指肠溃疡中，幽门螺杆菌的检出率较高。幽门螺杆菌可产生黏附素、细胞毒素、内毒素、尿素酶等，引起局部的组织损伤。

4. 其他因素　溃疡病有家族多发趋势，迷走神经功能紊乱，以及 O 型血的人发病率较高。

二、病理变化

肉眼观：胃溃疡多位于胃小弯侧靠近幽门处，以胃窦部多见。溃疡通常为一个，圆形或椭圆形，直径多在 2cm 以内。溃疡边缘整齐，底部平坦，溃疡常可穿透黏膜下层，深达肌层甚至浆膜层，溃疡周围黏膜皱襞呈放射状（图 11-2）。切面呈斜漏斗状，溃疡的贲门侧较深呈潜掘状，幽门侧较浅呈阶梯状，这种特殊的形状与胃蠕动方向有关。

十二指肠溃疡常见于球部的前、后壁，其形态特点与胃溃疡相似，只是直径较小，一般为 0.5～1cm，溃疡较浅且易愈合。

镜下观：溃疡底部从表层到深层分为四层，即渗出层（白细胞、纤维素等）、坏死组织层、肉芽组织层和瘢痕层（图 11-3）。瘢痕层内可见增生性小动脉内膜炎使血管壁增厚、管腔狭窄，引起局部供血不足，使溃疡长期不愈合。还可见神经节细胞变性和神经纤维小球状增生，是引起疼痛的原因之一。

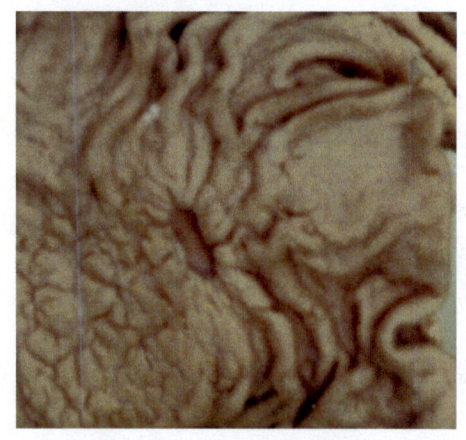

图 11-2　溃疡病（肉眼观）

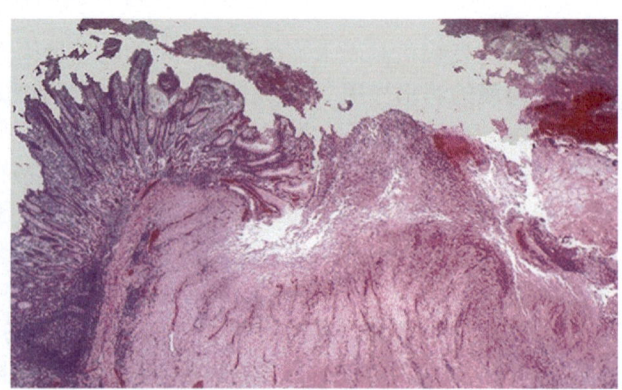

图 11-3　溃疡病（镜下观）

三、病理临床联系

1. 周期性上腹痛　由于溃疡病胃液中的胃酸刺激溃疡局部的神经末梢所致，也与胃壁平滑肌痉挛有关。一般胃溃疡表现为"饱痛"（以餐后 1～2 小时疼痛最明显）。十二指肠溃疡多表现为"饿痛"，进食后有所缓解；还可出现半夜疼痛，可能与迷走神经兴奋性增高、刺激胃酸分泌增多有关。

案例 11-1 分析
该男性患者间断性上腹部疼痛（餐后），伴有反酸、嗳气。通过学习我们了解此症状是慢性胃溃疡患者的典型临床表现。

2. 反酸、嗳气　与胃的幽门括约肌痉挛、胃的逆向蠕动，以及早期的幽门狭窄、胃内容物排空受阻而潴留发酵有关。

四、结局及并发症

1. 愈合　多数情况下，溃疡可经由肉芽组织生长及周围黏膜上皮再生，逐渐覆盖病变部位而愈合，但可在同一部位复发。

2. 出血（占患者的 10%～20%）　是最常见的并发症。因溃疡底部血管受侵蚀破裂引起出血。大出血往往呕出大量咖啡色内容物或排出柏油样便，严重者发生低血压和休克。少量出血粪便潜血试验阳性。

3. 穿孔（约占患者的 5%）　是危险的并发症，是溃疡较深、穿透浆膜的结果，其中十二指肠溃疡穿孔较胃溃疡穿孔多见。急性穿孔时，大量的胃肠内容物流入腹腔，可引起弥漫性腹膜炎；有时溃疡进展缓慢，穿孔前已经与附近器官粘连或穿入相邻器官（大小网膜囊、胰、肝），引起局限性腹膜炎。

4. 幽门狭窄（约占患者的 3%）　与溃疡基底瘢痕组织收缩，以及溃疡周围黏膜炎性水肿或幽门括约肌痉挛有关。严重狭窄时，可因胃的逆向蠕动，出现反复呕吐，而引起水、电解质及酸碱平衡紊乱（脱水、碱中毒）和营养不良。

案例 11-1 分析
溃疡病的并发症有出血、穿孔、幽门狭窄、癌变。该患者入院后急行剖腹探查术，于胃小弯近幽门约 1.5cm 处见一直径 3cm 圆形穿孔，说明患者出现了并发症。

5. 癌变（一般小于 1%）　发生率极低，仅 1% 以下，多是经久不愈的胃溃疡，而十二指肠溃疡几乎不发生癌变。

考点：溃疡病的并发症

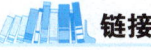　**链接**

慢性胃炎与溃疡病的护理原则

①患者进行有关慢性胃炎与溃疡病知识的宣教，让患者了解其病因、诱因及可能出现的症状；②安慰陪护患者，使其精神放松，消除其紧张恐惧心理，保持情绪稳定；③指导患者规律生活，充分休息，避免过度劳累；④养成良好的饮食卫生习惯，定时进食，少量多餐，避免辛辣、生冷等刺激性食物，戒烟，戒酒，少喝浓茶；⑤指导患者做相关检查，如血常规、胃液分析、大便潜血、胃镜活检等，及时、正确服用药物；⑥注意患者的信息反馈，如腹痛的程度、范围、节律、呕吐成分等，并采取相应的措施；⑦嘱咐患者定期复查，以防复发。

第 3 节　病毒性肝炎

病毒性肝炎（viral hepatitis）是感染肝炎病毒引起的传染病，简称肝炎，属于变质为主的炎症，各种年龄及不同性别均可发生。临床上的主要表现为食欲减退、厌油腻、乏力、黄疸、肝大、肝区疼痛和肝功能异常等。

一、病因及发病机制

目前已知肝炎病毒有六型，即甲型（HAV）、乙型（HBV）、丙型（HCV）、丁型（HDV）、戊型（HEV）、庚型（HGV）。除 HBV 为 DNA 病毒外，其他均为 RNA 病毒。HDV 为有缺陷的 RNA 病毒，必须与 HBV 同时感染才能致病。肝炎的传染源为肝炎患者或病毒携带者。传染途径：HAV 和 HEV 主要经消化道传播（食物或饮水的污染），易引起暴发流行。其他四型主要经血道传播（输血、注射）或母婴垂直传播，HBV 还可以经体液传染（性传播等）。肝炎病毒在体内可潜伏数周或数年。有时呈隐性感染，或无症状的病毒携带者。

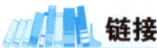

链接

乙型肝炎病毒感染及预防

HBV 感染呈全球性，高危的人群主要是输血者、接受血制品的治疗者、静脉药瘾者、密切接触者和母婴垂直传播。HBV 感染后可发生急性肝炎、慢性肝炎、重型肝炎、肝硬化及肝癌，也可呈慢性无症状携带状态。HBV 携带者终身具有传染性。据估计，我国 HBV 携带者约有1.2亿，患者中约有3000万人逐渐发展成慢性乙型肝炎、自身免疫病、肝硬化及肝癌，每年的医疗费用耗资300亿～500亿元。

细胞毒 T 淋巴细胞是清除病毒感染、治愈疾病的关键因素，而抗 HBsAg 的抗体是抵抗 HBV 感染的有效因素。抗 HBs 抗体的被动免疫或用灭活、重组 HbsAg 免疫接种都能赋予机体抗感染能力。所以在感染之前或已感染时应用含高滴度抗 HbsAg 抗体的人免疫血清球蛋白（HBIG）可有效防止疾病发生，前者称为暴露前预防，后者称为暴露后预防。乙肝疫苗含有肝细胞表面抗原，是从慢性携带者血浆中提纯或用 DNA 技术重组制得，除少数人有不良反应外，95%以上的免疫个体可诱发出保护性抗体，产生长期的免疫保护作用。

肝炎的发生机制还不十分清楚，一般认为甲型肝炎病毒可直接损害肝细胞。乙型肝炎病毒在肝细胞内复制后释放入血，其中部分 HBV 抗原与肝细胞膜结合，使肝细胞表面具有抗原性。进入血液的 HBV 可刺激免疫系统产生致敏 T 淋巴细胞和特异性抗体，与血液中病毒反应，同时识别、结合、攻击附有病毒抗原的肝细胞。由于免疫杀伤作用，以及 HBV 复制中干扰肝细胞正常代谢，引起肝细胞损伤。

肝细胞的损害程度与免疫反应的程度及病毒数量有关。病毒数量少，免疫反应正常者发生急性肝炎；免疫反应低下者则为慢性肝炎；病毒数量多，免疫反应强的，发生重型肝炎。

二、基本病理变化

各型肝炎的病理变化基本相同，都是以肝细胞的变性坏死为主，同时伴有不同程度的炎细胞浸润、肝细胞再生和纤维组织增生。

（一）肝细胞变性、坏死

1. 胞质疏松化和气球样变 为常见的变性病变，由于肝细胞膜损伤，胞质内水分增多，细胞体积增大，胞质疏松呈网状，半透明，称为胞质疏松化。病变进一步发展，肝细胞体积更大，变为圆形，胞质透明，称为气球样变。

2. 嗜酸性变和嗜酸小体　多为单个细胞病变。肝细胞因水分脱失浓缩而体积缩小，胞质嗜酸性增强，称为嗜酸性变。进一步发展，胞质浓缩，胞核消失，呈深红色圆形小体，称为嗜酸小体，又称为嗜酸性坏死，为细胞凋亡的一种表现形式。

3. 溶解坏死　肝细胞在气球样变的基础上出现核浓缩、核溶解或消失，最后细胞解体，称为溶解坏死。

根据坏死的范围及分布特点，溶解坏死可分为：①点状坏死：为单个或数个肝细胞坏死，散在肝小叶内；②碎片状坏死：为肝小叶周边界板肝细胞的灶状坏死；③桥接坏死：小叶中央区和汇管区之间，以及两个中央静脉之间的坏死灶相互带状相连；④亚大块坏死：肝细胞坏死范围达肝小叶的 1/3～1/2；⑤大块状坏死：肝细胞坏死累及整个肝小叶，仅汇管区有少量的肝细胞残留。

（二）炎细胞浸润

病变肝小叶内或汇管区常有不同程度的炎细胞浸润，主要是淋巴细胞、浆细胞、单核细胞及少量中性粒细胞。

（三）肝细胞再生

在坏死的肝细胞周围，常有肝细胞再生。再生的肝细胞体积较大，核大或双核，染色较深。坏死范围较大时，肝细胞索的网状纤维支架塌陷聚合，再生的肝细胞呈结节状。

（四）间质反应性增生

1. 库普弗细胞增生　为单核-吞噬细胞系统的炎性反应，该细胞增生，突出于肝窦壁或脱落于窦腔内，成为游走的巨噬细胞，可吞噬各种坏死碎片或异物。

2. 储脂细胞和成纤维细胞增生　储脂细胞位于肝窦周间隙，具有多向分化潜能。炎症时该细胞增生并演变为成纤维细胞，汇管区的成纤维细胞也增生，两者所产生的胶原纤维相连，形成纤维间隔，导致肝硬化。

> 考点：病毒性肝炎的基本病理变化

三、各型肝炎病变特点及病理临床联系

肝炎根据病变特点和临床表现分为急性肝炎、慢性肝炎、重型肝炎三种类型。

案例 11-2

患者，男性，31岁，于7天前出现发冷、发热伴上腹部饱胀及乏力。次日加剧，尿黄。第3天全身皮肤发黄，乏力明显加重，伴有恶心、呕吐。查体：肝剑突下3cm，肋下未及。血清胆红素18mg/dl，谷丙转氨酶1100U，凝血酶原时间145秒。入院后黄疸进行性加重，次日出现神经精神症状，继之昏迷，肝脏进行性缩小，消化道持续大量出血，抽搐而死亡。

尸检：皮肤及巩膜重度黄染，肝重750g，质地柔软，表面暗红黄染。镜检：肝细胞大片坏死，肾小管上皮变性坏死，肺组织广泛出血。

问题：1. 本病属于哪种类型肝炎？诊断依据是什么？
2. 患者身强力壮抵抗力强，为什么病变如此严重？
3. 分析该患者的死亡原因。

1. 急性肝炎　是最多见的肝炎，临床上分为黄疸型肝炎和无黄疸型肝炎两种。两者的病变基本相同，在我国多见的是无黄疸型，且多为乙型肝炎。主要的病变有：①肝细胞

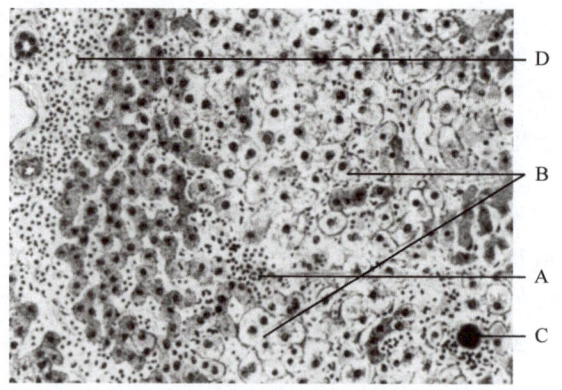

图 11-4　急性肝炎（镜下观）
A. 汇管区炎细胞浸润；B. 肝细胞胞质疏松化和气球样变；C. 肝小叶内肝细胞点状坏死（核浓缩）；D. 嗜酸小体

广泛变性，胞质疏松化和气球样变；②坏死轻微，肝小叶内散在点状坏死和嗜酸性小体；③肝小叶内与汇管区轻度炎细胞浸润。黄疸型坏死稍多，毛细血管内胆栓形成（图 11-4）。

临床上因肝细胞弥漫性肿胀，肝体积增大可触及；包膜紧张引起肝区疼痛；肝细胞坏死引起多种肝功能异常，血清转氨酶升高。急性肝炎多在半年内逐渐恢复，少数乙型、丙型肝炎可转化为慢性。

2. 慢性肝炎　肝炎病程持续半年以上者即为慢性肝炎。与感染的病毒类型、治疗不当、免疫因素等有关。根据炎症、坏死、纤维化程度，将慢性肝炎分为三种类型：

（1）轻度慢性肝炎：肝细胞点状坏死，轻度碎片状坏死，汇管区慢性炎细胞浸润，周围少量纤维增生，肝小叶结构完整。

（2）中度慢性肝炎：肝细胞中度碎片状坏死，有桥接坏死，汇管区及小叶内炎细胞浸润明显，小叶内有纤维间隔形成，肝小叶结构紊乱。

（3）重度慢性肝炎：肝细胞重度碎片状坏死及大范围桥接坏死，坏死区肝细胞不规则再生，大量炎细胞浸润，纤维间隔分隔肝小叶结构，出现肝硬化倾向。

临床上主要表现为肝区不适、食欲不振、乏力及脾大。早期肝脏轻度增大，肝功能检查可正常，晚期逐步转变为肝硬化。若在慢性肝炎的基础上发生大片坏死，即转变为重型肝炎。

3. 重型肝炎　较少见，根据起病急缓和病变程度分为三型：

（1）急性重型肝炎：起病急，进展快，死亡率高。肝细胞广泛大块性坏死，肝窦明显扩张，库普弗细胞增生肥大，吞噬活跃。网状支架塌陷，残留肝细胞再生不明显。肝小叶内及汇管区有大量淋巴细胞、巨噬细胞浸润。肝体积明显缩小，被膜皱缩，质地柔软，呈黄色或红褐色，又称急性黄色（或红色）肝萎缩（图 11-5）。

临床表现有黄疸、出血、肝性脑病等，多在 2 周内死于急性肝功能衰竭，少数转为亚急性重型肝炎。

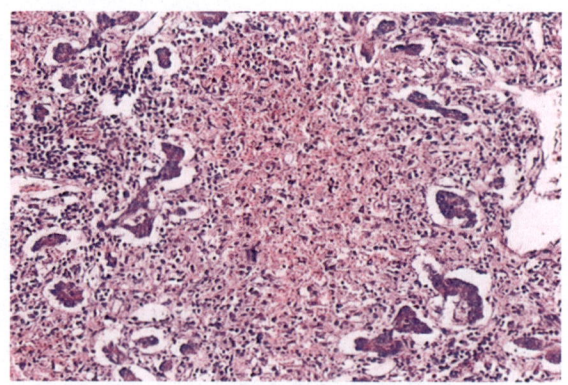

图 11-5　急性重型肝炎（镜下观）

案例 11-2 分析

结合病史、临床表现及尸检，通过我们对肝炎类型及特点的学习，此患者为急性重型肝炎。

（2）亚急性重型肝炎：起病缓慢，多数由急性重型肝炎转变而来，病程较长，数周至数月。为新旧不一的亚大块坏死，网状纤维支架塌陷和胶原化，肝细胞再生呈结节状。小叶内外明显炎细胞浸润，汇管区小胆管增生及淤胆现象。肝体积缩小，被膜皱缩，质地变硬，呈黄绿色。

临床表现与急性相似，可死于肝功能衰竭或发展为坏死后性肝硬化。

（3）慢性重型肝炎：多为中、重度慢性肝炎出现重型肝炎表现者。在原病变基础上，出现新的亚大块坏死，病程可持续1年以上，多数发展为坏死后性肝硬化。

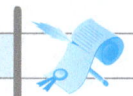

考点：各型肝炎的病变特点

第4节 肝 硬 化

肝硬化（liver cirrhosis）是一种慢性进行性肝病，是各种原因引起的肝细胞变性、坏死，继而纤维组织增生和肝细胞结节状再生，导致肝小叶结构破坏和血液循环途径改建，使肝脏变形、变硬，称为肝硬化。患者早期无明显症状，后期出现门静脉高压症和肝功能障碍。

根据不同病因可以把肝硬化分为肝炎性、酒精性、胆汁性、寄生虫性、淤血性和色素性肝硬化；根据形态不同可以把肝硬化分为小结节型、大结节型、大小结节混合型和不全分隔型。我国常用的是结合病因、病变及临床表现的综合分类法。本节主要介绍我国分类法中常见的三种肝硬化类型。其中以门脉性肝硬化（portal cirrhosis）最多见。

一、门脉性肝硬化

案例11-3

患者，男性，32岁，乙肝病史8年，11个月前开始厌食，伴腹胀、尿少、下肢水肿逐渐加重。查体：巩膜轻度黄染，腹部高度膨隆，腹壁浅静脉怒张，腹水征阳性，肝脾触诊不满意。肝掌，前胸散在蜘蛛痣，下肢水肿。HBsAg（+），凝血酶原时间26秒，谷丙转氨酶＜40U，白蛋白31g/L，球蛋白45g/L，白/球0.68∶1。入院3天排便后突然上腹部剧痛，面色苍白，呕鲜血约800ml，排出柏油样大便，10天后出现躁动，高声喊叫，继而昏迷死亡。

尸检：皮肤及巩膜中度黄染，腹腔内有黄色澄清液体4500ml，肝重890g，表面及切面见多个直径1～2cm的结节，脾重860g，食管下段静脉丛明显曲张。镜检：肝小叶结构破坏假小叶形成。

问题：1. 请对本病作出诊断，写出诊断依据。

2. 分析该疾病的原因。

3. 分析该患者死亡原因。

（一）病因及发病机制

1. 病毒性肝炎 在我国，病毒性肝炎是引起门脉性肝硬化的主要原因，尤其是慢性乙型和丙型肝炎，肝硬化患者HbsAg阳性率可高达76.7%。

2. 慢性酒精中毒 在欧美国家多见，在欧美国家有60%～70%的门脉性肝硬化是由酒精性肝病引起。

3. 营养缺乏 与发病有一定关系。动物实验证明，长期饲喂缺乏蛋氨酸和胆碱食物的动物，可经过脂肪肝的阶段发展成肝硬化。

4. 毒物中毒 某些化学毒物，如砷、四氯化碳、黄磷等物质，对肝脏有害，可导致肝硬化。

在上述因素的作用下，肝细胞反复发生变性、坏死，网状纤维支架破坏并塌陷，坏死区残留的肝细胞呈结节状再生，同时肝小叶内大量纤维组织增生。这种增多的胶原纤维有两种来源：①小叶内网状纤维支架塌陷、融合、胶原化，以及窦周间隙的储脂细胞增生产生胶原纤维；②汇管区的成纤维细胞增生产生胶原纤维。纤维逐渐向小叶内伸展并连接形成纤维间隔，将原小叶分割或包绕再生的肝细胞团，形成假小叶，同时肝内血液循环被迫改建，导致肝硬化形成。

（二）病理变化

门脉性肝硬化属于小结节型肝硬化。肉眼观：早期、中期肝脏体积正常或稍大，质地稍硬；晚期肝脏体积缩小，重量减轻，硬度增加。表面和切面可见弥漫分布的小结节，结节大小较一致，直径多在 0.1～0.5cm（图 11-6）。结节呈黄褐色（脂肪变）或黄绿色（淤胆），周围为灰白色纤维间隔包绕。

镜下观：正常肝小叶结构破坏，由假小叶取代。假小叶是指由广泛增生的纤维组织将肝小叶分割、包绕成大小不等的圆形或椭圆形的肝细胞团（图 11-7）。假小叶内肝细胞大小不一，排列紊乱，原有肝细胞常有萎缩、变性、坏死，再生的肝细胞体积大，核大深染，或者有双核。中央静脉缺失、偏位或两个以上，包绕假小叶的纤维组织间隔宽窄一致，内有少量淋巴细胞和单核细胞浸润，并可见小胆管增生。

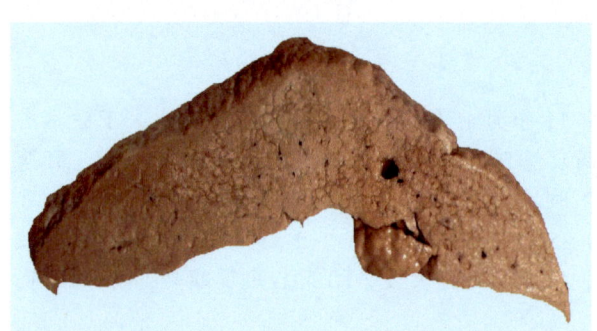

图 11-6　门脉性肝硬化（肉眼观）

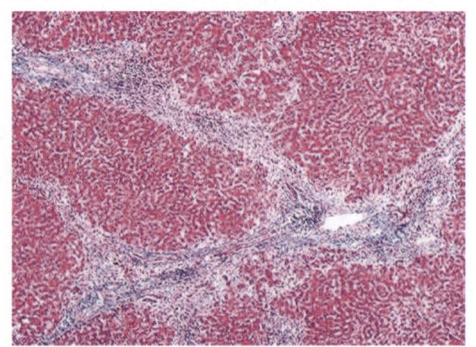

图 11-7　门脉性肝硬化（镜下观）

（三）病理临床联系

1. 门脉高压症　肝硬化时门静脉压可升高到 2.5～4.0kPa 或以上（正常为 0.491～1.962kPa）。门静脉压升高的主要原因：①肝内广泛的纤维组织增生，肝血窦闭塞或窦周纤维化，使门静脉循环受阻（窦性阻塞）；②假小叶压迫小叶下静脉，使肝血窦内血液流出受阻，进而影响门静脉血流入肝血窦（窦后性阻塞）；③肝动脉分支与门静脉分支在汇入肝窦前异常吻合支形成，使高压力的动脉血流入门静脉内（窦前性阻塞）。门静脉压升高后主要的表现有：

（1）脾大：门静脉压力升高，脾静脉血回流受阻，引起慢性淤血性脾大，可引起脾功能亢进。

（2）胃肠淤血、水肿：门静脉压力升高，胃肠静脉血回流受阻，导致胃肠壁淤血、水肿，影响胃的消化吸收功能，出现腹胀、食欲不振。

（3）腹水：形成的原因有：①门静脉高压使门静脉系统毛细血管内淤血，液体漏入腹腔；②肝血窦淤血，窦内压增加，自窦壁渗入窦旁间隙的液体增多而漏入腹腔；③肝脏合成蛋白质功能减退，使血浆胶体渗透压降低，水分漏出增多；④肝功能障碍，醛固酮、抗利尿激素灭活减少，导致水钠潴留。表现为腹胀，大量腹水时腹部膨隆。

(4) 侧支循环形成：门静脉高压时，通过门静脉与腔静脉之间的吻合支代偿，可减轻门静脉压力，使部分门静脉血经过肝脏通过侧支直接流入腔静脉，回流到右心。主要的侧支循环有：①经胃冠状静脉、食管下段静脉丛、奇静脉入上腔静脉，导致食管下段静脉丛曲张，破裂时发生致命性大出血，是肝硬化患者常见的死亡原因；②经肠系膜下静脉、直肠静脉丛、髂内静脉进入下腔静脉，引起直肠静脉（痔静脉）丛曲张，形成痔核，破裂可出现便血；③经附脐静脉、脐周静脉网、胸腹壁静脉分别进入上腔静脉和下腔静脉，引起脐周浅静脉高度扩张，形成"海蛇头"现象（图11-8）。

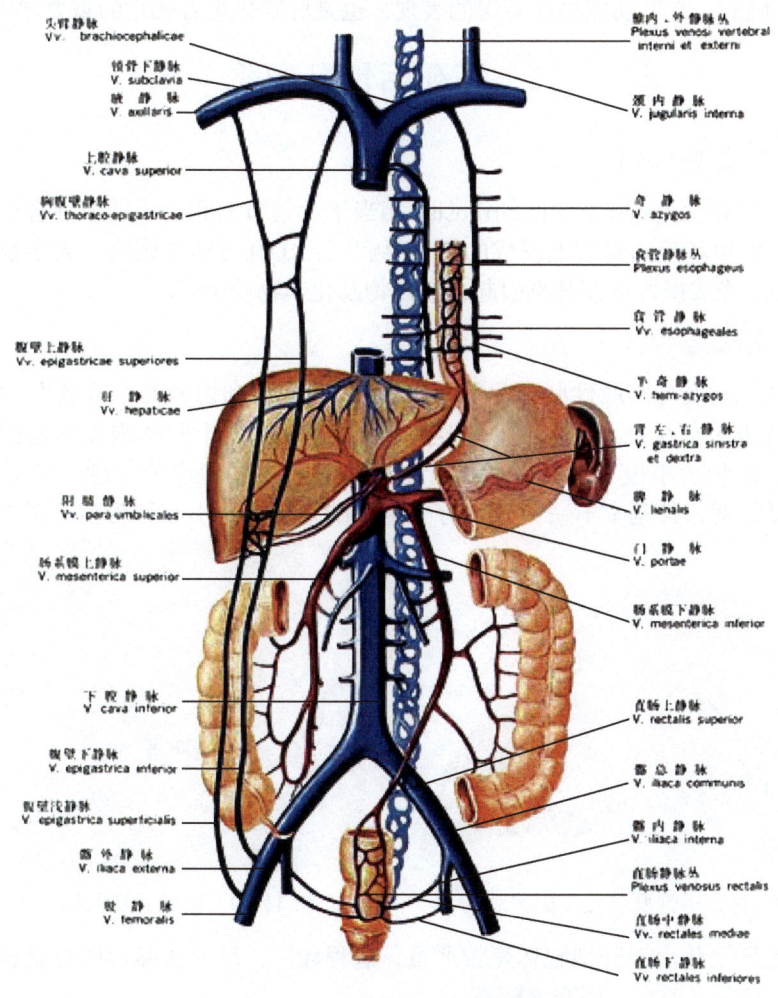

图 11-8　门脉高压症侧支循环

案例 11-3 分析

此患者临床表现有典型的门脉高压症（腹水、腹壁静脉曲张等）和肝功能（肝掌、蜘蛛痣等）障碍，结合肝炎病史，可诊断为肝硬化。晚期因消化道大出血继发肝性脑病而死亡。

2. 肝功能障碍　是肝细胞长期反复受到损伤所导致。主要的表现有：

(1) 血浆蛋白合成障碍：肝功能障碍时合成白蛋白减少，脾功能亢进合成球蛋白增多，导致血浆中白蛋白和球蛋白比值降低，甚至倒置。

(2) 激素灭活减少：肝脏对雌激素灭活减少，体内雌激素增多，男性患者可出现睾丸萎缩、乳腺发育等；女性可出现月经不调、不孕等。患者的颈面部、胸部、前臂可因小动脉扩张而出现蜘蛛痣；在手掌的大小鱼际处可出现暗红色斑块，称为肝掌。

(3) 出血倾向：由于肝脏合成凝血因子减少、脾功能亢进血小板破坏过多所导致，患者可出现鼻出血、牙龈出血、皮肤黏膜瘀点、瘀斑等。

考点：门脉性肝硬化的病理变化和临床联系

(4) 黄疸：肝细胞坏死及毛细血管淤胆、胆色素代谢障碍所致，出现皮肤、黏膜、巩膜黄染现象。

(5) 肝性脑病：是肝功能极度衰竭的表现，也是肝硬化患者死亡的重要原因。

二、坏死后性肝硬化

(一) 病因及发病机制

坏死后性肝硬化（postnecrotic cirrhosis）相当于大结节型和大小结节混合型肝硬化，是在肝细胞发生大块坏死的基础上形成的。主要病因：①肝炎病毒感染，大多数由乙型、丙型亚急性重型肝炎或慢性重型肝炎引起；②药物及化学物质中毒。

(二) 病理变化与后果

本型肝硬化病变与门脉性肝硬化不同特点：①肝表面和切面的结节较大，且大小不等，最大的直径可达 5～6cm，肝脏变形明显（图 11-9）；②由于肝细胞坏死范围及其形状不规则，假小叶形状大小也不一致，假小叶内肝细胞有不同程度的变性、坏死；③假小叶周围纤维间隔较宽，且宽窄不一，其内有大量炎细胞浸润及小胆管增生（图 11-10）。

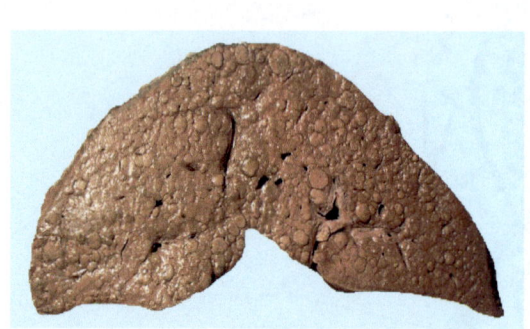

图 11-9 坏死后性肝硬化（肉眼观）

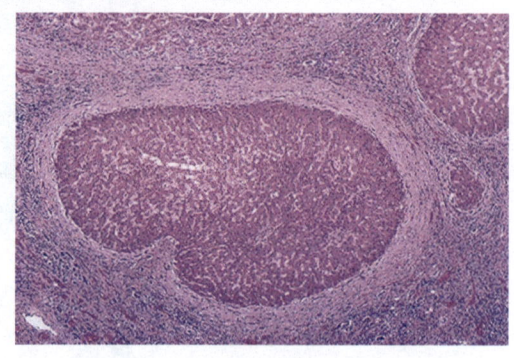

图 11-10 坏死后性肝硬化（镜下观）

坏死后性肝硬化由于肝细胞坏死较严重，病程较短，肝功能障碍明显且出现较早，而门脉高压症较轻且出现晚，癌变率较高。

三、胆汁性肝硬化

胆汁性肝硬化（biliary cirrhosis）是由于胆道阻塞、胆汁淤积引起的肝硬化，较少见，根据病因不同分原发性和继发性两种。

(一) 病因及发病机制

原发性胆汁性肝硬化少见，原因不明，可能与自身免疫反应有关。继发性胆汁性肝硬化的原因与长期肝外胆管阻塞和胆道上行性感染两种因素有关。长期的胆管阻塞，胆汁淤积，使肝细胞变性坏死，继发纤维组织增生导致肝硬化。

（二）病理变化与后果

肝脏不如前两型肝硬化明显（早期肝脏常肿大），质中等硬，表面较光滑呈细小结节，相当于不完全分隔型，深绿色或绿褐色。原发性胆汁性肝硬化早期，小叶间胆管上皮细胞水肿、坏死，周围淋巴细胞浸润，最后小胆管破坏导致纤维组织增生并伸入肝小叶内，假小叶呈不完全分隔型。继发性胆汁性肝硬化肝细胞明显淤胆而变性坏死，坏死的肝细胞肿大，胞质疏松呈网状，核消失，称为网状或羽毛状坏死。假小叶周围纤维组织分割包绕不完全。

胆汁性肝硬化患者常有明显的黄疸，合并门静脉高压的少见，肝功能障碍不如门脉性肝硬化明显。

第5节　肝性脑病

案例 11-4

患者，男性，65岁，患慢性乙型肝炎15年，肝硬化4年，近日因"酗酒后出现呕血、黑粪10天，神志恍惚2天"就诊。查体：巩膜黄染，言语不清，定向力丧失，出现幻觉，有扑翼样震颤，肌张力增高。脑电图异常，血氨60μmol/L。

问题：1. 请对本病作出诊断，写出诊断依据。

2. 分析该患者的发病原因。

肝性脑病（hepatic encephalopathy）是由于各种的严重的肝病引起的神经精神综合征，属于肝功能衰竭的一部分。早期有性格的改变，进一步发展出现行为异常、定向障碍、扑翼样震颤、精神错乱，严重时发展为嗜睡、昏迷，又称肝性昏迷。

急性肝性脑病起病急，迅速出现躁动、谵妄以致昏迷，多数短期内死亡。多见于重型肝炎及中毒性肝炎引起的广泛而急剧的肝细胞破坏。

慢性肝性脑病起病较缓，有明显的诱因，多在肝硬化或门-腔静脉分流术后的基础上发生。

一、肝性脑病的发病机制

尚未完全阐明。多数学者认为主要是脑细胞代谢和功能障碍所致。

（一）氨中毒学说

1. 血氨增高的原因　①尿素合成减少，氨清除不足：肝功能严重障碍时，鸟氨酸循环障碍，组织代谢过程中形成的氨及肠道吸收的氨在肝内合成尿素明显减少，致血氨升高；②门-体侧支循环形成：由肠道吸收的氨未经肝脏解毒而直接流入体循环，致血氨升高；③产氨增多：门脉高压时，肠黏膜淤血、水肿、消化吸收不良，肠内蛋白质及血中弥散入肠道的尿素在细菌的分解下产氨增多；④患者昏迷前明显躁动，肌肉产氨增多（图11-11）。

2. 氨对脑的毒性作用

（1）干扰脑细胞的能量代谢：主要通过干扰脑细胞的葡萄糖生物氧化，使能量生成减少，ATP消耗增多。过程为：①氨与α-酮戊二酸结合生成谷氨酸，消耗了大量α-酮戊二酸，使三羧酸循环障碍，同时消耗了大量的还原辅酶Ⅰ（NADH），妨碍了呼吸链中递氢过程，致使ATP产生减少；②大量的氨与谷氨酸合成谷氨酰胺时，消耗了大量的ATP。

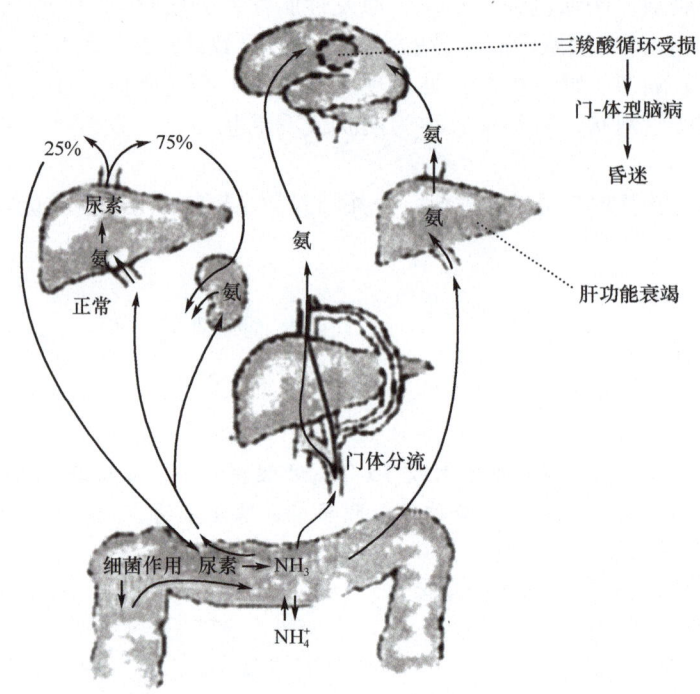

图11-11　氨的正常与异常循环

(2) 改变脑内神经递质：血氨升高使脑内的神经递质平衡失调，兴奋性神经递质（谷氨酸、乙酰胆碱）减少，抑制性神经递质（谷氨酰胺、γ-氨基丁酸）增多，导致中枢神经系统功能紊乱。

> **案例11-4分析**
> 　　患者临床表现为言语不清，定向力丧失，出现幻觉，有扑翼样震颤，肌张力增高。查脑电图异常，血氨60μmol/L。典型肝性脑病表现。病因为肝硬化上消化道大出血。

（二）假性神经递质学说

　　肝功能严重障碍或门-体静脉侧支循环形成时，血中的胺类物质（苯乙胺、酪胺）直接进入体循环到脑组织，在脑内β-羟化酶的作用下，生成苯乙醇胺和羟苯乙醇胺，它们的化学结构与正常神经递质去甲肾上腺素和多巴胺十分相似，但其生理功能仅是正常递质的1/10，故称为假性神经递质。当脑干网状结构中假性神经递质增多时，竞争性地与正常神经递质争夺突触小体，从而导致神经信息的传递阻碍，大脑皮质不能维持觉醒状态而抑制，出现一系列神经精神症状，甚至昏迷（图11-12）。

　　除氨中毒学说和假性神经递质学说外，还有血浆氨基酸失衡学说，血清GABA（γ-氨基丁酸）学说等，均与肝性脑病的发生有密切关系。

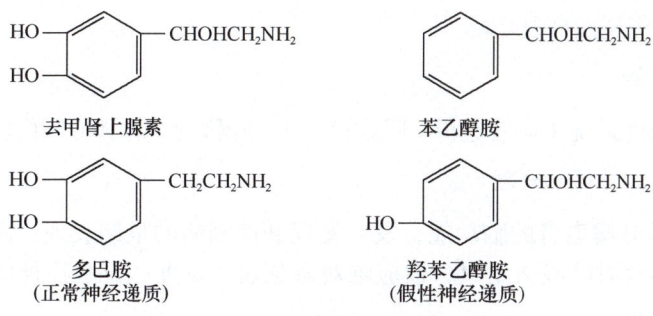

图 11-12 正常与假性神经递质

二、肝性脑病发生的诱因

1. 上消化道出血 这是最常见的原因。肝硬化患者食管下段静脉丛曲张，当食入粗糙食物或腹压升高时引起上消化道出血，血中蛋白质经肠道细菌作用产生大量氨。另外，出血还可造成低血容量，使肝、肾、脑等重要器官因缺血而功能下降。

2. 感染 导致体温升高、缺氧、全身各组织分解代谢增强、产氨增多，还可增强脑对氨等毒性物质的敏感性。

3. 放腹水 腹腔穿刺放液过多、过快，可因腹压突然下降而使门静脉淤血，加重肝脏缺血损害；同时，大量放腹水造成大量蛋白质和电解质丢失，加重内环境紊乱，诱发肝性脑病。

4. 便秘 可使肠内氨和其他含氮毒物的产生和吸收增加。

5. 用药不当 麻醉及镇静药都可增加肝脏负担，加重肝功能损害，促使肝性脑病发生。

6. 其他 大手术、饮酒、高蛋白饮食、低血糖等。

三、肝性脑病防治、护理的病理生理基础

（一）防止诱因

1. 严格控制蛋白质摄入量，减少肠内可被细菌利用的含氮物质。
2. 避免饮食粗糙、质硬，防止上消化道大出血。
3. 控制感染。
4. 慎用镇静、麻醉等药物，正确选用利尿剂。
5. 慎重处理腹腔放液，防止水电解质紊乱。
6. 保持排便通畅，防止便秘。

（二）降低血氨

1. 口服乳果糖等使肠道 pH 降低，抑制氨的生成和吸收。
2. 口服新霉素等抑制肠道细菌，减少产氨。
3. 应用谷氨酸或精氨酸降血氨。
4. 纠正水、电解质和酸碱平衡紊乱，特别注意纠正碱中毒。
5. 清洁灌肠以减少产氨和阻止氨的吸收。
6. 限制蛋白质摄入，减少产氨。

（三）促进正常神经传递功能恢复

输注高支链氨基酸混合营养液以恢复血浆氨基酸平衡；应用左旋多巴与假性神经递质

竞争，促进正常神经递质恢复功能。

（四）改善肝功能

应用人工肝辅助系统（血液透析、吸附疗法）、肝移植、静脉或肝内输注人胎肝细胞。

（五）密切观察，加强护理

密切观察严重肝病患者的脑功能，及时发现肝性脑病的早期表现；注意保持昏迷患者的呼吸道畅通，必要时呼吸机给氧，但应绝对避免通气过度；设法让神经错乱的患者保持安静，防止发生意外。

> **小结**
>
> 慢性浅表性胃炎较常见，炎性改变局限于黏膜浅层。慢性萎缩性胃炎以B型多见，胃黏膜固有层炎细胞浸润广泛，伴有腺体萎缩及肠上皮化生。
>
> 胃溃疡多发于胃小弯近幽门处，十二指肠溃疡多在球部，除溃疡的大小、深度有别外，两部位溃疡的形状相同。镜下的特点为四层结构。并发症有出血、穿孔、幽门狭窄、癌变。
>
> 病毒性肝炎有甲型、乙型、丙型、丁型、戊型、庚型六种类型。甲型、戊型经消化道传播，其余型别均经血液、体液传播。病变属于变质性炎症，继发肝细胞再生及纤维增生。急性肝炎预后较好，慢性肝炎预后与肝炎病毒类型有关，甲型肝炎很少转为慢性，乙型、丙型肝炎恢复较慢容易转成慢性，继发肝硬化及肝癌，重型肝炎短期内可因肝功能衰竭死亡，病程长者发展为坏死后性肝硬化。
>
> 肝硬化是各种慢性肝脏损害的继发病变。任何原因引起的肝细胞变性、坏死，纤维组织增生和肝细胞结节状再生都可形成肝硬化，导致肝小叶结构破坏由假小叶代替和肝内血液循环改建，出现门静脉高压症和肝功能障碍两大表现。在肝硬化形成过程中纤维组织增生是关键。门脉性与坏死后性肝硬化最终都可合并肝癌。因此，病毒性肝炎、肝硬化、肝癌三者之间关系密切。
>
> 肝性脑病是肝功能极度衰竭的表现，其发生主要有氨中毒及假性神经递质学说。

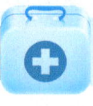

自测题

一、名词解释

1. 溃疡病　2. 碎片状坏死　3. 假小叶　4. 肝硬化
5. 肝性脑病

二、填空题

1. 胃及十二指肠溃疡多发生于_____和_____部位，其溃疡形成与_____有关。
2. 溃疡底部组织学改变为_____层、_____层、_____层、_____层。
3. 各型肝炎的基本病变表现为_____、_____、_____、_____等。
4. 肝硬化按形态可分为_____、_____、_____、_____四型。
5. 门脉高压症主要临床病理表现有：_____、_____、_____、_____。
6. 肝性脑病的发病主要有_____、_____两种学说。

三、选择题

A_1型题

1. 十二指肠溃疡好发于（　　）
   A. 胃小弯近幽门部　　B. 十二指肠球部
   C. 胃与十二指肠球部　D. 胃大弯近贲门部
   E. 十二指肠降部

2. 病毒性肝炎所导致的黄疸为（　　）
   A. 溶血性黄疸　　　　B. 肝细胞性黄疸

C. 阻塞性黄疸　　　D. 混合型黄疸
E. 肝前性黄疸

3. 我国引起门脉性肝硬化的主要原因是（　　）
   A. 酒精中毒　　　B. 营养缺乏
   C. 黄曲霉素　　　D. 病毒性肝炎
   E. 药物中毒

4. 下列哪项是肝硬化晚期最严重的并发症（　　）
   A. 出血　　　　　B. 蜘蛛痣
   C. 黄疸　　　　　D. 肝性脑病
   E. 脾大

A_2 型题

5. 患者，男性，65岁。作肝穿刺活检，镜下见肝小叶结构完整，肝小叶内肝细胞点状坏死，汇管区见少量淋巴细胞浸润及轻度纤维组织增生。上述病变符合（　　）
   A. 早期肝硬化　　B. 轻度慢性肝炎
   C. 中度慢性肝炎　D. 重度慢性肝炎
   E. 急性普通型肝炎

6. 患者，男性，45岁。6年来经常腹胀，下肢水肿，面部有蜘蛛痣，腹水（+），肝未触及，脾肋缘下1cm。应诊断为（　　）
   A. 慢性肝炎　　　B. 慢性肝淤血
   C. 酒精性肝炎　　D. 门脉性肝硬化
   E. 肝癌

7. 患者，男性，32岁，慢性乙型肝炎病史20年，半年前被诊断为晚期肝硬化，今以大量黑便1天，浅昏迷入院。查体：患者面色苍白，神志不清，血压90/60mmHg，呼吸23次/分，肝功能明显异常。临床以肝性脑病收入院，该患者属于哪种因素诱发的肝性脑病（　　）
   A. 镇静剂　　　　B. 放腹水
   C. 上消化道出血　D. 情绪激动
   E. 感染

8. 患者，女性，62岁，临床诊断为肝性脑病昏迷前期，对该患者最不宜使用的食物是（　　）
   A. 稀粥，烧饼　　B. 米饭，什锦菜
   C. 果汁，蛋糕　　D. 肉末蛋羹，拌菠菜
   E. 炒米饭，蘑菇汤

四、简答题

1. 简述溃疡病的病变特点和主要临床表现。
2. 简述病毒性肝炎的临床病理类型与主要病变特点。
3. 门脉性肝硬化时引起门脉高压症的原因及其临床表现。
4. 简述肝性脑病发生的主要诱因。

（赵　鸿）

第 12 章　泌尿系统疾病

> 泌尿系统（urinary system）是人体的重要系统，具有生成和排出尿液、排泄体内代谢产物的功能、调节体内的电解质和酸碱平衡等功能。一旦发生疾病，泌尿系统会发生什么病理变化和临床表现以及为何会发生这些变化，带着这些问题，让我们来共同学习泌尿系统疾病。

泌尿系统包括肾脏、输尿管、膀胱和尿道。肾脏是人体的重要排泄器官，其主要功能是过滤形成尿并排出代谢废物，调节体内的电解质和酸碱平衡。肾脏具有内分泌功能，通过产生肾素、促红细胞生成素、前列腺素等，参与调节血压、红细胞生成和钙的代谢。所以，肾的结构和功能异常，上述正常功能均可受到影响，出现一系列临床症状。

肾单位（nephron）是肾脏的基本结构和功能单位，由肾小球（glomerulus）和其下属的近端肾小管、髓袢、远端肾小管组成。肾小球由两部分构成，即位于中央的血管球和位于周围的肾小囊。血管球是一团卷曲成球状的毛细血管。一条入球小动脉由血管极处进入肾小球后反复分支形成互相吻合的毛细血管袢，最后又在血管极处汇成一条出球小动脉。肾小囊内层上皮细胞就是通常所说的肾小球上皮细胞，又称足细胞，其形态特殊，胞体的一部分伸出并形成足状突起，紧贴在基膜外侧。足突和足突之间有一裂隙，宽约 25nm，称为裂孔，裂孔上有厚 4～6nm 的膜，称为裂孔膜。裂孔膜实际上是足细胞单位膜最外面的一层。许多疾病状态下，足突相互融合，裂孔消失。基膜由三层构成，中间一层电子密度高，称致密层；内外两侧电子密度低，分别称为内、外疏松层。急速冷冻深度蚀刻电镜技术观察表明，基膜致密层是由细纤维构成的网状构造，与上皮细胞和内皮细胞之间由垂直的架桥细纤维连接。

免疫复合物性肾小球肾炎时，内外疏松层常有免疫复合物沉积。正常基膜厚约 250nm，某些疾病时，其厚度可增加 2 倍以上。内皮细胞位于基膜内侧，胞质很薄且布满小孔，小孔无隔膜，孔径 50～100nm。通常把有孔的内皮细胞、基膜和上皮细胞的裂孔膜三层结构称为滤过膜（filtering membrane）或滤过屏障。另外，基膜内外疏松层，特别是外疏松层，有大量主要由硫酸类肝素多糖蛋白构成的负电荷位点，可阻止血中带负电荷的低分子物质通过基膜，称之为电荷选择屏障。

本系统疾病种类很多，依病因及病变发生部位可分为：①以肾小球损害为主的疾病；②以肾小管病变为主的疾病；③以肾间质病变为主的疾病；④以肾血管病变为主的疾病；⑤梗阻性肾脏疾病；⑥泌尿系统肿瘤；⑦先天性异常。本章主要介绍肾小球肾炎、肾盂肾炎和肾衰竭。

第 12 章　泌尿系统疾病

第 1 节　肾小球肾炎

案例 12-1

患者，男性，21 岁，咽部不适 3 周，水肿、尿少 1 周。

3 周前咽部不适，轻咳，无发热，自服诺氟沙星不好。近 1 周感双腿发胀，双眼睑水肿，晨起时明显，同时尿量减少，200～500ml/d，尿色较红。于外院查尿蛋白（++），RBC、WBC 不详，血压增高，口服"阿莫仙"、"保肾康"症状无好转来诊。发病以来精神食欲可，轻度腰酸、乏力，无尿频、尿急、尿痛、关节痛、皮疹、脱发及口腔溃疡，体重 3 周来增加 6kg。既往体健，青霉素过敏，个人、家族史无特殊。

查体：T36.5℃，P80 次 / 分，R18 次 / 分，BP160/96mmHg，无皮疹，浅淋巴结未触及，眼睑水肿，巩膜无黄染，咽红，扁桃体不大，心肺无异常，腹软，肝脾不大，移动性浊音（-），双肾区无叩痛，双下肢可凹性水肿。

实验室检查：血 Hb140g/L，WBC7.7×10^9/L，尿蛋白（++），定量 3g/24h，尿 WBC0～1/ 高倍，RBC20～30/ 高倍，偶见颗粒管型，肝功能正常，Alb35.5g/L，BUN：8.5mmol/L，血 IgG、IgM、IgA 正常，C3：0.5g/L，ASO：800IU/L，乙肝两对半（-）。

问题：1. 根据以上资料，此患者最可能的诊断是什么？
　　　2. 诊断依据是什么？

案例 12-1 分析

1. 可能的诊断为肾小球肾炎。

2. 3 周前咽部不适，近 1 周双眼睑水肿，晨起时明显，同时尿量减少，200～500ml/d，实验室检查：血 Hb140g/L，WBC 7.7×10^9/L，尿蛋白（++）。

肾小球肾炎（glomerulonephritis）是以肾小球损害为主的一组疾病，较为常见。主要临床表现为蛋白尿、血尿、水肿和高血压。肾小球肾炎可为原发性肾小球肾炎（primary glomerulonephritis）或继发性肾小球肾炎（secondary glomerulonephritis）。原发性肾小球肾炎是指原发于肾脏的独立性疾病，多数类型是抗原抗体反应引起的免疫性疾病。继发性肾小球肾炎的肾病变或继发于其他疾病或作为全身性疾病的一部分，如狼疮性肾炎、紫癜性肾炎、糖尿病肾病等。

一、病因及发病机制

肾小球肾炎的病因和发病机制尚未完全明了，但近年来大量临床和实验研究表明，大部分肾小球肾炎是Ⅲ型变态反应或免疫复合物沉积性变态反应引起的。

（一）循环免疫复合物肾炎（nephritis caused by circulating immune complex）

免疫复合物（抗原 - 抗体复合物）在血液循环中形成，它们随血液循环流经肾脏时，在肾小球内沉积下来，引起肾小球损伤。循环免疫复合物的抗原可为外源性也可为内源性，但均为非肾小球性（即不属于肾小球本身的组成成分）。外源性抗原（如细菌、病毒、异种蛋白、药物等）和内源性抗原（如 DNA、甲状腺球蛋白、肿瘤抗原等）均可刺激机体产生相应抗体，抗原和抗体在血液循环中结合而形成循环免疫复合物。

人体血循环中的各种免疫复合物是否能在肾小球内沉积并引起肾小球损伤，取决于免疫复合物的大小、溶解度和携带电荷的种类等。通常认为，抗体明显多于抗原时，常形成大分子不溶性免疫复合物，这些免疫复合物常被吞噬细胞所清除，不引起肾小球损伤。相反，抗原明显多于抗体时，形成小分子可溶性免疫复合物，这些免疫复合物不能结合补体，且易通过肾小球滤出，也不引起肾小球损伤。只有当抗原稍多于抗体或抗原与抗体等量时，所形成的免疫复合物能在血液中保存较长时间，随血液循环流经肾小球时沉积下来，引起肾小球损伤。

（二）原位免疫复合物肾炎（nephritis caused by in situ immune complex）

肾小球本身的固有成分，在某种情况下成为抗原；或非肾小球抗原进入肾小球后与肾小球某一成分结合而形成植入性抗原，均可刺激机体产生相应抗体。抗原与抗体在肾小球局部结合，形成的免疫复合物称原位免疫复合物，并引起原位免疫复合物肾小球肾炎。

两种发病机制可产生不同类型的肾炎，这与抗原和抗体的性质、数量，免疫复合物形成的方式、部位，以及机体的免疫状态和反应性有关。

二、基本病理变化和临床综合征

（一）基本病理变化

1. 变质性变化　肾小球肾炎时，由于各种蛋白溶解酶和细胞因子的作用，导致基膜通透性增加，肾小球固有细胞变性，乃至纤维素样坏死。

2. 渗出性变化　肾小球肾炎时常有白细胞渗出，主要是中性粒细胞和单核细胞，偶见少许嗜酸粒细胞。渗出的中性粒细胞释放蛋白水解酶，破坏内皮细胞、上皮细胞及基膜。此外，红细胞也可漏出，其数量多少不等，大量漏出可见肉眼血尿；小量漏出时仅见镜下血尿。肾小球内有时可见纤维素渗出。渗出的液体成分多随尿排出，所以形态学表现不明显。

3. 增生性变化　肾小球内细胞数目增多是多种肾小球肾炎的特征之一。主要是肾小球固有细胞的增生。可表现为以系膜细胞和内皮细胞增生为主的毛细血管内细胞增生和以肾小囊上皮细胞增生为主的毛细血管外细胞增生，后者常形成新月体。肾小球肾炎的后期，系膜基质增多，导致肾小球硬化。

（二）临床综合征

肾小球肾炎在临床上可引起不同的症状和体征，常表现为具有结构和功能联系的症状和体征，即综合征。临床表现与病理类型有密切相关，但不是完全相对应，临床常见以下几种综合征。

1. 急性肾炎综合征　简称急性肾炎。急性起病，主要表现为血尿、蛋白尿、少尿，常伴高血压和轻度水肿。主要病理类型是毛细血管内增生性肾小球肾炎。

2. 快速进行性肾炎综合征　简称快速进行性肾炎。起病或急或缓，表现为血尿、蛋白尿、贫血，快速进展至肾衰竭。病理类型主要是新月体性肾小球肾炎。

3. 慢性肾炎综合征　简称慢性肾炎，临床上所谓慢性肾炎是指蛋白尿、血尿、水肿、高血压等肾小球肾炎症状迁延不愈超过半年以上者，多缓慢发展，最终发展为肾功能不全。多种病理学类型的原发性肾小球肾炎均可表现为慢性肾炎。

4. 肾病综合征　临床表现为大量蛋白尿、低蛋白血症、高度水肿和高脂血症。引起肾病综合征的病理学类型很多，主要有膜性肾小球肾炎、膜增生性肾小球肾炎、系膜增生性肾小球肾炎、微小病变性肾小球肾炎和局灶性节段性肾小球硬化。

5. 无症状性血尿或蛋白尿 主要表现为持续或复发性，肉眼或镜下血尿，或轻度蛋白尿，属隐匿性肾小球肾炎，主要见于 IgA 肾病。

三、常见肾小球肾炎类型及病变特点

（一）急性弥漫性增生性肾小球肾炎

急性弥漫性增生性肾小球肾炎，简称急性肾炎，又称毛细血管内增生性肾小球肾炎。临床上常见。本病的病变特点是肾小球内毛细血管内皮细胞和系膜细胞增生为主，伴有中性粒细胞和巨噬细胞浸润。患者大多数为儿童，成人少见，一般起病急，临床表现为急性肾炎综合征，预后良好。

本病大多数病例与感染有关，故又称感染后肾小球肾炎，最常见的病原体为 A 组乙型溶血性链球菌感染，肾炎通常与咽部和皮肤链球菌感染后 1~4 周后发生，发病后患者血清抗链球菌溶血素"O"滴度增加，血、尿、肾组织中无病原菌，说明是链球菌感染后引起的变态反应性炎，故又称链球菌感染后肾小球肾炎。发病机制为循环免疫复合物沉积所致。

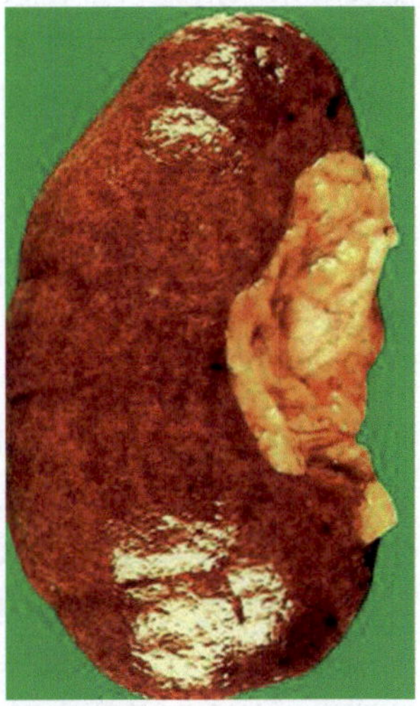

1. 病理变化

（1）肉眼观察，双侧肾脏对称性轻中度肿大，包膜紧张，表面光滑，充血，色较红，故称"大红肾"（图12-1）。有的肾脏表面见散在粟粒大小的出血点，似跳蚤咬过，称"蚤咬肾"。肾切面皮质增厚。

（2）镜下观，双侧肾脏肾小球广泛受累，肾小球体积大，细胞数增多。增生的细胞主要是毛细血管内皮细胞和系膜细胞，有较多的中性粒细胞和少量的单核/巨噬细胞浸润（图12-2）。增生细胞导致毛细血管受压或闭塞，从而导致肾小球缺血。严重时肾小球内毛细血管壁可发生纤维素样坏死及微血栓形成，血管破裂出血。因肾小球缺血，肾小管上皮细胞发生变性，管腔内可出现蛋白管型、红细胞管型、白细胞管型和颗粒管型，肾间质常有充血、水肿，并伴有少量炎细胞浸润。

图 12-1 大红肾

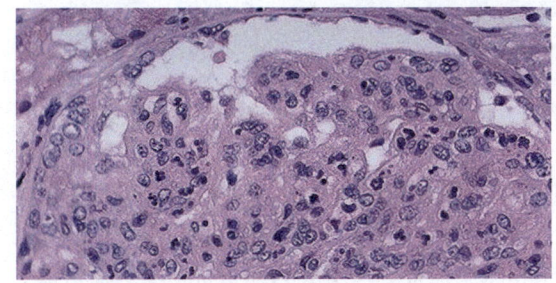

图 12-2 链球菌感染后的细胞大量增生
表现为在毛细血管袢内及周围的血管内皮细胞、系膜细胞增生，伴中性粒细胞和巨噬细胞浸润

2. 临床病理联系 本型肾炎在临床上主要表现为急性肾炎综合征。

（1）尿的变化：表现为血尿、蛋白尿、管型尿；少尿、无尿或氮质血症。肾小球毛细血管损伤，通透性增加，红细胞漏出引起血尿（最早症状），轻者镜下才能发现，重者肉眼可见尿呈洗肉水样红色；蛋白质的滤出形成蛋白尿；各种成分在肾小管中凝集形成管型。由于肾小球内血流减少，毛细血管受压或闭塞，肾小球滤过减少，而肾小管重吸收无明显障碍，故引起少尿，导致钠水潴留；严重者无尿，代谢产物潴留而发生氮质血症。

（2）水肿：一般为轻中度，常发生于疏松组织和眼睑部，晨起明显，重则波及全身。发生原因与钠水潴留及变态反应及全身毛细血管通透性增高有关。

考点：急性肾炎的大体观察为"大红肾"、"蚤咬肾"，镜下观察主要表现为在毛细血管袢内及周围的血管内皮细胞、系膜细胞增生

（3）高血压：大部分患者出现高血压。其原因主要与钠水潴留、血容量增加有关，严重者可导致心力衰竭或高血压脑病。由肾疾病引起的高血压称为肾性高血压。

3. 转归　儿童患者预后好，95%以上的患者可在数周或数月内痊愈。只有少数不到10%的患儿症状不改善，转为快速进行性肾小球肾炎。另有1%～2%患儿缓慢进展转为慢性，成人患者预后较差，转为慢性肾炎比例较高。

（二）弥漫性新月体性肾小球肾炎

> 考点：急性肾炎综合征的临床表现

弥漫性新月体性肾小球肾炎，为一组病情发展的肾小球肾炎，比较少见。患者多见于成年人，临床上明显症状为血尿，迅速发展为少尿和无尿，肾功能发生进行性衰竭。如不能及时采取措施，常在数周或数月内发生急性肾衰竭而死于尿毒症，故临床上称为快速进行性肾小球肾炎。本型肾炎主要病变特点是肾小球囊壁层上皮细胞增生，形成新月体（crescent），故又称新月体性肾小球肾炎。其病因和发病机制尚未明了，多数为原发性，部分为抗肾小球基膜型肾炎或其他肾小球疾病转变而来。

1. 病理变化

（1）肉眼观：两肾弥漫性肿大，颜色苍白，皮质表面可有散在点状出血，切面皮质增厚（图12-3）。

（2）镜下观：大部分（通常50%以上）肾小球囊内有新月体形成。新月体主要由增生尿囊壁层上皮细胞和渗出的单核细胞构成，还可见中性粒细胞和淋巴细胞（图12-4）。以上成分在毛细血管球外侧形成新月体或环状结构。早期新月体为细胞成分，称为细胞性新月体；以后纤维增生，形成纤维细胞新月体；最终新月体纤维化，形成纤维性新月体。新月体形成后使肾球囊腔内狭窄或闭塞，压迫毛细血管丛，影响肾小球滤过。严重者肾小球毛细血管壁发生纤维素样坏死、出血，肾小球萎缩，纤维化及玻璃样变。所属肾小管也萎缩消失。整个肾单位废用。

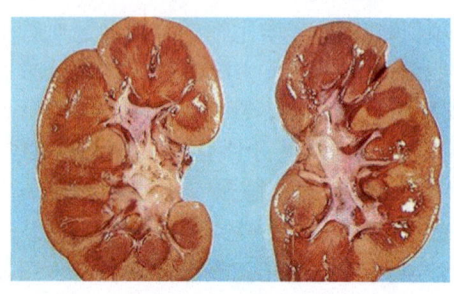

图 12-3　弥漫性新月体性肾小球肾炎

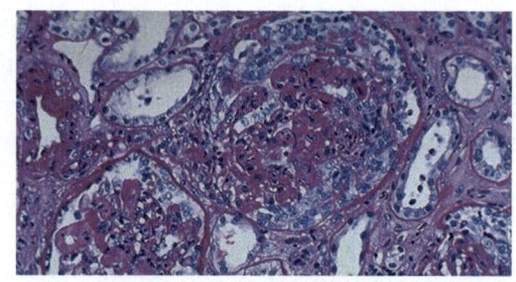

图 12-4　肾小球内由增生的壁层上皮细胞组成的新月体

2. 临床病理联系　此型肾小球肾炎病变进展快，故临床表现为快速进行性肾炎综合征。由于肾小球毛细血管坏死、基膜缺损出血。故血尿明显。由于大量新月体形成，球囊闭塞，肾小球滤过减少，患者迅速出现少尿，甚至无尿和氮质血症，并发展为尿毒症。随病变进展，肾小球广泛纤维化，玻璃样变，肾单位功能丧失，肾小球缺血，通过肾素-血管紧张素系统作用可发生高血压。

> 考点：弥漫性新月体性肾小球肾炎大部分肾小球囊内有新月体形成

3. 转归　此前肾小球肾炎病变严重，预后极差，患者常于数周至数月死于尿毒症。一般认为预后与新月体出现的数量有关，有新月体的肾小球数量少于70%者，病变进展相对缓慢，预后略好。

(三)弥漫性膜性肾小球肾炎

弥漫性膜性肾小球肾炎是引起成人肾病综合征的最常见原因。该病早期在光镜下肾小球炎性改变不明显,后期典型病变特点是毛细血管基膜弥漫性增厚,故又称膜性肾病。本病起病缓慢,病程长,多见于30～50岁的青中年人,40岁左右为高发年龄,是一种慢性免疫复合物性肾炎,免疫复合物可在肾小球原位形成,亦可是循环免疫复合物沉积。

1. 病理变化

(1)肉眼观:双侧肾脏肿大,颜色苍白,有"大白肾"之称。

(2)镜下观:早期肾小球病变不明显,随着病变加重,肾小球毛细血管管壁逐渐均匀弥漫增厚。用银染法可见毛细血管基膜外侧有许多钉状突起(图12-5、图12-6),状如梳齿。在钉状突起间免疫荧光证实多为沉积免疫复合物。随着病变进展,免疫复合物溶解时基膜呈虫蚀状缺损。后期肾小球缺血、纤维化,玻璃样变和硬化,所属肾小管也萎缩消失。

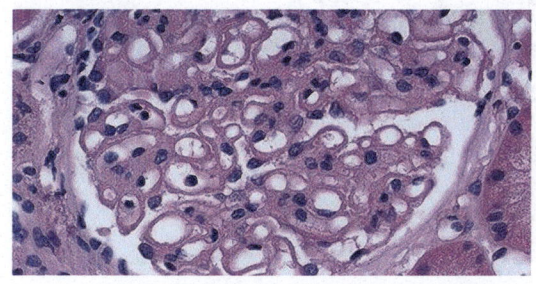
图12-5 膜性肾小球肾炎,毛细血管袢明显增厚,但细胞并不增多

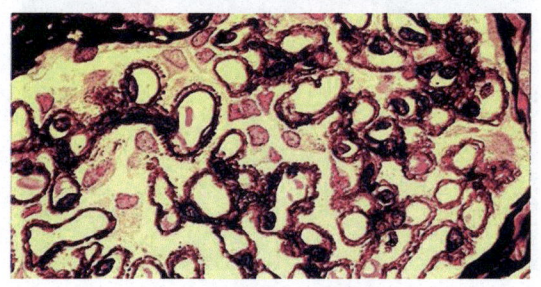
图12-6 膜性肾小球肾炎,肾小球的银染显示呈黑色的基膜及与之垂直排列的钉突

2. 临床病理联系 膜性肾小球肾炎是临床出现肾病综合征的最常见原因之一。由于基膜炎症损伤,通透性显著增高,大量蛋白从肾小球滤出,故出现非选择性蛋白尿。由于大量蛋白随尿排出,导致血浆蛋白降低,出现低蛋白血症。低蛋白血症,使血浆胶体渗透压降低,血管内液体进入组织间隙,引起水肿;同时由于血容量减少,导致醛固酮、抗利尿激素分泌增多,引起钠水潴留,水肿进一步加重。高脂血症和脂尿原因不明,可能与低蛋白血症刺激肝脏合成含有胆固醇的脂蛋白代偿有关。

3. 转归 膜性肾炎多发于成人,起病隐匿,常为慢性经过,对肾上腺糖皮质激素不敏感,少数早期治疗预后较好,多数患者预后较差,约1/4患者数年后出现肾功能不全和尿毒症。

案例 12-2

患者,女性,28岁,反复血尿、蛋白尿3年,5天前感冒后出现乏力,食欲减退,查眼睑、颜面水肿,蛋白尿(++),尿红细胞5/HP,血压153/96mmHg,Hb90g/L,夜尿增多。
问题:可能的诊断是什么?

案例 12-2 分析

诊断为慢性肾炎。

(四)弥漫性硬化性肾小球肾炎

弥漫性硬化性肾小球肾炎(diffuse sclerosing glomerulonephritis)是不同类型肾小球肾炎发展到晚期的最后阶段,故临床上属于慢性肾炎晚期。由于其病变特点是大量肾小球发生玻璃样变性和硬化,故又称之为慢性硬化性肾小球肾炎(chronic sclerosing glomerulonephritis)。本病多见于成人,多数患者有肾炎病史,但也有部分患者起病隐匿,无肾炎病史,发现时已进入晚期,病程长,常引起慢性肾衰竭和尿毒症。

1. 病理变化

(1) 肉眼观:双侧肾脏对称性萎缩、变小、颜色苍白、质地变硬,表面呈弥漫性颗粒状,成为继发性颗粒性固缩肾(图12-7)。切面皮质变薄,皮髓质分界不清,纹理模糊,小动脉壁增厚变硬。肾盂周围脂肪组织增多。

(2) 镜下观:病变呈弥漫性分布,大量肾小球纤维化及玻璃样变,所属肾小管萎缩、纤维化或消失,间质纤维组织增生及纤维化,使局部肾小球相互靠近,并且有多量淋巴细胞及浆细胞浸润(图12-8)。少量病变较轻,残存肾单位出现代偿性肥大,表现为肾小球体积增大,肾小管扩张,可见各种管型。省内细动脉和小动脉发生硬化,管腔狭窄。

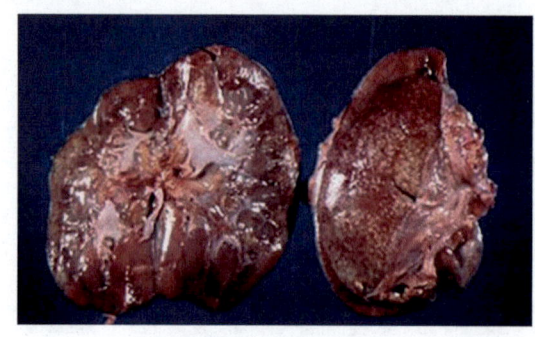

图 12-7　弥漫性硬化性肾小球肾炎大体观察　　　图 12-8　慢性肾小球肾炎高倍镜观察

2. 临床病理联系　由于本型肾炎源于多种肾炎发展而来,早期有的因食欲差、贫血、呕吐、乏力和疲倦等症状就诊;有的则表现为蛋白尿、高血压或氮质血症;有的表现为水肿。晚期则表现为慢性肾炎综合征。

尿的变化:多尿、夜尿、低比重尿,是由于大量肾单位破坏,血液快速流经残存肾单位时,肾小球滤过显著增加,肾小管重吸收功能受限,尿浓缩功能降低所致。由于残存肾单位结构功能相对较正常,蛋白尿、血尿、管型尿反而不明显。

考点:慢性肾炎肉眼观察为颗粒性固缩肾

3. 转归　慢性肾小球肾炎患者病程不一,但预后极差,晚期患者可死于尿毒症、严重感染或高血压所致的心力衰竭和脑出血。

第 2 节　肾盂肾炎

肾盂肾炎(nephropyelitis)是由细菌感染引起的,累及肾盂、肾间质和肾小管的化脓性炎症。本病属于常见病和多发病。本病可发生于任何年龄。因解剖生理学特点,女性发病率高,为男性的10倍。按病程和病变特点将肾盂肾炎分为急性和慢性两类。急性则主要表现为发热,腰部酸痛及肾区叩击痛,菌尿、脓尿等,并伴有尿频、尿急、尿痛等膀胱刺激征。慢性晚期可出现高血压和肾衰竭。

一、病因和发病机制

肾盂肾炎通常由细菌感染引起。其中以大肠杆菌最为常见。占60%~80%。其次为变形杆菌、产气杆菌、副大肠杆菌、肠球菌和葡萄球菌。也可由其他细菌和真菌引起。急性肾盂肾炎多由一种细菌引起。慢性肾盂肾炎多为两种或两种以上混合感染。细菌可经以下两条途径引起感染:

1. 上行性感染（ascending infection） 是最常见的感染途径。多继发于尿道炎和膀胱炎之后。细菌沿着尿道、膀胱、输尿管和输尿管周围的淋巴管上行至肾盂、肾盏、肾间质引起炎症，故又称尿路感染。病原菌以大肠杆菌多见。病变可累及一侧或两侧肾脏。

2. 血源性感染（hematogenous infection） 较少见。病原菌由体内某处感染灶入血，引起败血症或脓毒血症。细菌随血液到肾脏栓塞于肾小球引起化脓性炎症。常累及双侧肾脏，致病菌多为金黄色葡萄球菌。

正常时，机体具有一定的防御功能。在泌尿系统，尿液不断形成、排出对尿路起到冲洗作用。膀胱黏膜能产生局部抗体IgA，有抗菌作用。膀胱壁内的白细胞有吞噬和杀菌作用。因此，有少量细菌进入膀胱后不能生长，膀胱内尿液是无菌的。当这些防御功能被各种因素削弱时，病原菌可乘虚而入引起肾盂肾炎。常见的诱因有：

（1）尿路阻塞：尿路完全和不完全阻塞可导致尿液潴留、尿路狭窄。尿液潴留影响尿液的冲洗作用。尿路狭窄降低局部组织的防御功能。这些都有利于细菌的生长繁殖。引起尿路阻塞的原因有妊娠子宫、泌尿道结石、前列腺增生、肿瘤压迫、瘢痕狭窄、先天畸形等。

（2）医源性因素：导尿术、膀胱镜检查、泌尿系统手术等引起的尿道黏膜损伤或带入病原菌感染，诱发肾盂肾炎，尤其是长期留置导尿管更易诱发本病。

（3）女性尿道短：逆行感染机会较多。

考点： 肾盂肾炎的主要感染途径为上行性感染，主要致病菌为大肠杆菌

二、类 型

案例 12-3

患者，女性，41岁，公交车司机，因尿频、尿急、尿痛5天就诊，双肾叩击痛（+），体温38.6℃，尿检：蛋白（+），脓细胞（++）红细胞（+）。

问题：1. 可能的诊断是什么？

2. 该患者可能的病因有哪些？

案例 12-3 分析

1. 急性肾盂肾炎。

2. 职业原因造成尿路感染。

（一）急性肾盂肾炎

急性肾盂肾炎（acute pyelonephritis）是细菌感染引起的肾盂和肾间质的化脓性炎症。

1. 病理变化

（1）肉眼观：肾脏体积增大、充血，表面可见散在隆起的黄色或黄白脓肿。周围有紫红色充血带。切面髓质内有黄色条纹向皮质延伸，有脓肿形成。肾盂黏膜充血、水肿，黏膜表面覆盖脓性渗出物。肾盂肾盏内脓液积聚。

（2）镜下观：上行性感染时，炎症始于肾盂，黏膜充血水肿，并有大量中性粒细胞浸润（图12-9）。以后炎症沿肾小管及周围组织扩散，形成化脓性炎伴脓肿形成。肾小管腔内充满脓细胞和细菌菌落，病变严重时肾小管可遭到破坏。

血源性感染时，炎症先累及肾皮质，病变始于肾小球及周围肾间质，之后炎症扩散，破坏邻近组织并向肾盂蔓延。

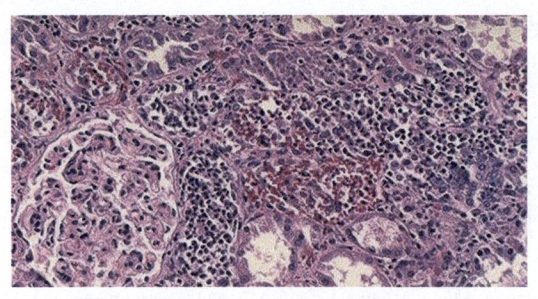

图 12-9　急性肾盂肾炎
图中部和右侧的肾小管中充满大量中性粒细胞

2. 临床病理联系　急性肾盂肾炎起病急。患者常有发热、寒战、血中白细胞增多等全身症状。由于肾脏肿大引起腰部酸痛和肾区叩击。由于膀胱和尿道炎症刺激可出现尿频、尿急、尿痛等症状。由于肾盂和肾间质的化脓性炎症，尿检查可示脓尿、菌尿、蛋白尿、管型尿，有时有血尿。由于病变呈灶状分布，肾小球较少受累，故一般肾功能无明显变化。

3. 转归　急性肾盂肾炎如能及时有效彻底治疗，大多数病例可获痊愈，如治疗不彻底或有诱因持续存在，则易反复发作而转为慢性。若有严重尿路阻塞或糖尿病，可引起肾盂积水、积脓及肾乳头坏死等合并症。

案例 12-4

患者，女性，33 岁，银行职员，腰痛，尿频、尿急、尿痛，血压 150/150mmHg，尿蛋白（+），尿沉渣红细胞 9～10/HP，白细胞（15～20）×10^9/L，肾盂造影显示右肾缩小，肾盏扩张。

问题：1. 该患者可诊断为什么疾病？
　　　2. 诊断依据是什么？

案例 12-4 分析

1. 急性肾盂肾炎。
2. 患者职业特点及尿路刺激症状。

（二）慢性肾盂肾炎

慢性肾盂肾炎（chronic pyelonephritis）可由急性肾盂肾炎未及时彻底治愈转变而来，主要病变特点是慢性肾小管炎症，间质纤维化和瘢痕形成，常伴有肾盂和肾盏的变形。

考点：患者患有慢性肾盂肾炎时，肾脏体积缩小、变硬，表面有不规则的凹陷性瘢痕

1. 病理变化

（1）肉眼观：肾脏体积缩小、变硬，表面有不规则的凹陷性瘢痕。切面皮髓质界限不清，肾乳头萎缩，肾盂肾盏因瘢痕收缩变形，肾盂黏膜粗糙、增厚（图 12-10）。

（2）镜下观：肾内有不规则分布的片状病灶，夹杂在相对正常的肾组织之间，病变处肾单位萎缩、坏死、纤维化。部分肾小管代偿性扩张，腔内充满均质红染的蛋白管型，形如甲状腺滤泡。肾间质纤维化并有淋巴细胞、浆细胞等炎细胞浸润。病灶内小血管内膜增厚，管腔狭窄。病灶间部分肾组织正常，肾单位代偿肥大（图 12-11）。

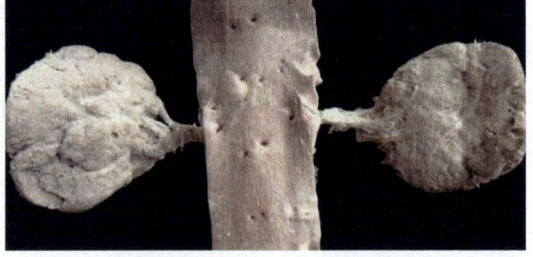

图 12-10　慢性肾盂肾炎大体

慢性肾盂肾炎患者高倍镜下见淋巴细胞和浆细胞。在任何慢性肾脏疾病，如肾小球肾炎、肾硬化或肾盂肾炎等，淋巴细胞都很常见。但浆细胞却是慢性肾盂肾炎的特点。

2. 临床病理联系　慢性肾盂肾炎常缓慢发病。临床表现为间歇性无症状性菌尿，有的患者可表现急性肾盂肾炎的症状。由于肾小球病变发生较晚，肾小管病变发生较早且严重，尿浓缩功能下降，导致多尿、夜尿，重吸收功能下降，钠、钾和重碳酸氢盐丧失过多，引起低钠、低钾及代谢性酸中毒等。晚期因肾组织纤维化，小血管硬化，肾组织缺血，肾素分泌过多引发高血压。因大量肾单位破坏出现氮质血症和尿毒症。肾盂 X 线造影可见肾盂、肾盏瘢痕收缩而变形，有助于临床诊断。

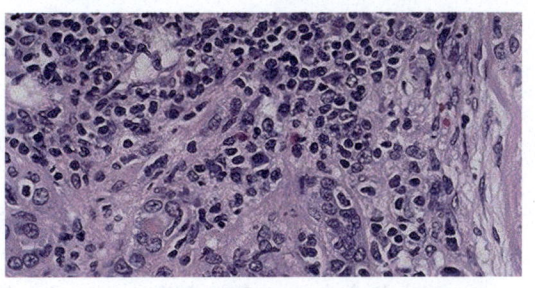

图 12-11　慢性肾盂肾炎镜下观察

3. 转归　慢性肾盂肾炎病程长，常反复发作。若能尽早彻底治疗，可控制病变发展肾功能，可以得到代偿。若病变严重广泛，最终导致高血压和慢性肾衰竭等严重后果。故早期治疗和控制诱因尤为重要。

第 3 节　肾　衰　竭

肾衰竭（renal failure）是指各种原因引起肾脏泌尿功能严重障碍，使代谢产物及毒性物质不能排出体外，水、电解质和酸碱平衡紊乱，以及肾内分泌功能障碍的全身性的病理过程。

根据发病的急缓和病程长短，可将肾衰竭分为急性和慢性两类。急慢性肾衰竭发展到严重阶段即出现尿毒症。

案例 12-5

患者，男性，60 岁，因消化道出血入院，入院后患者突然尿量减少，600ml/d，血压 90/60mmHg，双肺湿啰音，查血肌酐 402μmol/L，血钾轻度升高。

问题：1. 该患者的诊断是什么？
　　　2. 病因和诊断依据是什么？

案例 12-5 分析

1. 肾衰竭。
2. 因消化道出血入院，血压 90/60mmHg，查血肌酐 402μmol/L。

一、急性肾衰竭

急性肾衰竭（acute renal failure）是指各种原因引起肾泌尿功能障碍，短期内急剧降低导致机体内环境严重紊乱，代谢产物蓄积，水，电解质和酸碱平衡紊乱的病理过程。临床主要表现为少尿或无尿、高钾血症、代谢性酸中毒和氮质血症。

（一）病因和分类

根据发病原因将急性肾衰竭分为肾前性、肾性和肾后性 3 种类型。

1. 肾前性急性肾衰竭　见于各类休克的早期（如大失血、重度脱水、严重创伤、感染、急性心力衰竭等）引起机体有效循环血量减少，导致肾血流急剧减少，肾小球滤过率急剧下降而发生的急性肾衰竭。由于这种情况无肾实质的损伤，如能及时有效恢复肾血量，肾功能可以恢复正常，故又称功能性急性肾衰竭。

2. 肾性急性肾衰竭　见于上述持续性肾缺血或肾毒物，引起的急性肾小管坏死，肾小球炎或肾盂肾炎引起的肾实质病变，所发生的急性肾衰竭，又称为器质性急性肾衰竭。

> **链接**
>
> **肾毒性物质**
>
> （1）重金属：汞、砷、铅等。
> （2）药物：新霉素、庆大霉素、卡那霉素、多黏菌素、先锋霉素、甲氧西林、磺胺类、四环素等。
> （3）生物毒素：蛇毒、毒菌、肌红蛋白等。
> （4）有机毒物：有机磷、甲醇、氯仿、酚等。
> （5）含碘的 X 线造影剂。

3. 肾后性急性肾衰竭 从肾盏到尿道口任何部位的尿路梗阻引起的急性肾衰竭。梗阻原因常见的有双侧尿路结石、前列腺增生、盆腔肿瘤等。若能及时解除梗阻，肾脏泌尿功能很快恢复。

（二）发病机制

不同原因引起的急性肾衰竭，其发病机制不尽相同。其中肾血流减少，肾小球滤过率降低是导致肾衰竭的关键。而肾小管坏死导致原尿反流又加剧肾缺血形成恶性循环。

1. 肾血流灌注减少（肾缺血） 各种原因引起动脉血压下降，可致肾灌注压降低，肾小球滤过率减少；有效循环血量减少，肾缺血激活肾素-血管紧张素系统，交感肾上腺髓质系统的兴奋，前列腺素合成减少，均可使肾血管收缩。肾缺血加重，肾小球滤过率减少，发生急性肾衰竭。

2. 肾小管坏死与原尿回漏 持续性肾缺血、肾毒物，可引起肾血管上皮细胞广泛变性坏死，基膜断裂，原尿经断裂的基膜扩散至肾间质及原尿回漏，致使尿量进一步减少，肾间质水肿。间质水肿压迫肾小管及周围小血管，使肾小球囊内压升高，肾小球滤过率减少，发生急性肾衰竭。

3. 肾小管阻塞 异型输血（血红蛋白）、严重挤压伤（肌红蛋白），磺胺药物结晶肾小管坏死脱落的细胞碎片，均可形成惯性引起肾小管阻塞。影响尿液排出，管内压力增加，肾小球滤过率减少引发急性肾衰竭。

（三）机体的功能及代谢变化

据急性肾衰竭发病时尿量减少的程度，临床上将急性肾衰竭分为少尿型和非少尿型两类。

1. 少尿型肾衰竭 此型最常见，约占80%。按其发展过程分为少尿期、多尿期和恢复期。

（1）少尿期：是病程中最危险的阶段。此期持续时间越长，预后越差。主要表现为尿的变化，并伴有水电解质和酸碱平衡紊乱。

1）尿的变化：迅速出现少尿（尿量＜400ml/24h），无尿（尿量＜100ml/24h）。可伴有蛋白尿、血尿和管型尿。

2）水中毒：由于肾排尿严重减少，机体分解代谢加强导致内生水增加，以及输液过多均可引起体内水潴留，水潴留使细胞外液呈低渗状态，出现稀释性低钠血症，水转向细胞内发生细胞水肿，严重时可引起肺水肿、脑水肿或心力衰竭，成为急性肾衰竭的重要死因之一。

3）高钾血症：这是此期最危险的并发症，高钾血症可引起心肌兴奋性及收缩性降低，诱发心室颤动，甚至导致心脏停搏，少尿肾排钾减少；组织损伤、缺氧和酸中毒，可使细胞内钾外逸；输入库存血或摄入富含钾的药物、食物可使血清钾浓度升高。

4）代谢性的酸中毒：由于肾小球滤过率降低，酸性代谢产物不能随尿排出，加之肾小管泌 H^+ 和产 NH_3 能力降低，引起代谢性酸中毒。酸中毒可引起心血管系统和中枢系统功能障碍，并促进高钾血症的发生。

5）氮质血症：由于尿量迅速减少，肾脏不能充分排出体内蛋白质的代谢产物，使尿素、肌酐、尿酸等非蛋白氮物质（NPN）在血液中蓄积称为氮质血症。患者可出现厌食、恶心、呕吐、腹胀、腹泻；表情淡漠、嗜睡，甚至昏迷等症状，最终出现尿毒症。

（2）多尿期：少尿期后，当尿量每天超过400ml时，即进入多尿期。多尿的出现预示病情好转，肾功能开始恢复。随后尿量开始增多，可达每天3000ml以上，产生多尿的机制为：

考点：少尿型肾衰竭的分期及少尿期的表现

1）肾血流和肾小球滤过功能的逐渐恢复。
2）肾间质水肿消退和肾小管阻塞解除。
3）再生肾小管上皮细胞重吸收功能尚未恢复。
4）少尿期潴留在体内的尿素等代谢产物经肾小球大量排出，产生渗透性利尿作用。

多尿期早期肾功能并未完全恢复，氮质血症、酸中毒和高钾血症仍可继续存在。后期由于水、电解质大量排出，如得不到及时补充易发生脱水、脱钠和低钾血症，此期持续1～2周转入恢复期。

（3）恢复期：一般发生在病后第5周即进入恢复期。此期尿量逐渐恢复正常，氮质血症、水和电解质及酸碱平衡紊乱得到纠正，相应症状消失，但是完全恢复需3个月到1年。少数患者因病变迁延发展为慢性肾衰竭。

2. 非少尿型急性肾衰竭　患者临床表现一般较轻、病程短、预后较好，约占急性肾衰竭的20%以上。主要表现为尿量无明显减少（600 ml/24h），尿比重低于1.020，尿钠含量低，血肌酐、尿素氮升高，多无明显高钾血症。此型患者肾小球滤过率下降不如少尿型严重，主要是肾小管的浓缩功能障碍。若延误治疗可转为少尿型急性肾衰竭。非少尿型和少尿型急性肾衰竭可互为转化。

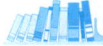

急性肾衰竭的常见护理问题及措施

护理问题：①体液过多；②营养失调；③有感染风险；④焦虑；⑤潜在并发症、高血压、心力衰竭、心律失常等。

护理措施：①病情观察：定时测量记录生命体征及24小时出入液体量；②严格控制入液量，避免水中毒；③预防感染，保持口腔皮肤尿道的清洁；④饮食护理；⑤心理疏导，减轻思想负担；⑥做好透析护理；⑦对患者进行健康教育。

案例 12-6

患者，女性，40岁。间歇性水肿10余年，伴恶心、呕吐1周，查体：血红蛋白80g/L，血压156/105mmHg，尿蛋白（++），颗粒管型2～3/HP，尿比重1.010～1.012。
问题：该患者最可能的诊断是什么？

案例 12-6 分析

肾衰竭。

二、慢性肾衰竭

慢性肾衰竭（chronic renal failure）是指各种慢性肾疾病造成肾单位进行性破坏，残存的肾单位不能排出代谢产物和维持内环境稳定，导致体内代谢产物潴留，水电解质与酸碱平衡紊乱，肾内分泌功能障碍的病理过程。

（一）病因和发病机制

肾疾病以慢性肾小球肾炎最为常见（占50%～60%），其次是慢性肾盂肾炎、肾结核、红斑狼疮、肾血管病，如高血压性或者糖尿病性肾病动脉硬化；较少见尿路慢性梗阻，如尿路结石、肿瘤及前列腺增生等。

由于肾脏具有强大的储备代偿能力，其病变过程为缓慢进展，进行性加重，大约经过4个阶段。

其发病机制尚不十分清楚，目前有3种学说加以解释。

1. 健存肾单位学说　慢性肾病时，随着病变发展，健存肾单位越来越少，无法代偿维持肾脏正常的泌尿功能，内环境紊乱，出现慢性肾衰竭的临床表现。

2. 矫枉失衡学说　该学说指出，随着肾单位减少，肾小球滤过率降低，体内某些溶质增多，机体通过分泌某些体液因子，促进这些溶质排泄，维持内环境稳定，这就是所谓的矫枉过程。但矫枉过程又出现新的失衡，影响机体其他系统功能，最终加重内环境紊乱，如肾排磷增加，血磷不稳定；而溶骨活动加强，出现肾性骨营养不良症等。

3. 肾小球过度滤过学说　肾疾病晚期由于大多数肾单位破坏，使健存肾单位滤过负荷加重，原尿形成过多，长此下去，导致肾小球硬化，促进肾衰竭。

（二）机体的功能和代谢变化

1. 尿的变化　可出现夜尿、多尿、低渗或等渗尿、少尿。

（1）夜尿：正常成人每日尿量约1500ml，其中夜间尿量约占1/3，慢性肾衰竭患者早期就有夜间尿量增多，甚至超过白天尿量，称为夜尿，形成机制目前尚不清楚。

（2）多尿：每天尿量超过2000ml称为多尿。产生多尿的原因是健存肾单位代偿滤过，加之原尿中溶质增多，起到渗透性利尿作用，原尿通过肾小管流速快，肾小管重吸收减少，浓缩功能降低所致。

（3）低渗尿、等渗尿：慢性肾衰竭早期，由于肾浓缩功能下降而稀释功能正常，因而出现低比重尿和低渗尿（尿比重小于1.020），随着病情发展，肾浓缩和稀释功能均下降，尿的渗透压接近血浆渗透压，尿比重固定在1.008～1.012，成为等渗尿。

（4）少尿：晚期由于肾单位极度减少，每日尿量少于400ml。

（5）尿液成分的变化：慢性肾衰竭患者，可出现轻、中度蛋白尿，尿中可见红细胞、白细胞和颗粒管型。

2. 氮质血症　慢性肾衰竭患者由于肾小球滤过率逐渐降低时，使血肌酐、尿素、尿酸等非蛋白氮物质增多，出现氮质血症。其中以尿素增多为主，故临床上用尿素氮作为判断氮质血症的标准。

3. 水、电解质和酸碱平衡紊乱

（1）水代谢紊乱：慢性肾衰竭时，水代谢紊乱可表现为脱水、水潴留和水肿。由于肾浓缩和稀释功能发生障碍，对水的调节功能下降，如过度饮水或补水，易引起水潴留和水肿，多尿和利尿剂使用不当如不及时补水则发生脱水。

(2) 电解质代谢紊乱：慢性肾衰竭患者由于肾脏对电解质的调节功能减退导致钠、钾、钙、磷代谢的失调。例如，多尿期利尿剂的反复使用、呕吐、腹泻引起钠、钾丢失，出现低钠和低钾血症。如补充钠盐或少尿，酸中毒、感染又造成钠水潴留及高钾血症。随着肾小球滤过率的进一步降低，又会产生高磷血症和低钙血症，从而导致肾性骨营养不良。

(3) 酸碱平衡紊乱：慢性肾衰竭主要表现为代谢性酸中毒。其发生机制是由于肾小管泌 H^+ 和产 NH_4^+ 减少，对 $NaHCO_3$ 的重吸收减少，以及其他酸性产物（如磷酸盐、硫酸盐、有机酸）排出减少所致。

4. 肾性高血压　由肾脏病变所引起的高血压称为肾性高血压，是慢性肾衰竭患者常见的表现。其发生机制为钠水潴留导致血容量增多，心排血量增多引起高血压，这种称为钠依赖性高血压；肾素-血管紧张素系统活性增强导致血压升高者称为肾素依赖性高血压；肾实质破坏，肾间质细胞合成的前列腺素、缓激肽等舒血管物质减少导致血压升高。

5. 贫血和出血倾向　慢性肾衰竭的患者，97% 常伴有肾性贫血。其发生机制是：①肾实质破坏，促红细胞生成素的分泌减少；②毒性物质体内蓄积，抑制骨髓的造血功能和使红细胞破坏；③出血。此外约 20% 的患者可伴有出血倾向，其机制可能是由于体内蓄积毒物对血小板功能的抑制作用，主要表现为鼻出血、胃肠道出血、月经过多及皮下瘀斑。

三、尿　毒　症

尿毒症（uremia）是指急慢性肾衰竭发展到最严重阶段。代谢产物和内源性毒物在体内蓄积，水、电解质、酸碱平衡紊乱，内分泌功能失调，而引起的一系列全身中毒症状。

（一）病因和发病机制

引起尿毒症的病因主要是肾脏本身疾病，包括急性肾小球肾炎，急、慢性肾盂肾炎和肾小管中毒；高血压、糖尿病、系统性红斑狼疮累及肾脏均可引起尿毒症。

尿毒症发病机制尚未明了，一般认为与蛋白质终末代谢产物和内源性毒素在体内蓄积有关。

（二）机体功能和代谢变化

1. 神经系统　神经系统症状是尿毒症患者最突出的表现，早期可出现头痛、头晕、乏力，理解力和记忆力下降，进一步出现烦躁不安、谵妄、幻觉；严重时心情抑郁、嗜睡、昏迷等中枢神经系统症状称之为尿毒症脑病。周围神经病变则表现为下肢麻木疼痛、烧灼痛，重者出现运动障碍。

2. 消化系统　消化系统症状是尿毒症患者最早、最突出的表现，常有厌食、恶心、呕吐、腹泻、口腔黏膜溃疡、消化道出血等临床表现。

3. 心血管系统　由于患者有高血压、酸中毒、贫血、钠水潴留、高钾血症和毒性物质在体内蓄积的作用，可导致心肌损害，心脏负担加重，发生心力衰竭或心律失常，成为尿毒症患者的重要死因之一。此外可并发形成尿毒症性心包炎。

4. 呼吸系统　尿毒症患者可因尿素刺激引起纤维素性胸膜炎，支气管炎及肺炎；呼出气体有氨味，严重者因心力衰竭导致肺水肿。

5. 皮肤症状　皮肤瘙痒是尿毒症患者常见症状，是毒性产物在体内蓄积对皮肤神经末梢刺激所致。尿素随汗液排出沉积于汗腺口形成白色结晶，称为尿素霜。

6. 免疫系统　主要表现为细胞免疫功能低下，中性粒细胞吞噬和杀菌能力下降，导致严重感染成为尿毒症患者的主要死因之一。

7. 物质代谢　尿毒症患者在代谢方面，常出现糖耐量降低、负氮平衡及高脂血症。

（三）防治原则

积极防治原发病及并发症，防止肾实质的进行性破坏，减轻肾脏负担，消除诱发因素，如控制感染，纠正水、电解质、酸碱平衡紊乱，降低血压等，尽早采取透析治疗，有条件者进行肾移植。

小结

肾小球肾炎是以肾小球损害为主的变态反应性炎症，大多数由抗原抗体反应引起，其常见类型有：①急性弥漫性增生性肾小球肾炎，特征性病变为肾小球内皮细胞和系膜细胞增生，临床上出现急性肾炎综合征；②弥漫性新体性肾小球肾炎，是以肾小球囊壁层上皮细胞增生形成新月体结构为其特征，临床上出现快速肾炎综合征；③弥漫性膜性肾小球肾炎，是以肾小球毛细血管，基膜弥漫增厚为其主要特征，临床上出现肾病综合征。④弥漫性硬化性肾小球肾炎是各种肾炎晚期共同特征，病变以大部分肾单位萎缩、纤维化、玻璃样变，临床上出现慢性肾炎综合征。

肾盂肾炎是由细菌感染引起发生在肾盂、肾间质、肾小管的化脓性炎症。临床上女性多见，常由大肠杆菌经上行性感染引起。急性者在临床上有发热、腰部酸痛、脓尿、菌尿、血尿和膀胱刺激征。慢性者以肾小管病变为主，形成凹陷瘢痕肾，临床上出现多尿、夜尿、高血压和肾衰竭。

急、慢性肾衰竭是指由各种原因引起泌尿功能降低，体内内环境紊乱，水、电解质和酸碱平衡紊乱，代谢产物体内蓄积的病理过程。急性者，肾功能短期急剧降低，临床上分为少尿型和非少尿型。少尿型多见，可分为少尿期、多尿期、恢复期三个过程，其中少尿期最危险，常因水中毒、高钾血症而死亡。慢性者是肾疾病晚期，常因肾功能进行性减退出现尿毒症。

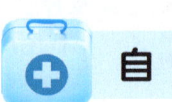

自测题

一、名词解释
1. 急性肾炎综合征 2. 继发性颗粒性固缩肾
3. 肾盂肾炎

二、填空题
1. 急性肾炎主要病变为_____和_____增生。
2. 急性肾炎综合征的主要表现有_____、_____、_____和_____。
3. 肾盂肾炎的感染途径分为_____和_____；前者病原菌主要为_____。
4. 急性肾衰竭少尿期的变化有_____、_____、_____、_____和_____。

三、选择题
A_1 型题
1. 急性弥漫性增生性肾小球肾炎的肉眼观特点称（ ）
   A. 大红肾或蚤咬肾　　B. 瘢痕肾
   C. 大白肾或蚤咬肾　　D. 多囊肾
   E. 颗粒性固缩肾
2. 急性肾小球肾炎最主要的病变特点是（ ）
   A. 肾小球毛细血管内皮细胞和系膜细胞增生
   B. 肾球囊壁上皮细胞增生
   C. 肾小球毛细血管基膜弥漫性增厚
   D. 肾球囊脏层上皮细胞增生
   E. 肾小球广泛的纤维化和玻璃样变性，所属的肾小管萎缩、消失
3. 急性肾小球肾炎尿的变化中下列哪项不会出现（ ）
   A. 血尿　　B. 菌尿　　C. 蛋白尿
   D. 管型尿　E. 以上都不是
4. 慢性肾炎晚期尿的最主要改变是（ ）

A. 血尿、蛋白尿、管型尿

B. 脓尿

C. 少尿、无尿

D. 多尿、夜尿、尿比重降低

E. 菌尿

5. 慢性硬化性肾小球肾炎大体观察主要表现为（　　）

A. 大红肾

B. 大白肾

C. 原发性颗粒性固缩肾

D. 继发性颗粒性固缩肾

E. 蚤咬肾

6. 慢性肾盂肾炎最具有特征性的肉眼改变是（　　）

A. 肾体积缩小　　B. 肾质地变硬

C. 肾颜色苍白　　D. 大红肾

E. 肾表面有不规则的凹陷性瘢痕

7. 肾盂肾炎的病变性质属于（　　）

A. 纤维蛋白性炎　　B. 卡他性炎

C. 出血性炎　　D. 化脓性炎

E. 变质性炎

8. 急性肾盂肾炎时尿的变化具有诊断意义的是（　　）

A. 血尿　　B. 蛋白尿

C. 菌尿、脓尿　　D. 管型尿

E. 无尿

9. 急性肾衰竭最危险的并发症是（　　）

A. 高钾血症　　B. 水中毒

C. 代谢性酸中毒　　D. 氮质血症

E. 低血钙

10. 急性肾衰竭少尿期最常见的死因是（　　）

A. 少尿无尿　　B. 水中毒

C. 高钾血症　　D. 氮质血症

E. 代谢性酸中毒

A_2 型题

11. 患者，女性，32岁，因反复出现蛋白尿，镜下血尿、轻度水肿入院查血压180/105mmHg，肾功能检查血肌酐持续升高,可能的诊断是（　　）

A. 急性肾小球肾炎　　B. 急进性肾小球肾炎

C. 慢性肾小球肾炎　　D. 肾病综合征

E. 急性肾盂肾炎

12. 患者，女性，60岁，因车祸大出血入院，入院后患者突然尿量减少，600ml/d，血压90/60mmHg，双肺湿啰音，查血肌酐402μmol/L，血钾轻度升高，可能的诊断是（　　）

A. 急性肾小球肾炎　　B. 急进性肾小球肾炎

C. 慢性肾小球肾炎　　D. 急性肾衰竭

E. 急性肾盂肾炎

13. 患者，女性，33岁，银行职员，腰痛，尿频、尿急、尿痛，血压150/150mmHg，尿蛋白（+），尿沉渣红细胞9～10/HP，白细胞（12～15）×10^9/L，肾盂造影显示左肾缩小，肾盂扩张，可能的诊断是（　　）

A. 急性肾盂肾炎　　B. 急进性肾小球肾炎

C. 慢性肾小球肾炎　　D. 急性肾衰竭

E. 慢肾盂肾炎

A_3/A_4 型题

(14～16题共用题干)

患者，女性，20岁，游泳后出现腰痛、尿频、尿急、尿痛，体温39℃，尿蛋白（+），尿沉渣大于$5×10^9$/L。

14. 此患者最可能的诊断是（　　）

A. 急性肾小球肾炎　　B. 急进性肾小球肾炎

C. 慢性肾小球肾炎　　D. 急性肾衰竭

E. 急性肾盂肾炎

15. 此患者的感染途径最可能是（　　）

A. 经外伤感染　　B. 条件感染

C. 上行感染　　D. 下行感染

E. 院内感染

16. 此病最常见的致病菌是（　　）

A. 大肠杆菌　　B. 肺炎链球菌

C. 肺炎球菌　　D. 痢疾杆菌

E. 伤寒杆菌

四、简答题

1. 急性弥漫性增生肾小球肾炎的病变特征如何？试以其病理变化解释临床表现。

2. 肾盂肾炎有哪些感染途径和诱因？为什么女性多于男性？

3. 区别肾盂肾炎与肾小球肾炎。

4. 简述少尿型急性肾小管坏死时，多尿的形成机制。

5. 简述慢性肾功能不全时，多尿的形成机制。

（徐传磊）

第 13 章　生殖系统与性传播疾病

女性生殖系统疾病的发生率越来越高，尤其是慢性子宫颈炎是已婚妇女最常见的妇科疾病，其中子宫颈糜烂有发展成子宫颈癌的可能性。乳腺癌近年来已成为女性生殖系统第一大恶性肿瘤。性传播疾病也越来越受社会广泛重视。通过学习，我们了解生殖系统和性传播疾病的发生、发展，为防治这些疾病打下坚实的基础。

第 1 节　子宫疾病

一、慢性子宫颈炎

慢性子宫颈炎（chronic cervicitis）是已婚妇女最常见的妇科疾病，多见于经产妇。临床上主要表现为白带增多，偶有血性白带，并伴有腰骶部酸痛、下腹部有下坠感等症状。本病主要由链球菌、葡萄球菌、大肠杆菌、人类乳头状病毒、单纯疱疹病毒等感染引起。常因分娩、流产或手术所致子宫颈裂伤及机械性损伤造成病原体入侵。此外，阴道内酸性环境改变、雌激素刺激所引起的子宫颈分泌物过多或月经过多及产褥期或经期卫生不良等，也可促进本病的发生。

根据慢性子宫颈炎的临床病理特点，一般将其分为以下几种类型：

1. 子宫颈糜烂　分为真性糜烂和假性糜烂两种。慢性子宫颈炎时，覆盖在子宫颈阴道部表面的鳞状上皮坏死脱落，形成的浅表缺损，称为真性糜烂，较少见。而临床上常见的子宫颈糜烂，是子宫颈鳞状上皮坏死脱落后，由子宫颈管的柱状上皮增生并向子宫颈阴道部延伸，将缺损覆盖，由于柱状上皮较薄，使子宫颈上皮下血管显露，看上去无上皮覆盖一样，呈鲜红色的糜烂样区，称为假性糜烂，其实际上不是真正的糜烂。早期宫颈糜烂表面光滑，称为单纯糜烂；随着病程延长，宫颈腺体增生，糜烂区高低不平，呈颗粒状或乳头状，称为乳头状糜烂；当病变处的柱状上皮下的储备细胞增生并化生为鳞状上皮，取代原有的柱状上皮，称为糜烂愈合。子宫颈糜烂长期不愈，病变持续存在，化生的鳞状上皮可出现非典型增生，有癌变的潜在可能性，应提高警惕。

2. 子宫颈息肉　慢性子宫颈炎时，子宫颈黏膜上皮、腺体和间质纤维组织呈局限性增生，形成向黏膜表面突起、根部带蒂肿物，称为子宫颈息肉。本型常为多发，亦可单发。直径多在 1cm 以内，呈鲜红色或灰白色，质软易出血，有细蒂与子宫颈管相连。子宫颈息肉属良性病变，切除可治愈，极少恶变。

3. 子宫颈腺囊肿　慢性子宫颈炎时，因腺体分泌亢进，加上腺体开口被增生的纤维组织压迫或被化生的鳞状上皮阻塞，分泌物潴留在腺腔中，腺体逐渐扩张成囊状，称为子宫颈腺体囊肿。在子宫颈外口有单个或多个大小不等、青白色、半透明囊泡，囊内含无色透明黏液或黏液脓性渗出物,又称纳博特囊肿。

4. 子宫颈肥大 慢性子宫颈炎时,由于长期慢性炎症刺激使子宫颈腺体和纤维组织增生,导致子宫颈肥大、变硬。

考点:慢性子宫颈炎的类型

二、子宫颈上皮非典型增生和原位癌

子宫颈上皮非典型增生(cervical epithelial dysplasia)属癌前病变,是子宫颈上皮细胞呈现程度不等的异型性,有恶变的潜能,以基底层最为显著。异型增生细胞形态大小不一,核大深染,核质比例增大,核分裂象增多,细胞排列紊乱。病变由基底层逐渐向表层发展。依据其病变程度不同分为三级:Ⅰ级,异型细胞局限于上皮的下1/3;Ⅱ级,异型细胞累及上皮层的下1/3~2/3;Ⅲ级,增生的异型细胞超过全层的2/3,但还未累及上皮全层。

子宫颈原位癌(cervical in situ):异型增生的细胞累及子宫颈黏膜上皮全层,但病变局限于上皮层内,未突破基膜。

从鳞状上皮非典型增生到原位癌是逐渐演化的过程,而不是相互分离的病变,重度非典型增生到原位癌的鉴别诊断有一定的困难,两者的生物学行为亦无显著性差异。新近的分类法将子宫颈上皮非典型增生和原位癌统称为子宫颈上皮内瘤变(cervical intraepithelial neoplasia,CIN)。CIN Ⅰ级相当于Ⅰ级非典型增生,CIN Ⅱ级相当于Ⅱ级非典型增生,CIN Ⅲ级包括Ⅲ级非典型增生和原位癌(图13-1)。

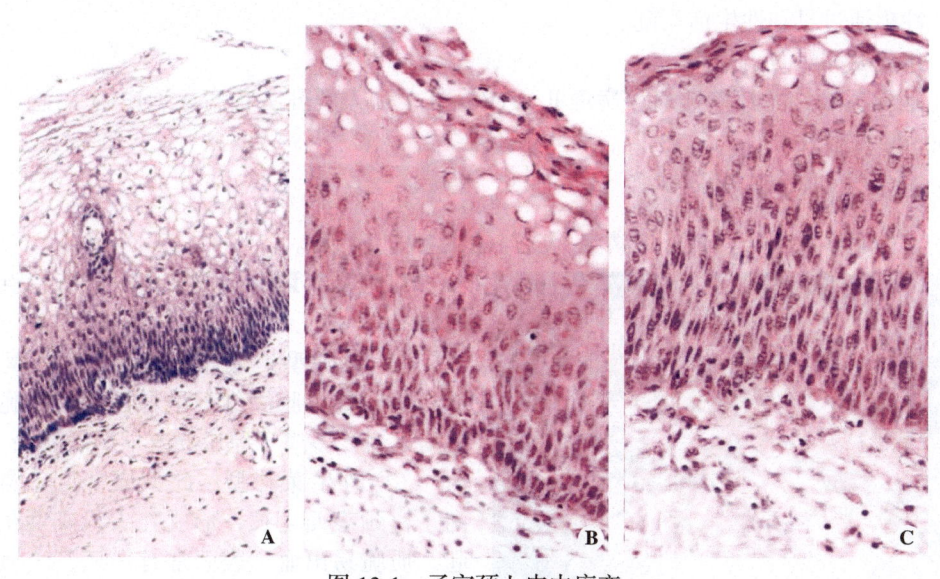

图13-1 子宫颈上皮内瘤变
A.CIN Ⅰ级;B.CIN Ⅱ级;C.CIN Ⅲ级

考点:子宫颈原位癌概念、上皮内瘤变分级

案例13-1

患者,女性,40岁,平时月经规律,4/30,量中等,色暗红,无痛经。近2个多月多次出现接触性出血,色鲜红,量不多,能自止。体格检查:T 36.8℃,脉搏82次/分,呼吸16次/分,血压120/85mmHg。一般情况良好,胸腹部检查未见异常。妇科检查:外阴已婚经产型,阴道通畅,无异常分泌物,宫颈肥大,于9~12点处可见一菜花状病灶,约1.5cm×2.5cm大小,余处尚光滑。阴道壁及穹隆弹性良好,子宫前位,大小正常,活动良好,双侧附件无异常。实验室检查：血 WBC $4.0×10^9$/L，Hb111g/L，血小板 $187×10^9$/L。宫颈活检病理报告：宫颈高分化鳞癌，癌旁鳞状上皮可见Ⅱ级非典型增生。

问题：1. 什么是宫颈上皮内瘤变？
　　　2. 什么是原位癌？

案例 13-1 分析

1. 将子宫颈上皮非典型增生和原位癌统称为子宫颈上皮内瘤变。
2. 异型增生的细胞累及子宫颈黏膜上皮全层，但病变局限于上皮层内，尚未突破基膜。

三、子宫颈癌

子宫颈癌（cervical carcinoma）是女性生殖系统常见的恶性肿瘤，多发生于 40～60 岁。近年来由于子宫颈脱落细胞学检查的普及及早期防治，发病率下降，晚期癌较过去明显减少，五年生存率和治愈率显著提高。

（一）病因及发病机制

子宫颈癌的病因和发病机制目前尚未完全明了，一般认为与下列因素有关：

1. 早婚、早产、多产、宫颈撕裂。
2. 性生活过早和性生活紊乱。
3. 包皮垢和雌激素刺激。
4. 病毒感染，尤其单纯疱疹病毒Ⅱ（HVS-Ⅱ）和人类乳头状病毒（HPV）的感染也与子宫颈癌的发病有关。

（二）病理变化

子宫颈癌好发于子宫颈外口鳞状上皮与柱状上皮交界处。

1. 肉眼类型 根据其肉眼形态特点分为四型：

（1）糜烂型：大体观察与子宫颈糜烂相似，病变处黏膜潮红，呈颗粒状，质脆，触之易出血。多属于原位癌或早期浸润癌。

（2）外生菜花型：此型最常见。癌组织向子宫颈表面生长，形成乳头状或菜花状突起，质脆易出血，表面常有坏死、浅表溃疡和继发感染形成（图 13-2）。

（3）内生浸润型：癌组织主要向子宫颈深部浸润生长，使子宫颈前唇或后唇增厚变硬，表面较光滑。临床检查容易漏诊。

（4）溃疡型：癌组织除向深部浸润外，表面还出现大块坏死脱落，形成溃疡，似火山口状。

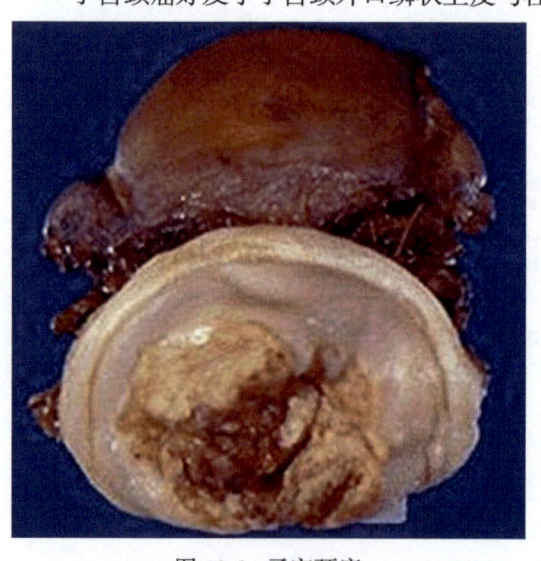

图 13-2　子宫颈癌

2. 组织学类型 子宫颈癌以鳞状细胞癌居多，约占 90%，其次为腺癌，其他类型少见。

（1）子宫颈鳞状细胞癌：起源于子宫颈外口鳞状上皮与柱状上皮的交界处或其附近的黏膜上皮，多是通过该处鳞状上皮的非典型增生逐渐发生癌变，即上皮的非典型增生→原位癌→早期浸润癌→浸润癌。

1) 子宫颈原位癌：异型增生的细胞累及子宫颈黏膜上皮全层，但病变局限于上皮层内，未突破基膜。原位癌的癌细胞可由表面沿基膜通过子宫颈腺口蔓延进入子宫颈腺体内，取代腺上皮的部分或全部，但仍未突破腺体的基膜，称为原位癌累及腺体，仍然属于原位癌的范畴。

2) 早期浸润癌：癌细胞突破基膜向固有层浸润，但浸润深度不超过基膜下 3～5mm，在固有层中形成一些不规则的癌细胞条索或小团块，称为早期浸润癌。肉眼难以判断，只有在显微镜下才能证实。

3) 浸润癌：癌组织浸润深度超过基膜下 5mm 的部位，甚至侵及子宫颈全层或子宫颈周围组织并伴有临床症状。按癌细胞分化程度可分为高分化、中分化和低分化鳞状细胞癌（图 13-3）。

(2) 子宫颈腺癌：少见，仅占子宫颈癌的 5% 左右。近年来发病率有上升趋势。癌组织起源于子宫颈管黏膜的柱状或腺上皮，少数起源于柱状上皮的储备细胞。子宫颈腺癌对放疗和化疗均不敏感，预后较差。

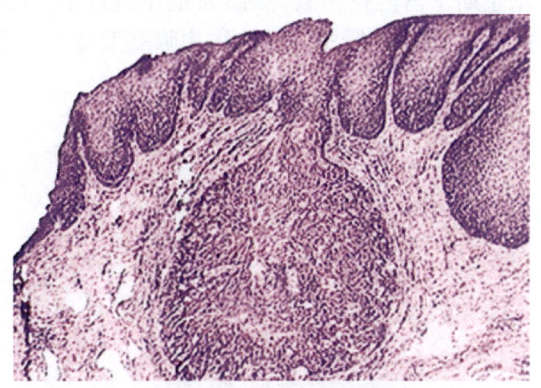

图 13-3　子宫颈浸润癌

（三）扩散与转移

1. 直接蔓延　癌组织向上蔓延可破坏整个子宫颈，但很少累及子宫体；向下可累及阴道穹隆及阴道壁；向两侧可侵及子宫颈旁和盆壁组织。晚期向前可侵及膀胱；向后可累及直肠。

2. 淋巴道转移　是子宫颈癌最常见和最重要的转移途径。癌组织首先转移至子宫旁淋巴结，然后可继续转移至闭孔、髂内、髂外、髂总、腹股沟及骶前淋巴结。晚期可转移至锁骨上淋巴结。

3. 血道转移　少见。晚期可经血道转移至肺、肝、骨及脑等处。

（四）病理临床联系

早期子宫颈癌常无自觉症状，与子宫颈糜烂不易区别。检查时仅见宫颈黏膜粗糙，触之易出血。随着病变进展，因癌组织破坏血管，患者可出现不规则阴道流血及接触性出血。因癌组织坏死继发感染，同时由于癌组织刺激子宫颈使腺体分泌增加，可出现白带增多，有特殊腥臭味。晚期因癌组织浸润盆腔神经，可出现下腹部及腰骶部疼痛。当癌组织侵及膀胱和直肠时，可引起子宫膀胱瘘或子宫直肠瘘。

对于已婚妇女，定期做子宫颈细胞学检查，是发现早期子宫颈癌的有效措施。

考点：子宫颈癌的组织学类型、转移途径

四、子宫内膜增生症

子宫内膜增生症是由内源性或外源性雌激素水平增高引起的子宫内膜腺体或间质增生，又称子宫内膜增生过长，临床上称为功能性子宫出血。主要症状为不规则子宫出血、月经过多、经期延长等，以育龄期和更年期妇女多见。

（一）病理变化

子宫内膜增生症是由于卵巢功能紊乱导致雌激素分泌过多，孕激素缺乏，致子宫内膜弥漫或局限增生。基于细胞形态和腺体结构增生和分化程度的不同，分为以下三种类型。

1. 单纯性增生 内膜腺体和间质增生，腺体数量增加，某些腺体扩张成小囊，形状不规则。衬覆腺体的上皮一般为单层或假复层，细胞呈柱状，无异型性，细胞形态和排列与增生期子宫内膜相似。约1%的单纯性子宫内膜增生可进展为子宫内膜腺癌。

2. 复杂性增生 以往称为腺瘤型增生。腺体明显增生，相互拥挤，结构复杂且不规则，内膜间质明显减少，无细胞异型性。约3%可发展为腺癌。

3. 非典型增生 腺体显著拥挤，出现背靠背现象。由于腺上皮细胞增生，可向腺腔内呈乳头状或向间质内出芽样生长。在复杂性增生的基础上，伴有上皮细胞异型性，细胞极性紊乱，体积增大，核质比例增加，核染色质浓缩，核仁醒目，核分裂象常见（图13-4）。重度非典型增生有时与子宫内膜癌较难鉴别，有间质浸润则归属于癌。约1/3的患者5年内可发展为腺癌。

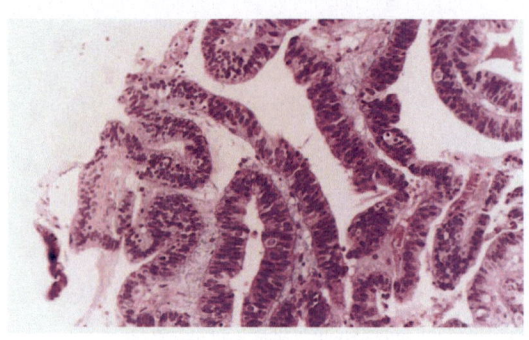

图13-4　子宫内膜非典型增生

（二）临床病理联系

子宫内膜增生症的主要临床表现为不规则子宫出血，长期可引起贫血。由于卵巢持续分泌雌激素，孕激素缺乏，一方面卵巢持续不排卵，子宫内膜增生；另一方面反馈作用于腺垂体，使增生子宫内膜由于雌激素突然不足而发生坏死脱落，引起子宫出血。

第2节　乳腺疾病

一、乳腺增生病

乳腺增生病又称乳腺腺病或乳腺结构不良，是最常见的乳腺疾病。本病多发于25～45岁的女性。一般认为发病多与卵巢内分泌失调，导致孕激素减少而雌激素分泌过多，刺激乳腺组织增生过度有关。但确切的发生机制仍不明了。临床表现为乳腺肿块、乳腺胀痛。可单侧或双侧，可单发或双发。根据乳腺组织增生变化的形态特点分以下三种类型。

（一）乳腺组织增生

乳腺组织增生是本病的早期病变，临床上以乳腺周期性疼痛为特征，病变部位可触及弥散的颗粒状肿块，边界不清，质韧。肉眼无明显变化，光学显微镜下可见乳腺小叶大小不一，小导管轻度扩张或有小囊形成，乳腺小叶间质纤维组织增生。多数病变可自行消失，少数发展为乳腺增生病。

（二）乳腺增生病

乳腺增生病（hyperplasia of mammary glands）是以乳腺小叶腺泡、末梢导管和结缔组织发生不同程度的增生为特征，小叶结构基本保存的病变。依其组织学变化的不同阶段分为以下三种类型。

1. 小叶增生型 为腺病的早期阶段，主要表现小叶数目增多，小叶内导管和腺泡增多，导致小叶体积增大，上皮细胞呈双层或多层，小叶间质变化不明显。

2. 纤维腺病型 由小叶增生型发展而来，同时间质结缔组织增生明显，故又称硬化性腺病。

3. 小叶纤维化型 是腺病晚期表现。间质内大量纤维组织增生，腺泡受压萎缩、消失，往往仅残留萎缩的小导管。

（三）乳腺囊肿病

乳腺囊肿病又称乳腺囊性增生症，较为常见。临床上多为双侧多发性结节，边界不清、大小不等，时有乳头溢液。病变以小叶末梢导管或腺泡扩张成囊为特征。囊肿上皮萎缩或增生，部分上皮增生呈乳头状，乳头丰富互相连接可形成筛状结构，也有的呈实心团块。增生的上皮非典型增生时易癌变，属癌前病变。

二、乳 腺 癌

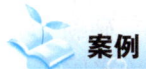

案例 13-2

患者，女性，42岁，1年前无意中发现右乳腺外上方有一黄豆大小的肿块，无疼痛，局部不红不热，未引起重视。近1个月生长速度较快，现已长至拇指大小，因此就诊入院。体格检查发现：双乳不对称，右侧外上象限明显隆起，皮肤表面呈"橘皮样"改变，乳头略向下凹陷。扪之发现一个2.5cm直径的包块，质地较硬，边界欠清楚，较固定。
问题：1. 本病例最可能的临床诊断是什么？
2. 乳房皮肤的局部表现是怎样形成的？

案例 13-2 分析

1. 乳腺癌。
2. 纤维组织收缩，可导致乳头下陷。癌组织阻塞真皮淋巴管，可致皮肤水肿，而毛囊、汗腺处皮肤相对下陷，呈橘皮样外观。

乳腺癌（mammary cancer）是乳腺导管上皮及腺上皮发生的恶性肿瘤。发病率在过去50年中呈缓慢上升趋势，已跃居女性生殖系统恶性肿瘤第一位。乳腺癌常发生于40～60岁的妇女。癌肿半数以上发生于乳腺外上象限，其次为乳腺中央区，其他部位少见。男性乳腺癌少见，仅占1%左右，预后较差。

乳腺癌起病隐匿，临床上除乳房内硬结外，无其他不适症状，患者往往是自我检查或体检时发现。采用乳腺X线摄影或超声波检查有助于早期发现直径小于1cm的乳腺癌。

（一）病因及发病机制

乳腺癌的病因与发病机制目前尚未完全阐明，其发生可能与下列因素有关。

1. 雌激素作用 乳腺癌的发生主要是雌激素水平过高或长期服用雌激素导致乳腺上皮过度增生发生癌变。也与不婚、不育、不哺乳等因素有关。

2. 遗传因素 某些乳腺癌患者有家族遗传倾向，有乳腺癌家族史的妇女，其发病率比无家族史者高2～3倍，发生年龄也较早。

3. 环境因素 乳腺癌有明显的地理区域分布，可能与生活环境不同和高脂饮食有关。

4. 放射线 长时间大剂量接触放射线或放射线检查治疗，可诱发乳腺癌。

5. 其他 乳腺纤维囊性变或病毒感染也与乳腺癌形成有关。

（二）病理变化

乳腺癌多起源于导管上皮，少数来自乳腺小叶终末导管。乳腺癌分类复杂，据其组织结构基本上可分为导管癌和小叶癌两型。

1. 导管癌 此类癌多见，根据是否浸润又分为非浸润性癌和浸润性癌。

（1）非浸润性癌：又称导管内原位癌，癌细胞局限于扩张的导管内，未突破基膜。癌细胞在扩张导管内呈实性、乳头状或筛状等多种形式排列。若在癌巢或腔内发生坏死，挤压时可由导管内溢出灰黄色软膏样坏死物，状如皮肤粉刺，故有粉刺癌之称。导管内原位癌如不经任何治疗，约30%可发展为浸润性癌。

（2）浸润性癌：由导管内原位癌发展而来，癌细胞突破导管基膜向间质浸润，是最常见的乳腺癌类型，约占乳腺癌的70%。癌细胞排列成巢状或条索状，常无明显腺样结构，异型性明显（图13-5）。常见局部肿瘤细胞坏死。根据其实质与间质比例不同，又分为单纯癌（实质与间质比例大致相等）、硬癌（实质少、间质多）及不典型髓样癌（实质多、间质少，间质内无明显淋巴细胞浸润）。

肉眼观察：肿瘤呈灰白色，质硬，切面有砂粒感，无包膜，与周围组织分界不清，活动度差。常可见癌组织呈树根状侵入临近的纤维脂肪组织内。例如，癌组织侵及乳头

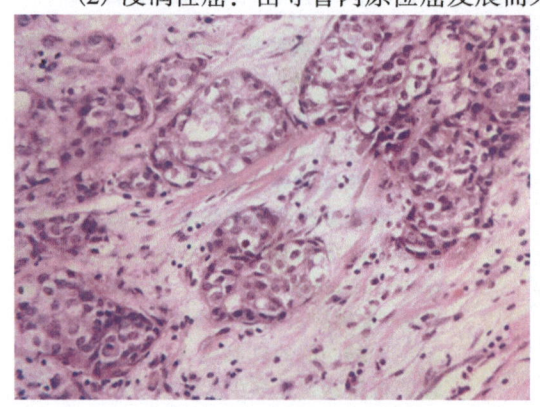

图13-5 乳腺浸润性导管癌

下方的大导管又伴有大量纤维组织增生时，由于纤维组织收缩，可导致乳头下陷。如癌组织阻塞真皮淋巴管，可致皮肤水肿，而毛囊、汗腺处皮肤相对下陷，呈橘皮样外观。晚期乳腺癌可侵犯深筋膜和胸壁肌肉，形成固定的巨大肿块。由于癌组织的浸润蔓延，周围常可形成多个卫星结节。若癌组织穿破皮肤，可形成溃疡。

2. 小叶癌 少见，发生于乳腺小叶，分小叶原位癌和浸润性小叶癌两类。

（1）小叶原位癌：发生于乳腺小叶末梢导管和腺泡。因肿瘤小，临床上一般扪不到明显肿块，不易与乳腺小叶增生区别。镜下可见扩张的乳腺小叶末梢导管和腺泡充满癌细胞，增生的癌细胞未突破基膜。如能及时治疗，预后较好。

（2）浸润性小叶癌：由小叶原位癌穿破小叶或末梢导管的基膜向间质浸润所致。占乳腺癌的5%～10%。癌细胞呈单行串珠状或细条索状浸润于纤维间质之间，或环形排列在正常导管周围。

肉眼观察：肿块呈圆形或盘状，大小不等，质地坚韧如橡皮。切面灰白，与周围组织无明确界限。该型生长缓慢，预后较好。

3. 典型髓样癌 较少见，约占乳腺癌的5%。肉眼观：肿块体积大，灰白色，质软如脑髓样，边界清楚，常有坏死和出血。镜下观：癌细胞多，间质少，癌细胞较大，异型性明显，可广泛坏死，有明显淋巴细胞浸润。尽管该肿瘤细胞明显异型，但其生长一般缓慢，预后较好，淋巴转移较晚也较少见。

（三）扩散与转移

1. 直接蔓延 癌组织可直接浸润乳腺实质、乳头、皮肤、筋膜组织、胸肌和胸壁。

2. 淋巴道转移 是乳腺癌最常见的转移途径。首先转移至同侧腋窝淋巴结，继而转移

至锁骨上、下淋巴结。位于乳腺内上象限的乳腺癌常转移至乳内动脉旁淋巴结,进而至纵隔淋巴结。偶尔可转移至对侧腋窝淋巴结。

3. 血道转移 晚期乳腺癌可经血道转移至肺、骨、脑等组织或器官。

考点:乳腺癌的常见组织类型、转移途径

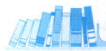**链接**

乳腺癌的早期发现

早期发现乳腺癌最好的办法是自我检查、医生检查、仪器检查等。其中自我检查是早期发现乳腺癌的重要手段之一。专家建议,20岁以上的妇女都要养成每隔1~2个月自我检查一次的习惯。特别要注意乳腺上的小结节、肿块、乳头溢液等早期表现。肿块生长到1cm左右需要5~8年时间,所以通过乳腺X线照相、热图相、B超等检查可早期发现。若发现乳房肿块应行穿刺针吸涂片,做细胞学检查。乳头的血性分泌物或溢液涂片做细胞学检查也可帮助诊断。将几种检查方法的诊断结果进行综合分析,可提高诊断率。

第3节 前列腺疾病

一、前列腺炎

前列腺炎(prostatitis)是男性极常见的疾病,多来自泌尿系统和血性感染。主要症状表现为下腹坠胀、尿频、尿后滴白、尿意不尽、血尿、尿线细、排尿困难等。发病原因复杂,常见有尿道、尿道黏膜下潜在病原体感染,外在病毒、真菌侵入,自身免疫性疾病,前列腺正常菌群失调及泌尿系统其他部位炎症蔓延感染等。常见类型有:①非特异性细菌性前列腺炎(分急性和慢性);②特发性非细菌性前列腺炎;③非特异性肉芽肿性前列腺炎;④特异性前列腺炎;⑤其他原因引起的前列腺炎。镜下可见炎症主要累及局部导管和腺泡,腺腔扩张,充满炎性分泌物,内含较多中性粒细胞和单核/巨噬细胞。间质内淋巴细胞、浆细胞和组织细胞浸润。

二、前列腺增生症

前列腺增生症也称结节状前列腺增生或前列腺肥大。病变以前列腺上皮和间质增生为特征,由于增生多发生在尿道周围前列腺组织,故导致临床上主要表现为尿路梗阻、排尿不畅。前列腺增生症是50岁以上男性的常见病,发病率随年龄增长而增加,约70%的60岁男性,在组织学上可查见有不同程度的前列腺增生,但其中仅有50%患者有临床症状。前列腺增生发生和雄激素有关,睾酮的中间代谢产物二氢睾酮是前列腺生长发育的最终调节媒介。

(一)病理变化

1. 肉眼观 前列腺体积增大,重量增加,呈结节状。结节和周围界清,可有纤维性假包膜。颜色和质地与增生的成分有关,以腺体增生为主的呈淡黄色,质地较软,可挤出乳白色前列腺液体;以纤维平滑肌增生为主者,色灰白,质较韧,和周围正常前列腺组织分界不清,亦无假包膜形成,大的结节可见出血和坏死(图13-6)。

2. 镜下观 增生的前列腺内由腺体、纤维组织及平滑肌三种成分组成,比例因人而异。

根据其成分不同分为纤维型、纤维肌型、平滑肌型、纤维腺瘤型和纤维肌瘤型五种。增生腺体和腺泡相互拥挤，腺体上皮由两层上皮细胞组成，可向腔内呈乳头状突起，腺腔内可见淀粉样小体（图13-7）。

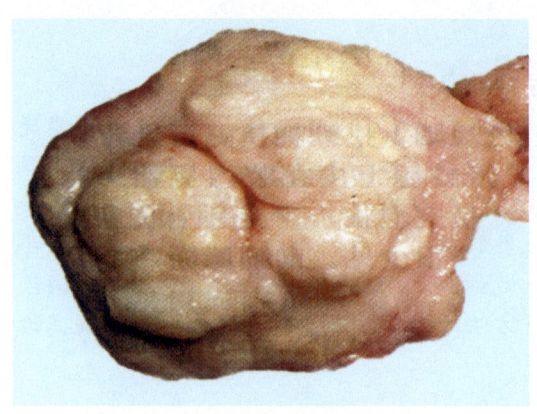

图13-6　前列腺增生（肉眼观）

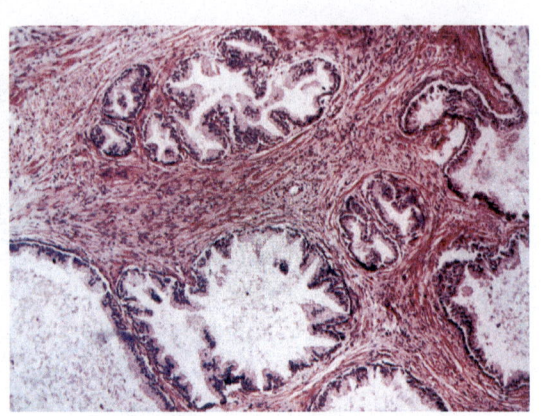

图13-7　前列腺增生（镜下观）

（二）临床病理联系

考点：前列腺增生症的病理变化及临床病理联系

由于增生多发生在前列腺移行区及尿道周围组织，导致前列腺部尿道受压而产生尿道梗阻，故患者在临床上表现为排尿困难、尿流变细、滴尿、尿频、夜尿增多，继而产生尿潴留和膀胱扩张，可进一步诱发尿路感染或肾盂积水，甚至引起肾衰竭。

第4节　常见性传播疾病

一、淋　病

淋病（gonorrhea）是淋球菌感染引起的急性化脓性炎症，病变主要累及泌尿生殖系统，是最常见的性传播疾病。本病多发于15～30岁，以20～24岁最常见。

（一）病因及传播途径

淋球菌属革兰阴性奈瑟菌属，传染性极强。患者及无症状带菌者是传染源。淋病主要通过性接触直接传染，也可经污染的衣物、毛巾、被褥、浴盆等用具而间接感染。新生儿在分娩过程中可经阴道感染而引发淋球菌眼炎。

（二）病理变化及临床病理联系

淋病的病变特征为化脓性炎伴肉芽组织形成，以及浆细胞浸润和纤维化。其主要累及男、女性泌尿生殖器官。

考点：淋病的病因及病理变化

受感染的2～7天，尿道和尿道附属腺呈急性卡他性化脓性炎症，尿道口、女性外阴及阴道口黏膜充血、水肿，有脓性渗出物从尿道口流出。如未经及时有效治疗，在男性病变可蔓延至后尿道及其附属腺，波及前列腺、精囊、附睾；女性则蔓延至前庭大腺、尿道旁腺。少数女性患者由于经期、流产等诱因，引起子宫内膜炎和急性输卵管炎，进一步可发展为输卵管积脓、输卵管卵巢脓肿、弥漫性腹膜炎及中毒性休克等严重后果。

二、梅　毒

梅毒（syphilis）是由梅毒螺旋体感染引起的慢性传染病。病原体可侵犯全身各脏器，早期主要累及皮肤和黏膜，晚期则累及全身脏器，尤其是心血管和中枢神经系统。本病特点是病程的长期性和潜匿性，临床表现复杂多样。

（一）病因及传播途径

梅毒螺旋体又称苍白螺旋体，在体外生存力低，对青霉素、四环素、汞、砷等药物敏感。梅毒患者是唯一的传染源。梅毒螺旋体常在皮肤和黏膜破损时才能进入机体，根据传播方式不同梅毒分为先天性和后天性两种。先天性梅毒是由患病母体的血液经胎盘传染给胎儿引起；后天性梅毒95%由性交传播，少数可因输血、接吻、医务人员不慎直接接触传播。

本病潜伏期为10～90天，通常3周左右。病原体具有很强的侵袭力，感染后会产生细胞免疫和体液免疫。机体免疫力的强弱决定受感染后是痊愈、潜匿、抑或发展为晚期梅毒。机体感染后第6周血清中出现特异性抗体及反应素，在临床上具有血清诊断意义。随抗体形成，机体的免疫力逐渐增强，病变部位病原体数量可减少，故早期梅毒有不治自愈的倾向。而播散到全身的病原体常难以完全消灭，从而导致梅毒复发或晚期梅毒的发生。病原体诱发机体发生细胞介导的迟发型超敏反应，使病原体所在部位形成树胶样肿，免疫复合物沉积血管引起闭塞性动脉内膜炎及血管周围炎。

考点：梅毒的病因及传播途径

（二）病理变化

梅毒的基本病变有两种：一种是闭塞性动脉内膜炎及血管周围炎；另一种病变为树胶样肿（gumma），又称梅毒瘤（syphiloma），为梅毒的特征性病变，仅见于第三期梅毒。病灶呈灰白色，大小不等，大者3～4cm，小者仅见于镜下，因质韧有弹性，状似树胶而得名。显微镜下，中央为凝固性坏死，似干酪样坏死，坏死周围有大量淋巴细胞和浆细胞，上皮样细胞和朗格汉斯细胞较少，与结核结节十分相似。后期树胶样肿可被吸收、纤维化，形成瘢痕至器官变形，但很少钙化，这些特点有别于结核结节。该病变常见于皮肤、黏膜、肝、骨和睾丸。

考点：梅毒的特征性病变

（三）临床病理联系

1. 后天性梅毒　按病程经过可分为三期，第一、二期为早期梅毒，传染性强；第三期为晚期梅毒，传染性小，常累及内脏，故又称内脏梅毒。

（1）第一期梅毒：为梅毒螺旋体侵入人体3周左右发生的炎症反应，形成下疳。病变处发生充血、出现水疱。水疱破溃形成糜烂或溃疡，基底洁净，边缘稍隆，直径为1～2cm的圆形溃疡称为下疳，因基质硬故又称硬性下疳。由于下疳无痛感、病损小易被患者忽视。但病损处有大量梅毒螺旋体，传染性极强。镜下为溃疡底部的闭塞性动脉内膜炎和血管周围炎。病变在男性多见于阴茎冠状沟、龟头和阴囊；女性则见于外阴、阴唇和子宫颈等处。

下疳发生1周后，局部淋巴结肿大，硬而无痛感，呈非特异性急性或慢性炎症，及时治疗可阻止病变向第二期梅毒发展。如不经治疗患者产生免疫反应，下疳持续2～6周后多自行愈合，肿大淋巴结也消退。临床上患者处于无症状潜伏状态，但体内病原体仍继续繁殖。

（2）第二期梅毒：下疳潜伏于体内的螺旋体，在感染后的5～10周可大量入血，引起

考点：后天性梅毒的病变特点

全身广泛皮肤黏膜损害，即梅毒疹。主要表现为躯干、四肢、掌心、足心、口腔黏膜等处的斑疹和丘疹，阴茎、外阴、肛周的扁平湿疣。镜下为闭塞性动脉内膜炎和血管周围炎，病灶内可检见病原体。此期全身淋巴结肿大，传染性大。

梅毒疹可自行消退，再次进入无症状静止状态，但梅毒血清反应阳性。若未经治疗，多年后约30%的患者即发生第三期梅毒。

（3）第三期梅毒：又称晚期梅毒，常发生于感染后4～5年以上。此期梅毒不同于二期梅毒，病变可侵犯全身任何内脏器官和组织，最常发生于心血管（80%～85%），其次为中枢神经系统（5%～10%），此外肝、骨骼和睾丸等器官也常发生。主要病变特征是树胶肿和瘢痕形成，导致器官变形和功能障碍而致死。

2. 先天性梅毒 又称胎传梅毒，是受感染的妇女受孕后，病原体经血液通过胎盘感染胎儿所致。受梅毒感染2～5年间的孕妇，胎儿受感染率最大。受感染的胎儿可发生流产、死产或产后不久死亡。轻度感染者于出生后发育到儿童期发病。发病在2岁以内的称为早发性先天性梅毒，病变累及皮肤，出现剥脱性皮炎；累及内脏出现相应内脏血管炎症或纤维化；累及骨或软骨，导致骨破坏出现马鞍鼻、硬腭穿孔、长骨骨膜炎及骨膜增生形成马刀胫等病变。

发病在2岁以上者称为晚发性先天性梅毒，患者可出现发育不良、智力低下，临床上间质性角膜炎、哈钦森齿（是由于牙和牙釉发育障碍，门齿小而尖，切缘镰刀状）和神经性耳聋构成本型梅毒的一大特征，即哈钦森综合征。

三、尖锐湿疣

考点：尖锐湿疣的病因、传播途径及病理变化

尖锐湿疣是由人类乳头状病毒（HPV）感染引起的性传播疾病。最常发生于20～40岁的青壮年。

（一）病因及传播途径

本病主要由HPV6型和HPV11型引起。人是HPV的唯一宿主。患者和无症状的病毒携带者为主要的传染源。潜伏期通常为3个月。本病主要通过性接触传播，也可通过间接接触而传染，如浴巾、浴缸、毛巾和牙刷等。

（二）病理变化及临床病理联系

1. 病理变化 病变好发于潮湿温暖的黏膜和皮肤交界的部位。男性常见于阴茎冠状沟、龟头、包皮系带、尿道口或肛门附近。女性多见于阴蒂、阴唇、阴道、宫颈、会阴部及肛周等。亦可发生于身体其他部位如腋窝、乳房、口腔等。

肉眼观察：初起为小而尖的突起，逐渐增大增多，表面凹凸不平，呈疣状颗粒，有时较大呈菜花状生长，质软，淡红或暗红，常易感染发生溃烂，触之易出血。

镜下观察：上皮增生呈乳头状，上皮脚下延，呈假上皮瘤样增生。表面覆盖鳞状上皮，角质层增厚，角化不全，棘层细胞增生、肥厚。棘细胞层出现的凹空细胞有助于诊断。此种细胞比正常细胞大，胞质呈空泡状，细胞边缘常残存带状胞质。核大深染，圆形、椭圆形或不规则形，可见双核或多核。真皮层毛细血管扩张，大量慢性炎细胞浸润（图13-8）。

2. 临床表现 多数患者无明显自觉症状。少数可有异物感、瘙痒、灼痛，局部分泌物或白带增多的症状。本病可在几个月内自然消退，也可持续多年，甚至恶变。

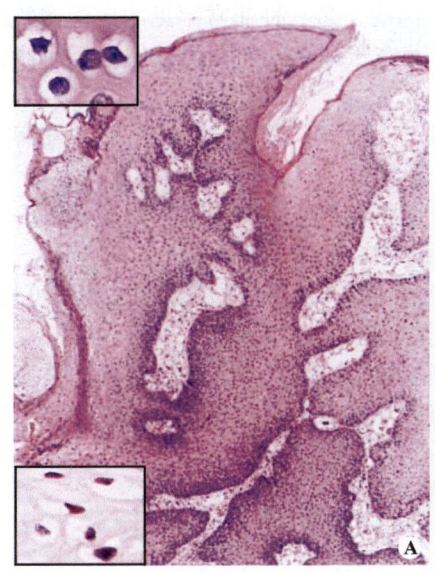
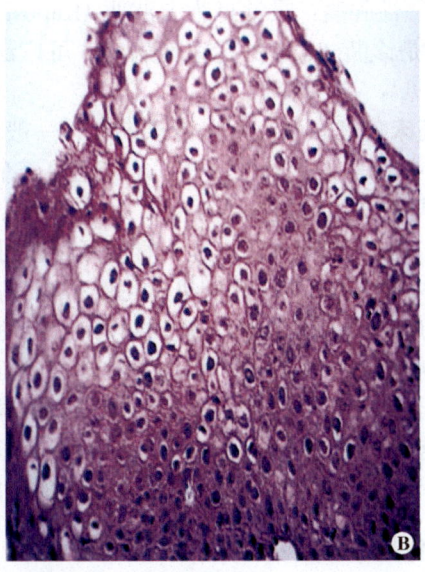

图 13-8　尖锐湿疣

四、艾　滋　病

艾滋病（AIDS），即获得性免疫缺陷综合征（acquired immuno deficiency syndrome），是人体感染人类免疫缺陷病毒（human immunodeficiency virus HIV）所导致的传染病。它具有传播迅速、发病缓慢、病死率极高的特点，严重危害人类健康。

（一）病因及发病机制

AIDS 的病原体是人类免疫缺陷病毒（HIV），属于 RNA 反转录病毒，分为 HIV-1 和 HIV-2 两个亚型。HIV 主要存在于宿主的血液、精液、子宫及阴道分泌物和乳液中。AIDS 的传染源为不同病程的 AIDS 患者及 HIV 无症状携带者。主要传播途径：①性传播：HIV 的传播75%通过性途径传播；②血液传播：如输血、共用注射器等；③母婴垂直传播：经胎盘、产道和母乳喂养途径传播；④其他：器官移植、医务人员的职业性感染等。

HIV 在干燥环境不能存活，可为一般消毒和清洁剂灭活。

HIV 进入人体血液后，主要攻击和破坏辅助性 T 细胞，使辅助性 T 细胞减少。由于辅助性 T 细胞在免疫应答中起着关键的核心作用，它的大量破坏必然使免疫平衡被破坏，造成免疫缺陷，从而引起机会性感染和恶性肿瘤的发生。

（二）病理变化及病理临床联系

1. 病理变化　AIDS 的病理改变可分为三大类。

（1）淋巴组织变化：病变早期淋巴结肿大，镜下见淋巴滤泡明显增生，生发中心活跃，髓质出现较多浆细胞，类似于由其他原因引起的反应性淋巴结炎；晚期病变表现为淋巴结萎缩，淋巴细胞几乎消失殆尽，仅残存一些巨噬细胞。

（2）机会性感染：是艾滋病常见的死亡原因。AIDS 患者对各种病原体非常敏感，在一个患者体内可有多种感染混合存在，感染引起的炎症反应往往较轻而不典型，但对机体的损害却很严重。以肺、消化道和中枢神经系统最常见。50%的病例死于卡氏肺孢子虫肺炎，70%的病例中有中枢神经系统受累。

(3) 恶性肿瘤：最常见为卡波西（Kaposi）肉瘤，是一种非常罕见的血管增殖性疾病。目前认为是诊断 AIDS 的标记性病变，可广泛分布于体表任何部位或体内任何器官，以下肢最为多见。

2. 临床病理联系 本病潜伏期长，一般认为数月至 10 年或更长时间才发病。艾滋病患者从感染 HIV 发展到艾滋病，临床上分三个阶段。

（1）早期或急性期：感染 HIV 3～6 周后，可出现发热、出汗、不适、厌食、恶心、头痛、咽痛及关节肌肉痛等症状。这个时期可以查到抗 HIV 抗体。

（2）中期或慢性期：此期机体免疫功能与病毒之间处于相互抗衡阶段。本期可长达数年，无明显临床症状或出现全身淋巴结肿大，伴发热、乏力、皮疹等。

考点：艾滋病的病因、传播途径、病理变化及临床表现

（3）后期或称危险期：机体免疫功能全面崩溃，患者持续发热、乏力、消瘦、腹泻，并出现神经系统症状，继发性明显机会性感染及恶性肿瘤。血液检查淋巴细胞明显减少，$CD4^+$ 细胞减少更为显著。

本病预后差，死亡率达 100%。故艾滋病的预防至关重要。

> **链接**
>
> 艾滋病的诊断标准
>
> HIV 感染者的标准：在我国经酶联免疫吸附法（ELSA）检查抗 HIV 抗体阳性，又经蛋白印迹法等实验复核确诊者为 HIV 感染者。
>
> 艾滋病的诊断标准：凡抗 HIV 抗体阳性者，具有下列一项者，可诊断为艾滋病患者。① 3～6 个月内体重减少 10% 以上，并发热 38℃ 1 个月以上；② 3～6 个月内体重减少 10% 以上，并持续腹泻（每天 3～5 次）1 个月以上；③ 卡氏肺囊虫肺炎；④ Kaposi 肉瘤；⑤ 真菌和其他条件致病菌感染；⑥ $CD4^+T$ 淋巴细胞记数下降，$CD4^+T/CD8^+T$ 淋巴细胞记数比例小于 1；⑦ 全身淋巴结肿大，明显的中枢神经系统占位病变的症状和体征。
>
> 艾滋病的预防：
>
> 1. 不要与 AIDS 患者或可疑 AIDS 患者进行可引起传染的密切接触行为。
> 2. AIDS 患者不能供血。
> 3. 识别和剔除可能含 AIDS 病原的血制品。
> 4. 严格输液、打针标准和操作技术。
> 5. 改良血友病患者输入的血制品。

> **小结**
>
> 慢性子宫颈炎是已婚妇女最常见的妇科疾病。根据临床病理特点，一般将其分为子宫颈糜烂、子宫颈息肉、子宫颈腺囊肿和子宫颈肥大四种类型。临床主要表现为白带增多，伴有腰骶部疼痛、下腹部坠胀等症状。
>
> 子宫颈上皮非典型增生是子宫颈上皮出现不同程度的异型性，属癌前病变。依据异型性增生细胞累及上皮层范围分为Ⅰ级、Ⅱ级、Ⅲ级。子宫颈原位癌是指异型增生的细胞累及子宫颈黏膜上皮全层，但病变局限于上皮层内，未突破基膜。
>
> 子宫颈癌是女性生殖系统常见的恶性肿瘤。多发生于子宫颈外口鳞状上皮与柱状上皮交界处，以鳞状细胞癌最多见。其发生过程为上皮的非典型增生逐渐发展至原位癌、早期浸润癌、浸润癌。因此，对已婚妇女定期做子宫颈细胞学检查是发现早期子宫颈癌的有效措施。

子宫内膜增生症临床上称为功能性子宫出血，主要表现为不规则阴道流血和月经过多，多见于青春期和绝经期妇女，主要与卵巢功能紊乱导致雌激素分泌过多，孕激素减少引起子宫内膜增生，又称子宫内膜增生过长。根据细胞形态和腺体结构增生和分化程度的不同，分为单纯性增生、复杂性增生和非典型增生三种类型。

乳腺增生病以乳腺实质和间质增生为特点，分为乳腺组织增生、乳腺增生病和乳腺囊肿病三种，乳腺囊肿病伴非典型增生视为癌前病变。

乳腺癌是乳腺导管上皮及腺上皮发生的恶性肿瘤。主要发生于乳腺外上象限，以浸润性导管癌最多见。早期常表现为乳房无痛性肿块。晚期乳房皮肤出现橘皮样外观、乳头内陷或局部皮肤红肿、溃烂等表现。

前列腺炎以慢性炎症为常见，炎症主要累及局部导管和腺泡，腺泡和间质内有较多炎症细胞浸润。

前列腺增生症是以腺体、平滑肌、纤维组织增生为特点，临床上常引起尿道阻塞或排尿不畅。

性传播疾病是由性行为引起感染和传播的一类疾病，常见的是淋病、梅毒、尖锐湿疣和艾滋病。淋病是由淋球菌引起的泌尿生殖道黏膜的急性化脓性炎症。梅毒是由梅毒螺旋体引起，病变为闭塞性动脉内膜炎、血管周围炎和树胶样肿的全身慢性传染病，因传播方式不同分为后天性和先天性两种梅毒。尖锐湿疣是由人乳头状病毒（HPV）感染引起的性传播疾病。艾滋病是人体感染人类免疫缺陷病毒（HIV）引起的，以 T 细胞免疫缺陷为主要特征的致死性传染病。

自 测 题

一、名词解释

1. 非典型增生　2. 原位癌　3. 早期浸润癌　4. 树胶样肿　5. 艾滋病

二、填空题

1. 根据慢性子宫颈炎的临床病理特点，一般将其分为_____、_____、_____、_____四种类型。
2. 根据细胞形态和腺体结构增生和分化程度的不同，将子宫内膜增生症分为 _____、_____、_____三种类型。
3. AIDS 的病理改变可分为_____、_____、_____三大类。

三、选择题

A_1 型题

1. 下列哪项不是慢性子宫颈炎的病理类型（　　）
   A. 子宫颈息肉　　B. 子宫颈糜烂
   C. 子宫颈腺囊肿　D. 子宫颈脓肿
   E. 子宫颈肥大
2. 下列哪一项最能体现子宫颈原位癌的特征（　　）
   A. 发生于子宫颈黏膜上皮
   B. 未发生转移
   C. 是一种早期癌
   D. 癌组织波及上皮全层，但未侵及基膜
   E. 癌细胞具有一定的异型性
3. 子宫内膜增生症是由于下列哪些激素变化引起的子宫内膜过度增生（　　）
   A. 雌激素水平增高，孕激素减少
   B. 雌激素减少，孕激素水平增高
   C. 雌激素和孕激素水平均增高
   D. 雌激素和孕激素水平均减少
   E. 雌激素和孕激素水平无变化
4. 子宫颈癌最常发生于（　　）

A. 子宫颈管　　　　　　B. 子宫颈内口

　　C. 子宫颈外口　　　　　D. 子宫颈前唇

　　E. 子宫颈后唇

5. 诊断早期子宫颈癌最可靠的依据是（　　）

　　A. 盆腔检查　　　　　　B. 宫颈细胞学检查

　　C. 阴道镜检查　　　　　D. 有接触性出血史

　　E. 宫颈病理切片检查

6. 关于乳腺增生病，下列哪一项改变视为癌前病变（　　）

　　A. 乳腺小导管扩张成囊腔

　　B. 乳腺间质纤维组织增生，腺泡萎缩

　　C. 上皮呈非典型增生

　　D. 乳腺导管上皮增生呈乳头状

　　E. 乳腺小叶数目增多，小叶体积增大

7. 乳腺癌多见于（　　）

　　A. 乳腺内上象限　　　　B. 乳腺外上象限

　　C. 乳腺中央区　　　　　D. 乳腺内下象限

　　E. 乳腺外下象限

8. 乳腺癌淋巴道转移首先转移至（　　）

　　A. 同侧腋窝淋巴结　　　B. 对侧腋窝淋巴结

　　C. 纵隔淋巴结　　　　　D. 同侧锁骨上淋巴结

　　E. 同侧锁骨下淋巴结

9. 淋病属于（　　）

　　A. 急性增生性炎　　　　B. 急性出血性炎

　　C. 急性浆液性炎　　　　D. 急性纤维素性炎

　　E. 急性化脓性炎

10. 下列哪项是第二期梅毒特点（　　）

　　A. 硬下疳　　　　　　　B. 梅毒瘤

　　C. 梅毒疹　　　　　　　D. 梅毒性主动脉炎

　　E. 中枢神经梅毒

11. 关于艾滋病的传染途径，下列哪项除外（　　）

　　A. 性接触传播　　　　　B. 输血传播

　　C. 消化道传播　　　　　D. 母婴垂直传播

　　E. 污染针头传播

A_2 型题

12. 患者，女性，54岁，出现不规则阴道流血3个月。检查：子宫大小正常，子宫颈外口呈菜花状。初步诊断为子宫颈癌，其最常见的早期症状是（　　）

　　A. 血性白带　　　　　　B. 接触性出血

　　C. 恶病质　　　　　　　D. 绝经后出血

　　E. 下腹部及腰骶部疼痛

13. 患者，女性，45岁，疑为乳腺癌，首发症状是（　　）

　　A. 橘皮样外观　　　　　B. 乳头内陷

　　C. 乳头溢液　　　　　　D. 局部皮肤红肿、溃烂

　　E. 无痛性肿块

B_1 型题

（14～16题共用备选答案）

　　A. HPV　　　　B. HIV　　　　C. HBV

　　D. 淋球菌　　　E. CMV

14. 艾滋病的病原体是（　　）

15. 淋病的病原体是（　　）

16. 尖锐湿疣的病原体是（　　）

四、简答题

1. 梅毒的基本病变是什么？

2. 艾滋病的传播途径有哪些？

（周士珍）

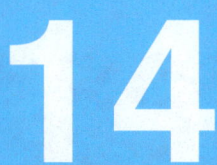

第14章　传　染　病

传染病在人类历史上已经存在几十年甚至上百年了，曾造成多次世界性巨大灾难，天花、霍乱、鼠疫等在人间的流行，吞噬了无数宝贵的生命。近年来我国传染病的发病率和死亡率均已明显下降，但有些已经得到控制的传染病又有死灰复燃的迹象，同时一些新的传染病又不断出现，在社会文明已高度发达的今天，传染病还是这么猖獗，这是我们需要思考的一个问题。

传染病是由病原微生物通过传染途径侵入人体后引起的具有流行传播特点的一组炎症性疾病。传染病的传播流行必须具备三个环节即传染源、传播途径和易感人群。

 链接

世界范围影响重大的传染病

①鼠疫；②霍乱；③流感；④天花；⑤结核病；⑥疟疾；⑦肝炎；⑧出血热；⑨血吸虫病；⑩AIDS（艾滋病）。

第1节　结　核　病

结核病是由结核杆菌感染引起的一种具有强烈传染性的慢性消耗性疾病。它不受年龄、性别、种族、职业、地区的影响，人体许多器官、系统均可患结核病，其中以肺结核最为常见。病理上属于慢性肉芽肿性炎，其典型病理变化特征是结核结节形成并伴有不同程度的干酪样坏死。

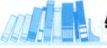 **链接**

结核病又称为"肺痨"和"白色瘟疫"，是一种慢性传染病。历史上，它曾与天花、鼠疫一样在全世界广泛流行。1882年3月24日德国科学家科霍发现了结核病的病原菌为结核杆菌，从而给防治结核病带来了突破。自20世纪90年代以来，结核病再度在全球范围内流行。从1995年开始将每年3月24日作为"世界防治结核病日"，以引起公众对结核病问题的关注。我国是全球结核病高发国家，结核病患病率及感染率均很高，活动性肺结核患者人数仅次于印度，居世界第二位。

一、病因和发病机制

1. 病原体　　结核病的病原菌是结核分枝杆菌，结核分枝杆菌一共有四型即人型、牛型、鸟型、鼠型，对人致病的主要类型为人型和牛型（图 14-1）。

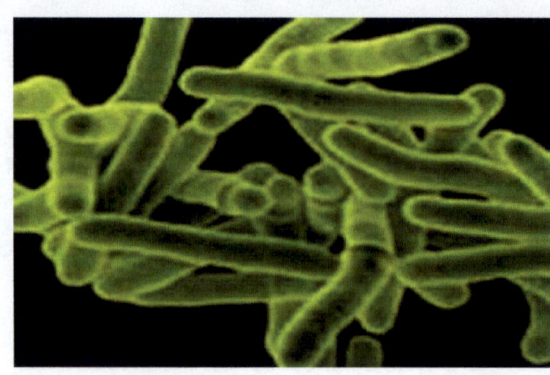 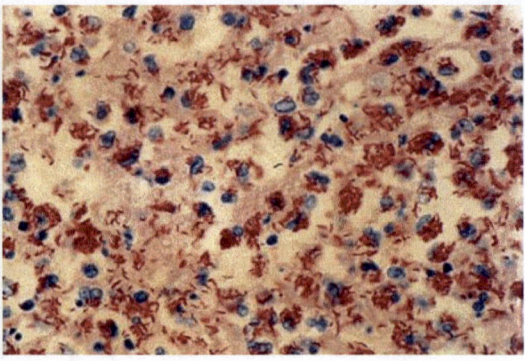

图 14-1 结核杆菌

结核杆菌不产生内毒素和外毒素，其致病性与菌体成分有关。结核杆菌含有脂质、蛋白质和多糖类三种成分：①脂质：特别是脂质中的糖脂（索状因子）对组织和细胞有强烈的损害作用；另一种糖脂为蜡质D，能引起强烈的变态反应，造成机体的损伤。此外，磷脂还能使炎症灶中的巨噬细胞转变为类上皮细胞，从而形成结核结节。脂质除可能与毒力有关外，还可保护菌体不易被巨噬细胞吞噬消化。②蛋白质：具有抗原性，与蜡质D结合后能使机体发生变态反应，引起组织坏死和全身中毒症状，并在形成结核结节中发挥一定的作用。③多糖类：可引起局部中性粒细胞浸润，并可作为半抗原参与免疫反应。

2. 传染源 肺结核患者（主要是空洞型肺结核）和带菌者。

3. 传播途径 ①主要是呼吸道。肺结核患者在谈话、咳嗽和喷嚏时，从呼吸道排出大量带菌微滴，吸入这些带菌微滴即有可能造成感染。②也可因食入带菌的食物经消化道感染。③偶尔经皮肤伤口感染。

4. 发病机制 结核病的发生和发展取决于很多因素，其中最重要的是感染细菌数量的多少及其毒力的大小和机体的反应性（免疫反应或变态反应）。

结核病的免疫反应（细胞免疫）和变态反应（Ⅳ型变态反应）常同时发生或相伴出现。机体在形成抗结核免疫的同时，也形成对结核杆菌的迟发型变态反应。免疫反应的出现提示机体已获得免疫力，对病原菌有抵抗力。而变态反应同时伴随局部组织干酪样坏死和全身中毒症状。已致敏的个体动员机体防御反应较未致敏的个体快，但组织坏死也更明显。因此机体对结核杆菌感染所呈现的临床表现决定于不同的反应。如以免疫反应为主，则病灶局限，结核杆菌被杀灭。如主要表现为变态反应时，则呈现急性渗出和组织结构破坏。

案例 14-1

患者，男性，13岁。呕吐、发热10天，嗜睡4天。其父亲患结核病多年，近3年常有咳嗽及头痛。X线胸片示双肺弥漫粟粒大小结节，右上肺下叶近胸膜处有一直径1.5cm灰白色圆形结节病灶，纵隔增宽，肺门淋巴结增大。可见肺原发灶和肺门呈哑铃状阴影。入院7天后突然呕吐、呼吸不规则，最后呼吸停止而死亡。

尸体解剖：死者脑膜、双肾表面及两肺布满粟粒大小灰黄色病灶，切面稍隆起；右肺上叶下部灰白色结节，肺门、气管、支气管淋巴结肿大，部分相互粘连；胸膜广泛纤维性粘连。镜下结节中央干酪样坏死，周围排列大量上皮样细胞，少量散在朗格汉斯巨细胞，外周聚集多少不一的淋巴细胞和少量反应性增生的成纤维细胞。

诊断：急性粟粒性肺结核。

问题：1. 结核病的病变特点是什么？结核结节的组成有哪些？

2. 原发性肺结核的病变特点是什么？

二、基本病理变化

1. 渗出为主的病变 常见于结核性炎症早期或机体抵抗力低下，菌量多、毒力强或变态反应较强时，主要表现为浆液性或浆液纤维素性炎。病变早期局部有中性粒细胞浸润，但很快被巨噬细胞取代。在渗出液和巨噬细胞内易查见结核杆菌。此型变化好发于肺、浆膜、滑膜和脑膜等处。渗出物可完全吸收不留痕迹，或转变为以增生为主或为以坏死为主的病变。

2. 增生为主的变化 当细菌量较少，毒力较低或人体免疫反应较强时，则发生以增生为主的变化，形成具有病理诊断意义的结核结节（结核性肉芽肿）。结核结节的结构见图14-2。

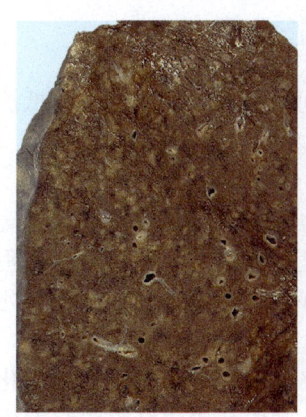
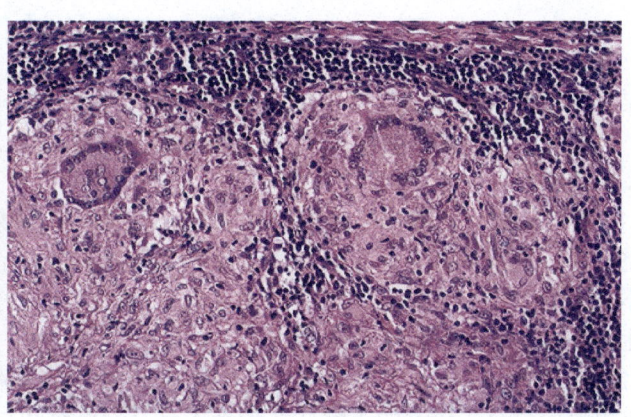

图 14-2 结核结节

肉眼观察：单个结核结节肉眼不易看见，三、四个结节融合成较大结节时才能见到。其境界分明，粟粒大小，呈灰白、半透明状，有干酪样坏死时则略呈黄色，可微隆起于器官表面。

镜下所见：结核结节是在细胞免疫基础上形成的，由上皮样细胞、朗汉斯巨细胞及外周局部集聚的淋巴细胞和少量反应性增生的成纤维细胞构成。典型的结核结节中央有干酪样坏死。

（1）上皮样细胞：吞噬有结核杆菌的巨噬细胞体积增大逐渐转变为上皮样细胞，呈梭形或多角形，胞质丰富，H·E染色淡伊红色，境界不清。核呈圆或卵圆形，染色质甚少，甚至可呈空泡状，核内可有1～2个核仁。

（2）朗汉斯巨细胞：多数上皮样细胞互相融合形成朗汉斯巨细胞，为一种多核巨细胞，体积很大，直径可达300μm，胞质丰富，核与类上皮细胞核的形态大致相同，核数由十几个到几十个不等，有超过百个者。核排列在胞质的周围呈花环状、马蹄形或密集在胞体的一端。

考点： 结核结节的构成

3. 坏死为主的变化 结核杆菌数量多、毒力强，机体抵抗力低或变态反应强烈的情况下，上述渗出性和增生性病变均可继发干酪样坏死，发展为以变质为主的病变，病变一开始便呈现干酪样坏死者十分少见。由于坏死组织含脂质较多（脂质来自破坏的结核杆菌和脂肪变性的单核细胞）而呈淡黄色，均匀细腻，质地较实，状似奶酪，故称干酪样坏死。镜下见为红染无结构的颗粒状物。干酪样坏死的形态特点，特别是肉眼所见对结核病的病理诊断具有一定的意义。干酪样坏死物中大都含有一定量的结核杆菌，是结核病恶化进展的主要原因之一。

渗出、增生和坏死三种变化往往同时存在于疾病的不同阶段，但常以某一种改变为主，并随机体免疫力高低、细菌致病力强弱的变化而互相转化（表14-1）。

表14-1　结核病的基本病变与机体的免疫状态

病变	机体状态		结核杆菌		病理特征
	免疫力	变态反应	菌量	毒力	
渗出为主	低	较强	多	强	浆液性炎或浆液纤维素性炎
增生为主	较强	较弱	少	较低	结核结节
坏死为主	低	强	多	强	干酪样坏死

三、结核病基本病变的转化规律

结核病变的转归取决于机体免疫力和结核菌致病力之间的矛盾关系。当人体抵抗力增强时，结核杆菌逐渐被控制而消灭，结核病变转向愈合；反之，则转向恶化。

1. 转向愈合

（1）吸收消散：为渗出性病变的主要愈合方式。渗出物逐渐通过淋巴道吸收，病灶缩小或完全吸收消散。X线检查可见边缘模糊、密度不均、呈云絮状的渗出性病变的阴影逐渐缩小或被分割成小片，以致完全消失，临床上称为吸收好转期。较小的干酪样坏死灶和增生性病变如治疗得当也可被吸收。

（2）纤维化、纤维包裹及钙化：增生性病变和小的干酪样坏死灶，可逐渐纤维化，最后形成瘢痕而愈合，较大的干酪样坏死灶不易全部纤维化，则由其周边纤维组织增生将坏死物包裹，继而坏死物逐渐干燥浓缩，并有钙盐沉着称为钙化。在钙化的结核灶内常有少量结核杆菌残留，此病变临床虽属痊愈，但当机体抵抗力降低时仍可复发进展。X线检查，可见纤维化病灶呈边缘清楚，密度增高的条索状阴影；钙化灶为密度甚高、边缘清晰的阴影。临床称为硬结钙化期。

2. 转向恶化

（1）浸润进展：疾病恶化时，病灶周围出现渗出性病变，范围不断扩大，并继发干酪样坏死。X线检查，原病灶周围出现云絮状阴影，边缘模糊，临床上称为浸润进展期。

（2）溶解播散：病情恶化时，干酪样坏死物可发生液化，形成的半流体物质可经体内的自然管道（如支气管、输尿管等）排出，致局部形成空洞。空洞内液化的干酪样坏死物中含有大量结核杆菌，可通过自然管道播散到其他部位，形成新的结核病灶。X线检查，可见病灶阴影密度深浅不一，出现透亮区及大小不等的新播散病灶阴影。临床称为溶解播散期。此外，结核杆菌还可循血道、淋巴道播散至全身各处。

四、肺结核病

结核杆菌的感染途径主要是呼吸道，所以结核病中最常见的是肺结核病。肺结核病可因初次感染和再次感染结核菌时机体反应性的不同，而致肺部病变的发生发展各有不同的特点，从而可分为原发性和继发性肺结核病两大类。

（一）原发性肺结核病

机体初次感染结核杆菌所引起的肺结核病称为原发性肺结核病，多发生于儿童，故又称儿童型肺结核病。但也偶见于未感染过结核杆菌的青少年或成人。

1. 病变特点　结核杆菌经呼吸道吸入肺后，最先引起的病变称为原发灶。原发灶通常只有一个，偶尔也有两个甚至两个以上者。常位于通气较好的上叶下部或下叶上部靠近胸膜处。以右肺多见。病变开始时是渗出性变化，继而发生干酪样坏死，坏死灶四周有结核性肉芽肿形成。肉眼观，原发病灶常呈圆形，直径多在1cm左右，色灰黄。由于初次感染，机体缺乏对结核杆菌的免疫力，被巨噬细胞吞噬的结核杆菌能在细胞内继续生存，并很快侵入淋巴管，循淋巴流到所属肺门淋巴结，引起结核性淋巴管炎和淋巴结炎。表现为淋巴结肿大和干酪样坏死。肺的原发灶、淋巴管炎和肺门淋巴结结核三者合称为原发综合征。X线呈哑铃状阴影，是原发性肺结核病的病变特点（图14-3）。

考点： 原发综合征的概念及特点

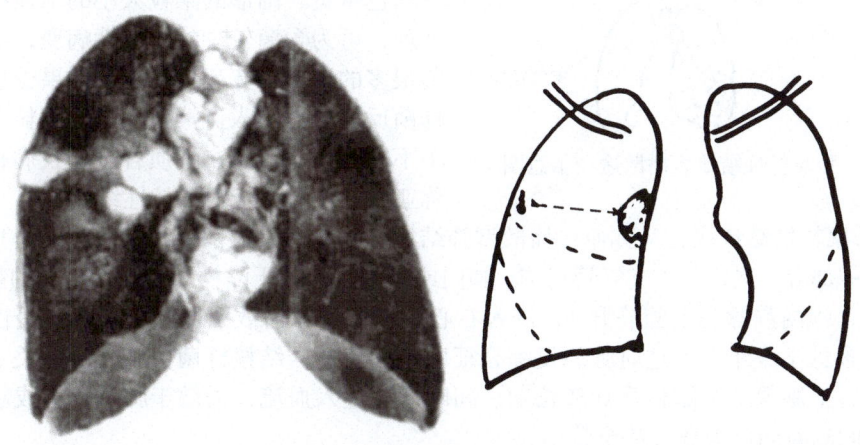

图 14-3　原发综合征
右侧肺胸膜下白色病灶为原发性，肺门部圆形白色病灶为干酪样

> **案例 14-1 分析**
> 1. 结核病的病变特点是形成具有诊断意义的结核结节和干酪样坏死。结核结节是由类上皮细胞、郎汉斯巨细胞及外围局部聚集的淋巴细胞和少量反应性增生的成纤维细胞组成的。
> 2. 原发性肺结核的特点是原发综合征，X线呈哑铃状阴影。

2. 发展与结局　绝大多数（98%）原发性肺结核病患者，由于机体免疫力逐渐增强而自然痊愈。小的病灶可完全吸收或纤维化，较大的干酪样坏死灶纤维包裹和钙化。

有时肺内原发病灶虽已愈合，而肺门淋巴结内的病变继续发展，结核菌通过淋巴道蔓延至附近淋巴结，使肺门附近更多的淋巴结受累，形成支气管淋巴结结核。经适当治疗后这些病灶仍可纤维包裹、钙化而痊愈。少数患儿在此时因营养不良或患其他传染病（如流感、麻疹、百日咳、白喉等），使机体抵抗力下降，病灶内结核杆菌迅速繁殖，病变恶化进展，肺内原发病灶及肺门淋巴结病变扩大，并通过淋巴管、血管及支气管引起播散（图14-4）。

（1）淋巴道播散：肺门淋巴结病灶内的结核杆菌，可经淋巴管到达气管分叉处、气管旁、纵隔及锁骨上、下淋巴结引起病变。

(2) 血道播散：结核杆菌侵入血流后，若进入血流的细菌量较少而机体的免疫力很强，则往往不会引起明显病变。如有大量细菌侵入血流，机体免疫力较弱时，则可引起血源性结核病。

肺结核原发综合征恶化进展发生血道播散时，引起的血源性结核病有以下三种类型。

1) 全身粟粒性结核病：当大量结核杆菌由肺静脉经左心至体循环后，可播散到全身各器官如肺、脑、脑膜、肝、脾、肾等处，形成粟粒性结核，称为急性全身性粟粒性结核病。肉眼观，各器官内密布大小一致、分布均匀、灰白色带黄、圆形的粟粒大小的结核结节。镜下观，可为含菌较少的增生性病变，也可为含菌很多的渗出、坏死性病变。如果少量的结核杆菌反复多次进入血液循环，则粟粒性病灶大小不一、新旧交错、性质各异、且病程较长，称亚急性或慢性全身粟粒性结核病。

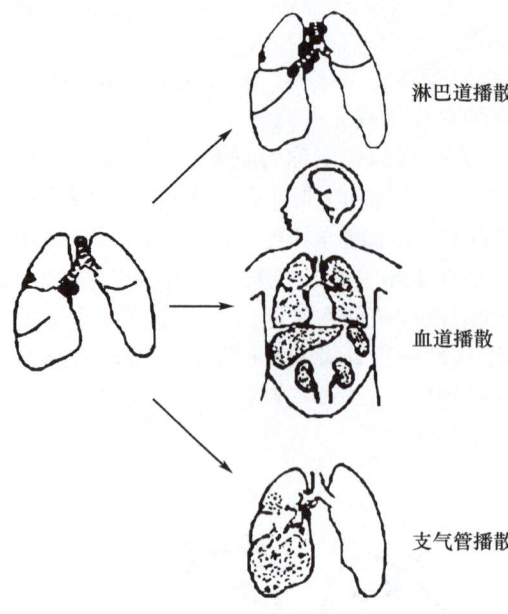

图 14-4 肺原发性结核病播散途径示意图

2) 肺粟粒性结核病：又称血行播散型肺结核病。急性粟粒性肺结核病常是全身粟粒性结核病的一部分。这是由于支气管周围、肺门或纵隔淋巴结干酪样坏死破入附近的静脉（如无名静脉、颈内静脉、上腔静脉），进入右心，经肺动脉播散至双肺所引起。慢性粟粒性肺结核病多见于成年人，这时肺原发综合征已钙化痊愈，结核杆菌由肺外（骨关节、泌尿生殖道及肾上腺等处）结核病灶较长期、间歇性地进入血流，播散于肺内，形成新旧不等的病变。间隔时间可为数月甚至数年。

3) 肺外结核病：在原发综合征期间少量的结核杆菌经原发灶内的毛细血管侵入血流，播散到肺外某些器官（骨关节、泌尿生殖器官、神经系统、质膜、皮肤等）内形成潜在性的结核病灶，经过较长时间后，当机体抵抗力下降时乃恶化进展为肺外结核病。

(3) 支气管播散：肺原发灶的干酪样坏死或肺门淋巴结结核病变发展扩大，结核杆菌可沿支气管播散至肺的其他部位，干酪样肺炎。

案例 14-2

患者，男性，30岁，1个月前受凉后出现低热，下午明显，体温最高不超过38℃。咳嗽，咳少量白色黏痰，无咯血和胸痛，自己服用各种抗感冒药和止咳药，无明显好转、并逐渐乏力，有时伴夜间盗汗。既往体健，有肺结核接触史。

查体：T 37.8℃，P 86次/分，R 20次/分，BP 120/80mmHg。右上肺叩诊稍浊，触觉语颤稍增强，可闻及支气管肺泡呼吸音和少量湿性啰音，心腹检查未见异常。

实验室检查：PPD试验强阳性。初步印象是：右肺继发性肺结核。

问题：1. 什么是继发性肺结核？

2. 继发性肺结核分为几种类型？各有何特点？

链接

PPD试验（结核菌素试验）是基于Ⅳ型变态反应原理的一种皮肤试验，用来检测机体有无感染过结核杆菌。凡是感染过结核杆菌的机体,会产生相应的致敏淋巴细胞,具有对结核杆菌的识别能力。当再次遇到少量的结核杆菌或结核菌素时,致敏T淋巴细胞受相同抗原再次刺激会释放出多种可溶性淋巴因子,导致血管通透性增加,巨噬细胞在局部集聚,导致浸润。在48~72小时内,局部出现红肿硬节的阳性反应。若受试者未感染过结核杆菌,则注射后局部无变态反应发生。

(二)继发性肺结核病

继发性肺结核病是指机体再次感染结核菌所引起的肺结核病,多见于成年人,故又称成人型肺结核病。关于再感染灶的形成机制有以下两种学说:①外源性再感染学说,即结核杆菌由外界再次侵入机体,与原发性肺结核无任何联系;②内源性再感染学说,即体内原来病灶中潜伏的结核杆菌再度繁殖。目前倾向第二种学说。

1. 病变特点 由于再次感染机体对结核杆菌已有一定的免疫力,所以继发性肺结核病与原发性肺结核病的病变相比有以下不同特点:①病变多从肺尖开始,这可能与人体直立位时该处动脉压低、血循环较差,随血流带去的巨噬细胞较少,加之通气不畅,以致局部组织抵抗力较低,细菌易在该处繁殖有关。②由于变态反应,病变发生迅速而且剧烈,易发生干酪样坏死,同时由于免疫反应较强,坏死灶周围有以增生为主的病变,形成结核结节。免疫反应不仅能使病变局限化,而且还可抑制细菌的繁殖,防止细菌沿淋巴道和血道播散,病变在肺内蔓延主要通过受累的支气管播散。③病程较长,随着机体免疫反应和变态反应的消长,临床经过常呈波浪起伏状,时好时坏,病变有时以增生性变化为主,有时则以渗出、坏死变化为主,常为新旧病变交杂。

2. 主要类型 继发性肺结核病的病变和临床表现都比较复杂。根据其病变特点和临床经过可分为以下几种主要类型。

(1)局灶型肺结核:是继发性肺结核的早期病变。X线示肺尖部有单个或多个结节状病灶,解剖学上病灶常定位于肺尖下2~4cm处,直径为0.5~1cm。病灶境界清楚,有纤维包裹。镜下病变以增生性为主,中央发生干酪样坏死。临床上患者常无明显自觉症状,多在体检时发现,属无活动性肺结核。

(2)浸润型肺结核:是临床上最常见的活动性肺结核。大多由局灶型肺结核发展而来,少数也可一开始即为浸润型肺结核。病变多位于右肺尖或锁骨下区的肺组织,故又称锁骨下浸润。病变以渗出为主,中央常有较小的干酪样坏死区,周围有炎症包绕。肺泡内充满浆液、单核细胞、淋巴细胞和少数中性粒细胞。X线检查,锁骨下肺组织可见边缘模糊的云絮状阴影。临床上患者常有低热、盗汗、疲乏、咳嗽、咯血等症状。痰中常可查出结核杆菌。如能早期发现并合理治疗,渗出性病变可吸收,增生性及变质性病变可通过纤维化、钙化而愈合。如病变继续发展,干酪样坏死灶扩大(浸润进展)。坏死物质液化经支气管排出后局部形成急性空洞,洞壁坏死层内含大量结核杆菌,经支气管播散,可引起干酪样肺炎(溶解播散)。急性空洞一般较易愈合,如能给以及时和强有力的抗结核治疗,洞壁肉芽组织增生洞腔逐渐缩小,最终形成瘢痕而治愈,也可通过空洞塌陷,形成索状瘢痕愈合。若急性空洞经久不愈,则可发展为慢性纤维空洞型肺结核。

(3)慢性纤维空洞型肺结核:成人慢性肺结核的常见类型,多在浸润型肺结核形成急性空洞的基础上发展而来。病变特点:①肺内有一个或多个厚壁空洞形成,空洞多位于肺上叶,大小不一,呈不规则形,洞壁厚,有时可达1cm以上。镜下观,洞壁分三层:内层为干酪样坏死物质,其中有大量结核杆菌;中层为结核性肉芽组织;外层为增生的纤维组织。

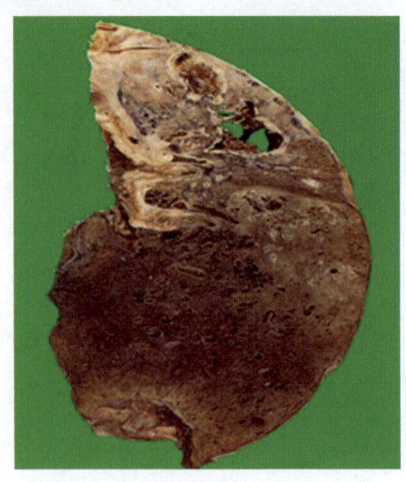

图 14-5　慢性纤维空洞型肺结核

②同侧或对侧肺组织，特别是肺下叶可见由支气管播散引起的很多新旧不一、大小不等、病变类型不同的病灶，部位越下病变越新鲜。③后期肺组织严重破坏，广泛纤维化、胸膜增厚并与胸壁粘连，使肺体积缩小、变形，严重影响肺功能，甚至使肺功能丧失（图14-5）。

临床上，病程常历时多年，时好时坏。由于空洞与支气管相通，成为结核病的传染源，故又有开放性肺结核之称。例如，空洞壁的干酪样坏死侵蚀较大血管，可引起大咯血，患者多因吸入大量血液而窒息死亡。如空洞穿破胸膜可引起气胸或脓气胸。经常排出含菌痰液可引起喉结核。咽下含菌痰液可引起肠结核。肺广泛纤维化还可导致肺动脉高压，引起肺源性心脏病。

近年来，由于广泛采用多药联合抗结核治疗及增加抵抗力的措施，较小的结核空洞经过适当治疗可发生瘢痕愈合。较大的空洞经治疗后，洞壁坏死物质脱落净化，洞壁结核性肉芽组织逐渐转变为瘢痕组织，由支气管上皮覆盖。此时空洞虽仍存在，但已无菌，实已属愈合。空洞的这种愈合方式称为开放性愈合。

（4）干酪样肺炎：当机体免疫力极低或对结核杆菌的变态反应特别强烈时，浸润型肺结核恶化进展，或急、慢性空洞内的细菌经支气管播散，形成大片渗出性病变和干酪样坏死，称为干酪样肺炎。按病变范围大小的不同而分为小叶性和大叶性干酪样肺炎。肉眼观，肺叶肿大变实，切面呈黄色干酪样，坏死物质液化排出后可见有急性空洞形成。镜下观，肺泡腔内有大量浆液纤维素性渗出物，内含以巨噬细胞为主的炎性细胞，广泛的干酪样坏死，抗酸染色可查见大量结核菌。此型结核病临床上有严重的全身中毒症状，如寒战、高热、呼吸困难，病情危重，如不及时治疗，可迅速死亡。但目前已很少见。

考点：结核球的概念

（5）结核球：又称结核瘤，是孤立的有纤维包裹、境界分明的球形干酪样坏死灶，直径2～5cm。多为一个，有时多个，常位于肺上叶（图14-6）。结核球可来至：①浸润型肺结核干酪样坏死灶纤维包裹；②结核空洞的引流支气管阻塞，空洞由干酪样坏死物质填充；③多个干酪样坏死灶融合而成。结核球周围有纤维包裹，抗结核药物不易发挥作用且有恶化进展的可能，X线检查有时需与肺癌鉴别，临床上多采取手术切除。

（6）结核性胸膜炎：在原发性和继发性肺结核病的各个时期均可发生，按病变性质可分为干性和湿性两种，湿性结核性胸膜炎较常见。

1）湿性结核性胸膜炎：又称渗出性结核性胸膜炎，病变主要表现为浆液纤维素性炎。浆液渗出量多时则引起胸腔积液，也可为血性胸水。当积液量不多，附有纤维素的胸膜壁层和脏层在呼吸时发生摩擦，可听到摩擦音，患者有胸痛。大量的胸腔积液可压迫肺引起呼吸困

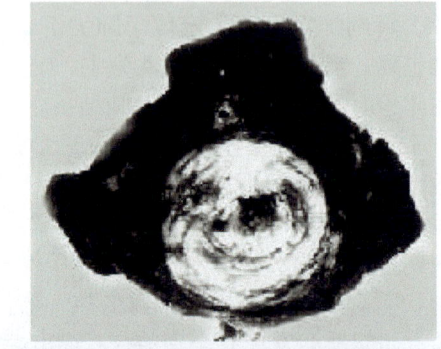

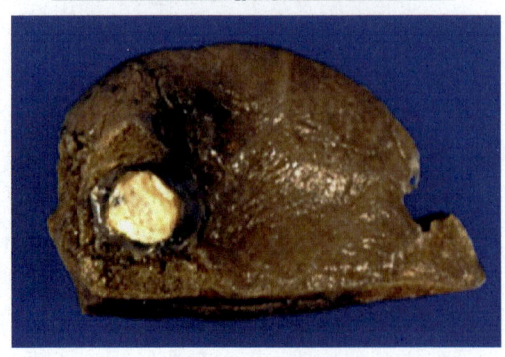

图 14-6　肺结核球

难，叩诊呈浊音，听诊时语颤和呼吸音减弱，并有肺受压及纵隔移位等体征。经积极治疗，一般可在1～2个月后完全吸收而痊愈。如渗出物中纤维素较多，不能完全机化而使胸膜增厚和粘连。

2）干性结核性胸膜炎：又称增殖性结核性胸膜炎，是由肺膜下结核病灶直接蔓延至胸膜所致。常发生于肺尖，病变多为局限性。病变以增生性变化为主，可有纤维蛋白渗出，很少有胸腔积液。一般通过纤维化愈合，并常使局部胸膜增厚、粘连。

表 14-2 原发性肺结核病与继发性肺结核病比较

	原发性肺结核病	继发性肺结核病
感染特点	初次感染（外源性）	再感染（主要为内源性）
好发人群	儿童	成人
免疫力	低	一般较高
起始病灶	上叶下部或下叶上部近胸膜处	肺尖或锁骨下局限性病变
病变特点	原发综合征	病变复杂多样，新旧病灶并存，病变易局限
临床特点	无明显症状，病程短，可自愈	症状明显，病程长，需治疗
播散方式	淋巴道或血道	支气管

第2节 伤 寒

伤寒（typhoid ever）是由伤寒杆菌引起的一种急性传染病。病变主要特点是全身单核-吞噬细胞系统的巨噬细胞反应性增生，形成特征性的伤寒肉芽肿，病变以回肠末端淋巴组织的改变最为明显，故又有肠伤寒之称。临床上主要表现为持续性高热、相对缓脉、脾大、皮肤玫瑰疹及血中白细胞减少等。全年均可发病，但以夏秋季多见。

一、病因及发病机制

（一）病因

1. 病原菌 引起伤寒的致病菌是伤寒杆菌，属沙门氏菌属中的 D 族，革兰染色阴性杆菌（图 14-7），其菌体"O"抗原、鞭毛"H"抗原及表面"Vi"抗原都能使人体产生相应抗体，尤以"O""H"抗原性较强，所以可以用血清凝集试验（肥达反应）来测定血清中抗体增高，可作为临床诊断伤寒的依据之一。菌体裂解时可释放强烈的内毒素，可引起组织损伤，是伤寒杆菌致病的主要因素。

2. 传染源 伤寒患者和带菌者是本病的传染源。

3. 传播途径 粪-口途径。病菌随粪便和尿排出体外，通过污染饮水和食物，经口感染。苍蝇在本病的传播上起媒介作用。

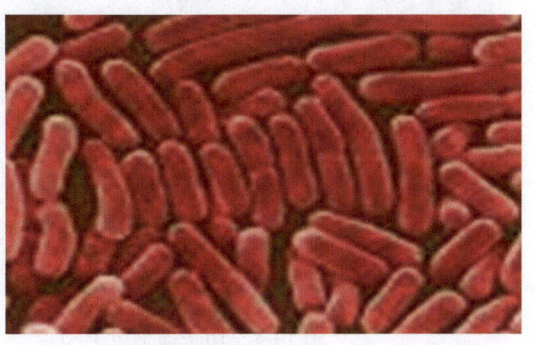

图 14-7 伤寒杆菌

> **链接**
>
> 肥达反应是用已知伤寒菌的 H（鞭毛）和 O（菌体）及甲型（A）与乙型（B）副伤寒沙门氏菌的标准液与患者血清做凝集试验，用于伤寒、副伤寒的辅助诊断或用于流行病学调查的免疫凝集实验。

（二）发病机制

伤寒杆菌经污染的饮水或食物进入消化道后，一般在胃内被胃酸杀灭，未被消灭的细菌穿过小肠黏膜上皮细胞侵入肠壁的淋巴组织，特别是回肠末段的集合淋巴小结和孤立淋巴小结，并沿淋巴管至肠系膜淋巴结。在淋巴组织内伤寒杆菌一方面被巨噬细胞吞噬，并在其中生长繁殖；另一方面经胸导管进入血液，引起菌血症。血液中的细菌很快被全身单核-吞噬细胞系统中的巨噬细胞吞噬，并在其中大量繁殖，致肝、脾、淋巴结肿大。这个阶段患者没有临床症状，故称潜伏期，10 天左右。

此后，在全身单核-吞噬细胞系统内繁殖的细菌及其释放的内毒素再次大量进入血液，并随之播散至全身各脏器和皮肤等处，引起败血症和毒血症。随着病程的发展，伤寒杆菌在胆囊内繁殖到一定数量，大量病菌随胆汁再度进入小肠，穿过肠黏膜再次侵入肠道淋巴组织，使原已致敏的肠壁淋巴组织发生强烈的过敏反应，导致坏死、脱落和溃疡形成。与此同时，人体的免疫力逐渐增加，血液和器官内的细菌逐渐消失，中毒症状减轻、消失，病变随之愈合。

二、病理变化及病理临床联系

考点：伤寒肉芽肿

伤寒杆菌引起的炎症是以巨噬细胞增生为特征的急性增生性炎。增生活跃时巨噬细胞胞质中常吞噬有伤寒杆菌、受损的淋巴细胞、红细胞及坏死细胞碎片，这种巨噬细胞称为伤寒细胞（图 14-8）。伤寒细胞常聚集成团，形成小结节，称为伤寒肉芽肿或伤寒小结（图 14-9），是伤寒的特征性病变，具有病理诊断价值。

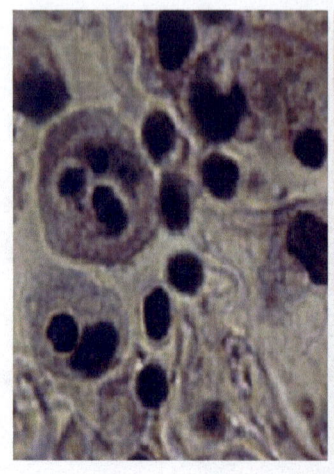
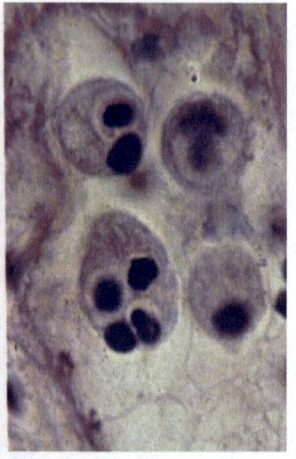
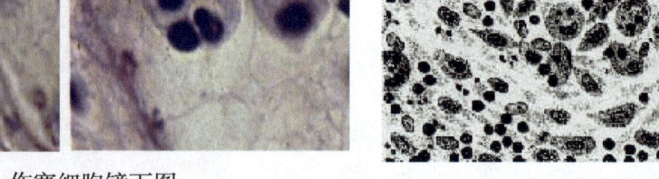

图 14-8 伤寒细胞镜下图　　　　图 14-9 伤寒肉芽肿模式图

1. 肠道病变　以回肠下段的集合和孤立淋巴小结的病变最为常见和明显。按病变自然发展过程可分为以下四期，每期约 1 周。

(1) 髓样肿胀期：发病第1周。病变以集合淋巴小结肿胀最为典型。肉眼观察：肠壁充血水肿，淋巴组织明显增生肿胀，凸出于黏膜表面，呈圆形或椭圆形，灰红质软，表面凹凸不平，状似脑回，称为髓样肿胀期。镜下观察：病灶内伤寒细胞增生形成伤寒肉芽肿，周围组织充血水肿伴淋巴细胞、浆细胞浸润。

此时患者表现为体温梯度上升，并有头痛、食欲降低、全身乏力、肝脾大、相对缓脉及中性粒细胞减少等，血及骨髓细菌培养阳性。

(2) 坏死期：发病第2周。肉眼观察：肿胀的淋巴组织及其表面的黏膜发生坏死失去正常光泽，色呈灰黄或被胆汁染成黄绿色。镜下观察：坏死组织呈一片无结构的红染物质，周围和底部可见典型的伤寒肉芽肿。

本期由于伤寒杆菌内毒素不断吸收入血和组织坏死，故中毒症状更加明显，体温升高，多呈稽留热。皮肤出现玫瑰疹，分布于胸腹壁皮肤，压之退色，主要是伤寒杆菌栓塞了皮肤毛细血管或伤寒杆菌及内毒素刺激皮肤毛细血管扩张、充血。此期血中抗体滴度升高，故肥达反应阳性。

(3) 溃疡期：发病第3周。由于坏死组织逐渐崩解脱落、形成溃疡。肉眼观察：溃疡呈椭圆形或圆形，长轴与肠黏膜平行，溃疡边缘稍隆起，底部高低不平，溃疡一般深及黏膜下层，坏死严重者可深达肌层及质膜层，甚至穿孔，如侵及小动脉，可引起严重出血（图14-10）。此期临床表现与坏死期大致相同。

(4) 愈合期：发病第4周。溃疡面坏死组织完全脱落，底部和边缘长出肉芽组织将溃疡填平，然后由溃疡周围的黏膜再生覆盖而愈合。

考点： 伤寒的肠道病变特点

由于临床上早期有效抗生素的应用，目前很难见到典型的四期病变。

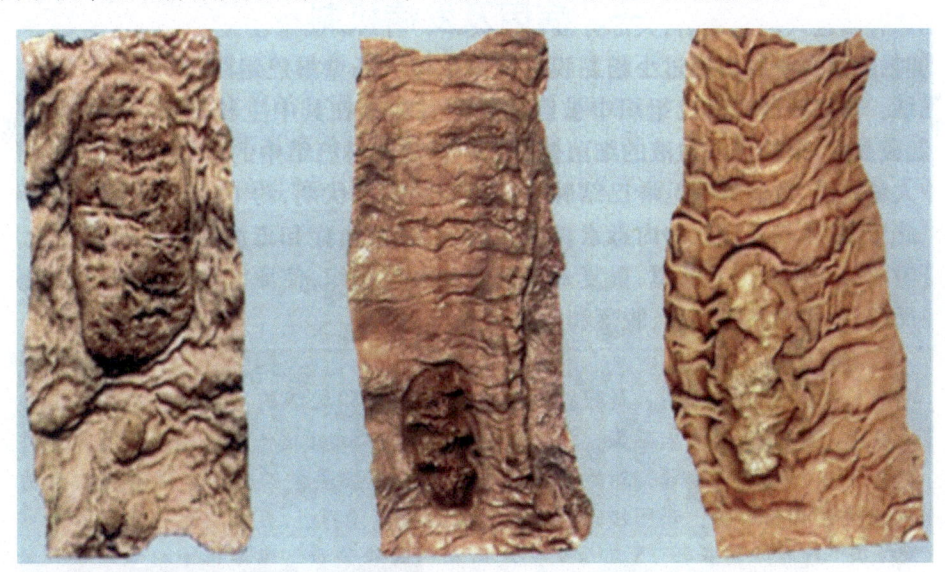

图14-10 伤寒病髓样肿胀期、坏死期、溃疡期特点

2. 其他单核-吞噬细胞系统的病变

(1) 肠系膜淋巴结、脾脏、肝脏及骨髓可见大量伤寒细胞，也可有伤寒肉芽肿和局灶性坏死。肠系膜淋巴结、脾脏、肝脏均可出现体积增大。

(2) 骨髓的病变影响到其造血功能，因此红细胞、白细胞都减少。

(3) 其他脏器的病变：由于细菌毒素侵入血液，可以造成全身其他脏器的中毒损害。心肌纤维发生颗粒变性甚至坏死，收缩力下降；肾小管上皮细胞增生，也可发生颗粒变性；

皮肤出现淡红色小丘疹；膈肌、腹直肌和股内收肌常发生凝固性坏死，临床上出现肌痛和皮肤知觉过敏。

大多数伤寒患者胆囊无明显病变，但由于胆汁是很好的培养基，细菌可在胆汁中大量繁殖并不断排出至肠内，成为伤寒重要的传染源。

三、转归和并发症

大多数伤寒患者经治疗可痊愈。如无并发症，1个月可痊愈，病愈后可获得较强的免疫力。如果治疗不彻底，易复发。值得注意的是，即使患者临床痊愈后，细菌仍可在胆汁中生存，并通过胆汁由肠道排出，在一定时期内仍是带菌者，有的患者甚至可成为慢性带菌者或终身带菌者。

考点：伤寒的并发症

伤寒患者可有肠出血（常发生于坏死期和溃疡期）、肠穿孔（多发生于溃疡期）、支气管肺炎（以小儿为主）等并发症。

第3节 细菌性痢疾

细菌性痢疾（bacillary dysentery）简称为菌痢，是由痢疾杆菌引起的一种常见肠道传染病。主要病变特点为结肠黏膜的纤维蛋白性炎。临床上主要表现为腹痛、腹泻、里急后重、黏液脓血便和全身中毒症状。全年均可发生，但以夏秋季为多见。本病好发于儿童，其次是青壮年，老年患者较少。

一、病因及发病机制

1. 病原体　痢疾杆菌为革兰阴性短杆菌（图14-11），可分为福氏、宋氏、鲍氏、志贺氏四种类型。所有痢疾杆菌均能形成内毒素，志贺氏菌除内毒素外，还可产生强烈的外毒素。但决定致病力的主要是细菌对肠道黏膜的侵袭力。

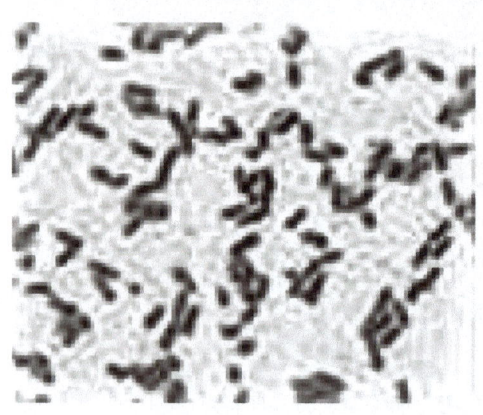
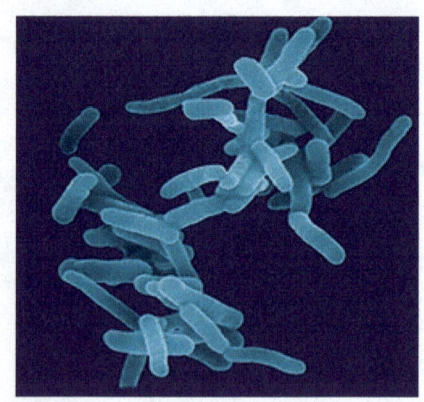

图14-11　痢疾杆菌

2. 传染源　菌痢患者和带菌者是本病的传染源。痢疾杆菌从粪便中排出后，可直接或间接（通过苍蝇等）污染食物、饮水、食具、日常生活用具和手等，再经口传染给健康人。食物和饮水的污染有时可引起菌痢的暴发流行。

3. 发病机制　经口入胃的痢疾杆菌大部分被胃酸杀死，仅有少部分进入肠道。当机体抵抗力降低、暴饮暴食、过度疲劳或患消化道疾病时，细菌在结肠内繁殖，从上皮细胞直接侵入肠黏膜，并在黏膜固有层内增殖。随之细菌释放具有破坏作用的内毒素，使肠黏膜产生溃疡。菌体内毒素吸收入血,引起全身炎症反应和中毒症状。志贺氏杆菌释放的外毒素,是导致水样腹泻的主要因素。

二、病理变化及病理临床联系

菌痢的病理变化主要发生于大肠,尤以乙状结肠和直肠为重。病变严重者,整个结肠甚至回肠下段也可受累,病变自上而下逐渐加重。根据肠道病变特征和临床经过的不同可分为以下三种。

考点:急性细菌性痢疾的病理特征

(一)急性细菌性痢疾

1. 病理变化 病变初期呈急性卡他性炎,表现为黏液分泌亢进,黏膜充血、水肿、点状出血、中性粒细胞及巨噬细胞浸润,黏液分泌亢进;病变进一步发展黏膜上皮坏死脱落,同时大量纤维素渗出。渗出的大量纤维素、坏死脱落的黏膜上皮、炎细胞、红细胞和细菌混杂在一起形成特征性的假膜(图14-12)。肉眼观察:假膜呈糠皮样,灰白色,在蛋白水解酶的作用下逐渐脱落,形成大小不等、形状不一的"地图状"溃疡。溃疡一般浅而小,愈合后不留痕迹。

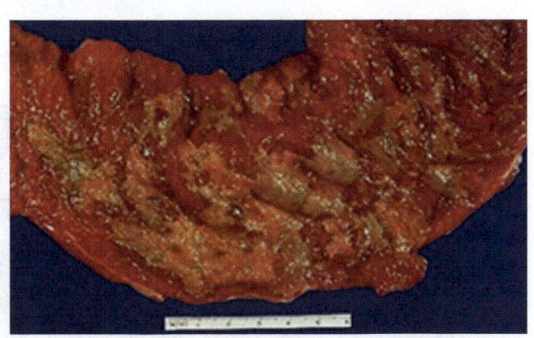

图 14-12 肠黏膜表面散在分布灰白色假膜,呈糠皮样

2. 病理临床联系和转归 临床上,由于毒血症,可出现发热、头痛、乏力、食欲减退等全身症状和白细胞增多;炎症刺激,可引起肠管蠕动亢进并有痉挛,引起阵发性腹痛、腹泻等症状;炎症刺激直肠壁内的神经末梢及肛门括约肌,导致里急后重(大便排不尽的坠胀感觉)和排便次数频繁。发病初期因肠壁卡他性炎,大便为水样或者黏液样,然后出现特征性的黏液脓血便,偶尔排出片状假膜。严重病例常伴有呕吐,可引起明显脱水、酸中毒和电解质紊乱、血压下降,甚至发生休克。

急性菌痢的自然病程为1~2周,在适当的治疗下大多痊愈,少数可转为慢性菌痢。并发症如肠出血、肠穿孔少见。

(二)慢性细菌性痢疾

菌痢病程超过2个月以上者称为慢性菌痢,多由急性菌痢转变而来,以福氏菌感染者居多。其病变特点是:肠黏膜溃疡形成和修复反复交替进行,肠道病变新旧掺杂;溃疡深浅不一,有肉芽组织增生及瘢痕形成,使肠壁不规则增厚、变硬,严重者可造成肠腔狭窄。

临床上主要表现为腹痛、腹胀、腹泻,或腹泻与便秘交替出现,经常带有黏液或少量脓血。有少数慢性菌痢患者可无明显症状和体征,但大便培养持续阳性,成为慢性带菌者,常为传播菌痢的重要传染源。当机体抵抗力降低时,炎症加剧,慢性菌痢急性发作。

(三)中毒性细菌性痢疾

中毒性痢疾为细菌性痢疾最严重的一种。本病多见于2~7岁儿童,常由毒力较低的福氏或宋氏痢疾杆菌引起。本型的特征为起病急骤,肠病变和症状常不明显,但有严重的全身中毒症状。发病后数小时即可出现中毒性休克或呼吸衰竭而死亡。肠道病变一般表现为卡他性炎和肠壁淋巴组织增生。脑、肺、肾、肝等明显淤血水肿和细胞变性,尤以脑水肿突出，甚至发生脑疝。

第4节　流行性脑脊髓膜炎

流行性脑脊髓膜炎（epidemic cerebrospinal meningitis）简称流脑，是由脑膜炎双球菌引起的脑脊髓膜的急性化脓性炎。多为散发性，在冬春季节可引起流行，因此称为流行性脑脊髓膜炎（简称"流脑"）。患者多为儿童和青少年，主要临床症状为突起高热、头痛、呕吐、皮肤黏膜瘀点、颈项强直等脑膜刺激征。严重者可发生中毒性休克。

一、病因及发病机制

1. 病原体　脑膜炎双球菌（图14-13），革兰染色阴性，肾形，多成对排列，或四个相连。

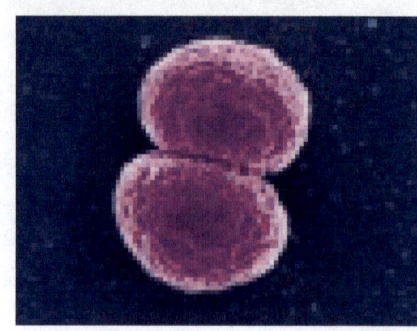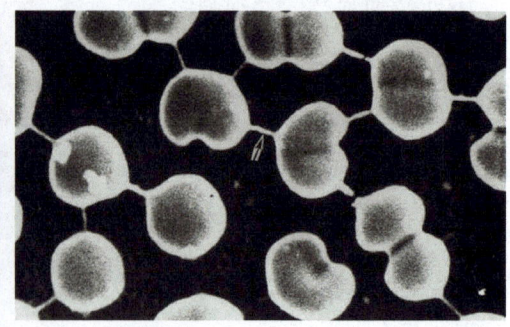

图14-13　脑膜炎双球菌

2. 传播途径　脑膜炎球菌存在于患者和带菌者的鼻咽部，借咳嗽、喷嚏、说话等由飞沫直接经呼吸道传播。

3. 发病机制　细菌进入上呼吸道后，大多数只引起局部轻度卡他性炎而不发病，成为健康带菌者。少数人因机体抵抗力降低或细菌致病力强，细菌可从上呼吸道黏膜侵入血流，引起菌血症或败血症。2%～3%机体抵抗力低下者，病菌通过血-脑屏障到达脑脊膜后引起脑脊髓膜的化脓性病变。

二、病理变化

根据病情进展，一般可分为三期：

1. 上呼吸道感染期　细菌在鼻咽部黏膜生长繁殖，经2～4天潜伏期后，出现上呼吸道感染症状。主要病理改变为粘膜充血、水肿、少量中性粒细胞浸润和分泌物增多等。1～2天后，部分患者进入败血症期。

2. 败血症期　大部分患者的皮肤、黏膜出现瘀点、瘀斑，为细菌栓塞在小血管和内毒素对血管壁损害所致的出血灶，此期血培养可阳性。因内毒素的作用，患者可有高热、头痛、呕吐及外周血中性粒细胞增高等表现。

3. 脑膜炎症期　肉眼观：脑脊膜血管高度扩张充血，蛛网膜下隙充满灰黄色脓性渗出物，覆盖脑沟和脑回。病变以大脑顶部（额叶和顶叶）最明显（好似帽子盖住）。脑底积脓也多，脑室含脓性渗出物。

镜下观：蛛网膜血管高度扩张充血，蛛网膜下隙增宽，其中有大量中性粒细胞、浆液及纤维蛋白渗出和少量单核细胞、淋巴细胞浸润。严重病例出现脑实质炎症时，称为脑膜脑炎（图 14-14、图 14-15）。

三、病理临床联系

急性化脓性脑膜炎在临床上除了发热等感染性全身性症状外，常有一系列神经系统症状，表现为：

1. 脑膜刺激症状

（1）颈项强直：脊神经根受炎症刺激，颈部和腰底部肌肉运动时出现疼痛，颈部肌肉保护性痉挛呈僵硬状态，称为颈项强直。

（2）屈髋伸膝征（Kernig 征）试验阳性：因腰骶节段脊神经后根受到炎症波及受压，当屈髋伸膝时，坐骨神经受到牵拉，腰神经根受压疼痛而出现阳性体征。

（3）角弓反张：婴幼儿由于腰背肌肉发生保护性痉挛，使头和下肢后弯而躯干向前成弓形的状态称为角弓反张（图 14-16）。

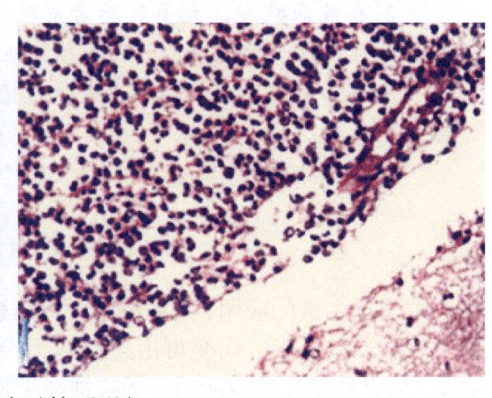

图 14-14　流行性脑膜炎（肉眼观）

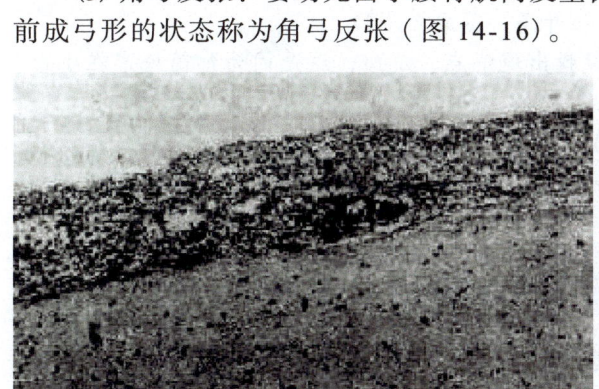

图 14-15　流行性脑膜炎（镜下观）

考点：脑膜炎的典型临床症状

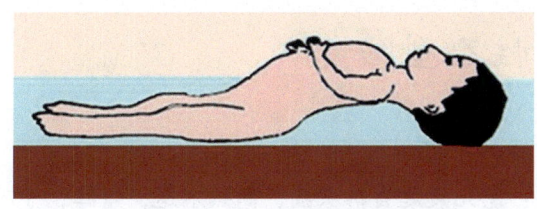

图 14-16　角弓反张模式图

2. 颅内压增高症状　　表现为剧烈的头痛、喷射性呕吐、视盘水肿、小儿前囟饱满等症状和体征。这是由于脑膜血管充血，蛛网膜下隙渗出物堆积，蛛网膜颗粒因脓汁阻塞而影响脑脊液吸收所致。如伴有脑水肿，则颅内压增高更显著。

3. 脑脊液改变　　表现为压力升高，混浊不清，含大量脓细胞，蛋白增多，糖量减少，经涂片和培养检查可找到脑膜炎双球菌。脑脊液检查是本病诊断的一个重要依据。

4. 暴发型脑膜炎双球菌败血症　　是暴发型脑脊髓膜炎的一种类型，多见于儿童。主要表现为败血症休克，而脑膜的炎症病变较轻。本病起病急骤，短期内出现皮肤、黏膜下的广泛性出血点和瘀斑及周围循环衰竭等严重临床表现。严重病例，两侧肾上腺严重出血，肾上腺皮质功能衰竭，称为沃 - 弗（Waterhouse-Friederichsen）综合征。其发生机制主要是大量内毒素释放所引起的弥散性血管内凝血的结果，病情凶险，一般在起病 24 小时内死亡。

护考链接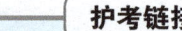

患儿，男性，1岁。两天前突发高热、呕吐、皮肤出现瘀点、瘀斑和颈项强直、角弓反张、前囟隆起，经化验血和脑脊液后，诊断为流行性脑脊髓膜炎。

1. 患儿出现呕吐和前囟隆起，是由于（　　）
   A. 脑积水　　B. 颅内出血　　C. 食物中毒　　D. 颅内压升高　　E. 血压下降
2. 患儿皮肤黏膜出现瘀点、瘀斑的原因是（　　）
   A. 菌血症　　B. 脓毒血症　　C. 毒血症　　D. 变态反应　　E. 败血症
3. 患儿父母请教护士"如何预防流行性脑脊髓膜炎的发生"，护士最重要的健康指导是（　　）
   A. 注意饮食卫生　　　　　B. 加强营养　　　　　C. 勿去公共场所
   D. 防止蚊虫叮咬　　　　　E. 搞好环境卫生

分析：此题考点涉及流脑的病理临床联系和传播途径。
1. 流脑患者由于脑膜血管扩张充血，蛛网膜下隙渗出物堆积，蛛网膜颗粒因脓性渗出物阻塞而影响脑脊液的吸收致颅内压升高。答案应是D。
2. 在败血症期，大多数患者皮肤黏膜出现瘀点、瘀斑，这是因为细菌栓塞在小血管和内毒素对血管壁损害所致。答案应是E。
3. 因为流脑主要经呼吸道飞沫传播，故流行季节勿去公共场所，避免接触传染源。答案应是C。

四、结局和并发症

由于抗生素的应用，大多数患者可痊愈，病死率已由过去70%～90%降低到5%～10%以下。如治疗不当，病变可由急性转为慢性，并可发生以下后遗症：①脑积水：由于脑膜粘连、脑脊液循环障碍所致；②脑神经受损麻痹：如耳聋、视力障碍、斜视、面神经瘫痪等；③脑底脉管炎致管腔阻塞，引起相应部位脑缺血和梗死。

第5节　流行性乙型脑炎

案例14-3

患儿，4岁，于7月20日入院。家长主诉：患儿晨起自诉头痛，高热不退，嗜睡，于中午开始呕吐，颈部发硬。

体检：患儿体温40℃，面色苍白，神志不清，时有惊厥，两侧瞳孔不等大，对光反射迟钝，呼吸深浅不均，心律不齐，听诊肺部有湿性啰音。1小时后患儿突然一阵强烈抽搐，呼吸骤停，抢救无效死亡。

脑脊液检查：脑脊液呈微浊状，压力增高，白细胞总数增多。中性粒细胞略有增高。

尸体检查：双侧脑半球水肿，质地较软，表面血管扩张。

病理检查：肉眼可见脑组织膨隆，血管扩张充血。镜下可见血管扩张充血其周有大量的淋巴细胞浸润，部分神经细胞出现变性和坏死，部分区域有软化灶形成。

问题： 如何鉴别流行性脑脊髓膜炎和流行性乙型脑炎？

流行性乙型脑炎（epidemic encephalitis）简称为乙脑，为乙型脑炎病毒所致的以脑神经细胞变性、坏死（变质）为主的急性传染病。临床表现为高热、嗜睡、抽搐、昏迷等。多在夏秋季流行，尤以 10 岁以下儿童为多。此病起病急，病情重，死亡率高。

链接

流行性乙型脑炎病毒首先（1935 年）在日本从患者的脑组织中分离获得，因此称日本脑炎病毒，所致疾病在日本称日本乙型脑炎（JBE）。1939 年我国也分离到乙脑病毒，1950 年以来，中国对该病进行了大量病原学和流行病学研究，为了与甲型脑炎相区别，定名为流行性乙型脑炎，简称乙脑。

一、病因和发病机制

病原体为乙型脑炎病毒，是一种嗜神经性 RNA 病毒。传染源主要是患者和受感染的家禽、家畜（尤以小猪为著）。传播媒介为携带病毒的蚊子（主要是伊蚊和库蚊）。带病毒的蚊虫叮咬人体时，病毒随蚊虫唾液经皮肤进入血液，绝大多数感染后可产生相应的抗体而获得免疫，病毒即被消灭，无临床症状，称隐性感染；少数人由于抵抗力降低，感染的病毒量多或毒力强，病毒通过血-脑屏障进入脑内，在神经细胞中繁殖而发生脑炎。

二、病理变化

1. 发病部位　病变主要发生在脑脊髓实质，广泛累及中枢神经系统的灰质，主要以大脑皮质、基底核、视丘、间脑、中脑最重。小脑、脑桥、延髓次之，脊髓病变最轻。

2. 肉眼观察　脑膜血管充血，脑水肿明显，脑回变宽，脑沟变窄；脑组织切面充血、水肿，严重时有点状出血及粟粒大小的软化灶（筛网状软化灶），其境界清楚，弥漫分布或聚集成群。

3. 镜下观察

（1）神经细胞变性、坏死：轻者神经细胞肿胀、尼氏小体消失，空泡变性，重者神经细胞嗜酸性变或坏死。变性坏死的神经细胞周围常有增生的少突胶质细胞环绕，称为神经细胞卫星现象（图 14-17），同时小胶质细胞和中性粒细胞侵入神经细胞内，称为噬神经细胞现象（图 14-18）。

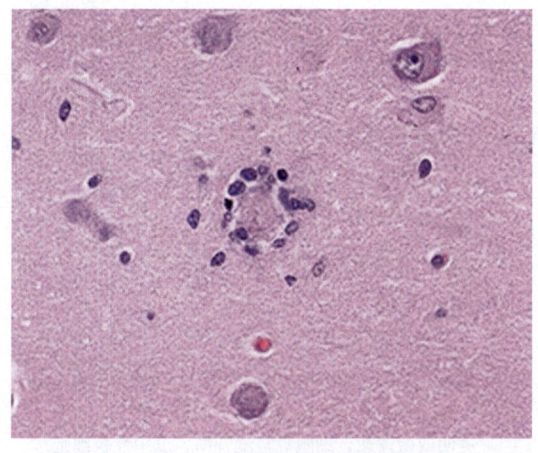

图 14-17　神经细胞卫星现象

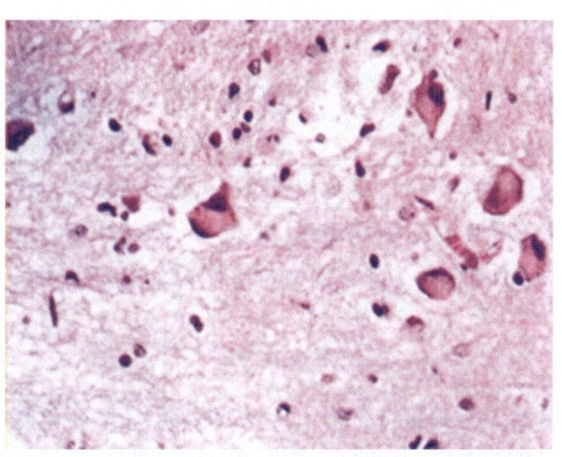

图 14-18　噬神经细胞现象

(2) 脑血管改变和炎症反应：脑组织血管充血，甚至出血。血管周围间隙增宽，有淋巴细胞和单核细胞聚集，围绕血管周围形成袖套状浸润（图 14-19）。

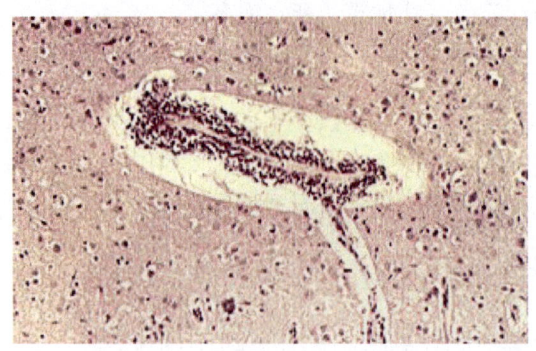

图 14-19　淋巴细胞袖套状浸润

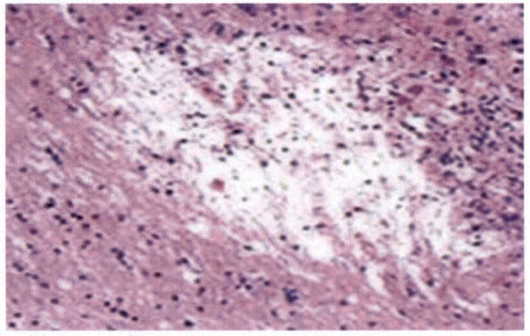

图 14-20　筛网状软化灶

(3) 软化灶形成：局灶性神经组织坏死后，溶解液化形成染色较浅、质地疏松、边界清楚的筛网状病灶，称为筛网状软化灶（图 14-20）。对本病有诊断意义。

(4) 胶质细胞增生：小胶质细胞呈弥漫性或局灶性增生，常聚集成堆形成胶质结节，多位于小血管或坏死的神经细胞附近。少突状细胞增生也明显。

三、病理临床联系

乙型脑炎除了因病毒血症引起高热、全身不适等症状外，常有下列神经系统症状。

1. 嗜睡和昏迷　是最早出现和主要的症状，有神经细胞广泛变性引起。

2. 颅内高压　脑内血管扩张充血引起脑水肿和颅内压增高，患者出现头痛、呕吐。严重者出现脑疝，可致延髓呼吸中枢和循环中枢受压导致呼吸、循环衰竭而死亡。

3. 脑膜刺激症状　由于脑膜有不同程度的炎症反应，患者可出现脑膜刺激症状，一般不显著。

4. 脑脊液变化　脑脊液呈透明或微混浊，压力轻度升高；白细胞数增多，以淋巴细胞为主。

四、结局和并发症

大多数患者经治疗可痊愈。部分较重的患者可有痴呆、失语、肢体瘫痪、脑神经麻痹等后遗症。少数严重病例可因呼吸、循环衰竭而死亡。

表 14-3　流行性脑脊髓膜炎与流行性乙型脑炎的区别

	流行性脑脊髓膜炎	流行性乙型脑炎
病原体	脑膜炎双球菌	乙型脑炎病毒
传播途径	呼吸道经飞沫传播	以蚊虫为媒介经血液传播
流行季节	冬春季节	夏秋季节
病理变化	脑脊髓膜的化脓性炎	脑实质的变质性炎
临床表现	颅内压增高及脑膜刺激征、皮肤黏膜瘀点、瘀斑	嗜睡、昏迷、抽搐等神经症状明显，有颅内高压，脑膜刺激症状不明显
脑脊液检查	压力升高，浑浊、细胞数明显升高，以淋巴细胞为主	透明或微浑浊，细胞数轻度升高，以中性粒细胞为主，可为脓性

小结

传染病的性质都是炎症。它们具有一定的病原体、特有的感染途径、流行的规律性（季节性，地方性，周期性）和易感人群。

结核病是由结核杆菌引起的一种慢性传染病，全身各脏器均可发病。但以肺结核最为多见。其特征性病变是结核结节形成，并伴有不同程度的干酪样坏死。由原发病灶、结核性淋巴管炎和肺门淋巴结结核构成的"原发综合征"是原发性肺结核的特征性病变。继发性肺结核多见于成人，病变多始于右侧肺尖部。临床常见类型有局灶型、浸润型、慢性纤维空洞型、结核球和结核性胸膜炎等。

伤寒病和细菌性痢疾是比较常见的消化道传染病，前者主要发生在回肠末端，基本病变是急性增生性炎症，特征性改变为伤寒肉芽肿形成；细菌性痢疾的发病部位在乙状结肠和直肠，其急性期病变主要是纤维素性炎症，可有假膜形成。

流脑和乙脑是神经系统的急性传染病，多见于儿童。流脑由细菌引起，多在冬春季节，是发生在脑脊髓膜的化脓性炎症，乙脑由病毒引起，多在夏秋季节，是发生在脑实质的变质性炎症，预后较差。

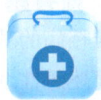

自 测 题

一、名词解释

1. 伤寒细胞　　2. 沃-弗综合征
3. 原发综合征　4. 结核球
5. 神经细胞卫星现象
6. 噬神经细胞现象
7. 筛网状软化灶

二、填空题

1. 结核病的播散方式有____、____、____。
2. 肺原发综合征包括____、____、____三种病变。
3. 结核病的病变特点是____和____。
4. 流行性脑脊髓膜炎是一种____炎症；流行性乙型脑炎是一种____炎症。
5. 肠伤寒自然病程为四期，分别是____、____、____、____。
6. 伤寒病是由____引起的____炎症，主要是____的增生。
7. 继发性肺结核的类型有____、____、____、____、____等。

三、选择题

A₁型题

1. 伤寒的病变性质属于（　　）
   A. 变质性炎　　　B. 纤维性炎
   C. 浆液性炎　　　D. 化脓性炎
   E. 增生性炎

2. 肠伤寒病变主要发生在（　　）
   A. 空肠淋巴组织　　B. 回肠淋巴组织
   C. 结肠淋巴组织　　D. 阑尾淋巴组织
   E. 肠系膜淋巴组织

3. 肠伤寒发生肠穿孔并发症主要发生于（　　）
   A. 潜伏期　　　　B. 髓样肿胀期
   C. 坏死期　　　　D. 溃疡期
   E. 愈合

4. 细菌性痢疾的病变主要是（　　）
   A. 卡他性炎　　　B. 浆液性炎
   C. 化脓性炎　　　D. 出血性炎
   E. 纤维蛋白性炎

5. 细菌性痢疾最主要的病变部位在（　　）

A. 外结肠、横结肠　　B. 横结肠、降结肠

C. 降结肠、乙状结肠　D. 乙状结肠、直肠

E. 回盲部

6. 流行性乙型脑炎基本病理变化不包括（　　）

　A. 脑脊髓膜化脓性炎

　B. 脑实质细胞变性坏死

　C. 脑实质内血管套袖样改变

　D. 脑内筛网状病灶形成

　E. 胶质细胞结节形成

7. 流脑时，蛛网膜下隙内的主要炎症细胞是（　　）

　A. 中性粒细胞　　B. 嗜酸粒细胞

　C. 单核细胞　　　D. 淋巴细胞

　E. 浆细胞

8. 结核病的坏死属于（　　）

　A. 凝固性坏死　　B. 干酪样坏死

　C. 液化性坏死　　D. 脂肪坏死

　E. 溶解坏死

9. X线检查原发综合征时的阴影为（　　）

　A. 云絮状阴影　　B. 斑点状阴影

　C. 哑铃状阴影　　D. 大片致密阴影

　E. 以上都不是

10. 继发性肺结核结核菌在肺内播散的主要途径是（　　）

　A. 直接播散　　　B. 支气管蔓延

　C. 血道播散　　　D. 淋巴道转移

　E. 自行吸收

A_2型题

11. 患儿，男性，7岁，在小吃街上进食凉面后4小时出现发热，体温39℃以上，伴全身不适、恶心、呕吐、腹痛、腹泻。大便先为水样，继而转为黏液脓血便，有里急后重感。左下腹有压痛。大便常规见大量红细胞和脓细胞。该患者最可能的诊断是（　　）

　A. 急性胃肠炎　　B. 急性细菌性痢疾

　C. 急性阿米巴痢疾　D. 急性出血性肠炎

　E. 细菌性食物中毒

12. 患儿出现高热、血压下降、呼吸困难等全身中毒症状时，反而肠道病变不典型，此时的病理类型应该为（　　）

　A. 急性菌痢　　　B. 慢性菌痢

　C. 慢性菌痢急性发作　D. 急性阿米巴痢疾

　E. 中毒性菌痢

四、简答题

1. 结核病的基本病变是什么？它有哪些转归？
2. 简述急性细菌性痢疾的主要临床病理联系。
3. 比较流行性脑脊髓膜炎与流行性乙型脑炎主要有哪些不同？
4. 比较原发性肺结核病和继发性肺结核病有何不同？

（夏慧慧）

实 验 指 导

实验一　组织、细胞的适应、损伤和修复

一、实验要求

1. 会识别萎缩、变性、坏死的大体标本形态变化。
2. 会观察肝脂肪变性、肉芽组织镜下的病变特点。

二、实验内容

大体标本	病理切片
1. 肾细胞水肿	1. 肝脂肪变性
2. 肝脂肪变性	2. 肉芽组织
3. 凝固性坏死	
4. 液化性坏死	
5. 湿性坏疽或干性坏疽	
6. 肾盂积水	

【大体标本】

1. 肾细胞水肿　肾体积略增大，混浊无光泽，被膜紧张，切面见边缘外翻，肾皮质增厚。

2. 肝脂肪变性　肝体积稍肿大，边缘较钝，包膜紧张，呈淡黄色，有油腻感。

3. 脾、肾凝固性坏死（梗死）　脏器中度肿大，切面可见灰白色的坏死区，致密而干燥，形状不规则，略呈扇形，边界清楚，周围有一圈黑褐色的出血带，坏死灶直达包膜下，表面有少量纤维蛋白渗出。

4. 脑液化性坏死　大脑冠状切面，内囊附近之脑组织见大片不规则液化、坏死区，状似豆渣或破絮样，质软，大部分液化物脱失，仅残留疏松之絮网状结构。

5. 坏疽性阑尾炎　阑尾肿胀增粗，呈污秽黑色，质膜面有渗出物附着。

6. 肾萎缩（肾盂积水）　肾体积增大，切面见肾盂及肾盏明显扩大，肾皮质萎缩变薄，皮髓质分解不清。

【病理切片】

1. 肝脂肪变性　肝细胞质出现圆形空泡（脂肪滴）。空泡大小不等，边界清楚。空泡较大时，核被挤在一边。肝血窦明显受压而变窄。

2. 肉芽组织　主要由成纤维细胞和新生毛细血管组成，浅表部分毛细血管方向与表面垂直，其中有较多的炎细胞浸润。深部肉芽组织排列紧密，炎细胞和毛细血管数量减少，胶原纤维增多。

实验二　局部血液循环障碍

一、实验要求

1. 会识别肝淤血、脑出血、贫血性脾或肾梗死、出血性肠梗死的大体形态特点。
2. 会观察慢性肝淤血和慢性肺淤血的镜下病变特点。
3. 通过家兔空气栓塞之动物实验,观察空气栓塞时的表现及其产生的严重后果。

二、实验内容

大体标本	病理切片	动物实验
1. 肝淤血(槟榔肝)	1. 慢性肝淤血	家兔空气栓塞
2. 脑出血	2. 慢性肺淤血	
3. 脾或肾贫血性梗死	3. 混合血栓	
4. 肠出血性梗死		

【大体标本】

1. 慢性肝淤血(槟榔肝)　肝脏部分,体积增大。切面为均匀分布的暗褐色区(淤血)与灰黄色区(脂变)交错,形成类似中药槟榔切面的斑纹。

2. 脑出血　脑膜血管扩张充血。切面脑灰白质及沟回清晰,脑实质或脑室腔内充满凝血块,呈黑褐色,局部脑组织破坏。

3. 脾或肾贫血性梗死　脾或肾近被膜面可见灰白色楔形梗死灶,尖端指向脾门或肾门,底部紧贴被膜。梗死状周围有暗黑色充血出血带。

4. 肠出血性梗死　小肠一段,质膜面干燥、无光泽,且有纤维素被覆,使表面呈灰白色。切面上病变之肠壁肿胀增厚,黏膜皱襞坏死,各层呈黑褐色。肠腔内充满暗褐色混合物。扭转或套叠处呈灰白色或灰褐色。

【病理切片】

1. 慢性肝淤血　肝小叶中央静脉及其周围肝血窦扩张,充满红细胞,肝细胞索因受压而萎缩或坏死,肝小叶边缘肝细胞可正常或发生脂肪变性。

2. 慢性肺淤血　肺泡壁毛细血管显著扩张充血,肺泡腔内可有粉红色水肿液,红细胞、心力衰竭细胞。高倍镜下,心力衰竭细胞体积大,胞质内有棕褐色的颗粒状物(为含铁血黄色)。肺间质可有纤维组织增生和含铁血黄素沉着。

3. 混合血栓

(1) 血小板小梁呈均匀红染的分枝状结构,表面附着白细胞。
(2) 小梁间为淡红色细丝网状纤维素,其中充满红细胞。

【动物实验】

家兔空气栓塞

1. 实验目的　认识空气栓塞所能产生的严重后果,以避免护理实践中医疗事故的发生。

2. 实验动物　家兔。

3. 实验器材　兔台,注射器(10ml),动物用解剖器械。

4. 实验方法

(1) 观察家兔一般情况,呼吸、瞳孔大小、角膜反射、口唇颜色等。

(2) 选好兔耳静脉，注入 5～10ml 空气，然后观察动物反应。

(3) 待家兔呼吸停止后，打开胸腔（此时动物心脏仍可在跳动），通过扩张的右心耳薄壁，可显示无数的空气泡。将心脏周围的大血管全部结扎、剪断。取出心脏后放入盛水的玻璃器皿中，在水面下将右心房剪开，观察有何现象。

实验三 炎 症

一、实验要求

1. 会识别纤维素性炎、化脓性炎、炎性息肉大体标本的形态变化。
2. 会观察各类炎细胞、化脓性阑尾炎镜下病变特点。

二、实验内容

大体标本	病理切片
1. 纤维素性心包炎（绒毛心）	1. 蜂窝织性阑尾炎
2. 假膜性炎（菌痢）	2. 炎性息肉
3. 急性化脓性阑尾炎	
4. 脓肿（肝、肺和脑）	
5. 急性重型肝炎	
6. 炎性息肉（子宫颈息肉）	

【大体标本】

1. 纤维素性心包炎（绒毛心） 心包脏层表面粗糙，有厚层灰白色渗出物覆盖，呈絮状或绒毛状。

2. 假膜性炎（菌痢） 结肠黏膜表面有一层灰黄色、糠皮样假膜，部分假膜有脱落形成大小不一、形状不规则的浅表溃疡。肠壁因充血水肿而增厚。

3. 急性化脓性阑尾炎 阑尾肿胀，质膜面充血，附有脓性渗出物。切面见阑尾壁增厚，腔内有脓性渗出物。

4. 脓肿 观察肝、肺和脑脓肿标本。切面见脓肿形成，腔内脓液已流失，仅有少许脓液黏附，周围有纤维组织包绕，边界清楚。

5. 急性重型肝炎 肝脏体积明显缩小，包膜皱缩，边缘薄而锐，切面呈土黄色，有些区域呈现红黄相间。

6. 炎性息肉（子宫颈息肉） 子宫颈外口突出、下垂一个带蒂的肿物，蒂与宫颈内口相连。

【病理切片】

1. 蜂窝织性阑尾炎 为阑尾的横切面。阑尾各层均有充血、水肿，有大量中性粒细胞浸润。部分阑尾黏膜坏死脱落，腔内有脓性渗出物。

2. 炎性息肉 子宫颈或鼻息肉组织切面，息肉表面有被覆上皮覆盖，间质较疏松，毛细血管扩张和充血，腺体增生，有较多淋巴细胞和浆细胞浸润，以及少量中性和嗜酸粒细胞浸润。

实验四　肿　瘤

一、实验要求

1. 认识常见肿瘤的大体形态及生长、扩散方式。
2. 认识几种常见肿瘤的大体标本形态变化特点。
3. 认识并描绘几种常见肿瘤的镜下的病变特点。

二、实验内容

大体标本	病理切片
1. 皮肤乳头状瘤	1. 脂肪瘤
2. 甲状腺腺瘤	2. 纤维瘤
3. 食管鳞状细胞癌	3. 结肠腺瘤
4. 纤维瘤	4. 鳞状细胞癌
5. 脂肪瘤	5. 结肠腺癌
6. 纤维肉瘤	6. 纤维肉瘤

【大体标本】

1. 皮肤乳头状瘤　肿瘤突出皮肤表面，呈乳头状，灰白色，以蒂与皮肤相连。

2. 甲状腺腺瘤　甲状腺内有一个肿块，呈球形，边界清楚，包膜完整。切面呈棕红色。

3. 食管鳞状细胞癌　肿块突入食管腔内，表面有坏死、溃疡形成，切面灰白色，向深层组织浸润。

4. 纤维瘤　肿瘤呈球形，有包膜，质较硬。切面呈编织状，灰白色。

5. 脂肪瘤　肿瘤呈分叶状，有包膜，色黄，质软，切面似正常脂肪组织。

6. 纤维肉瘤　肿瘤呈结节状，分界尚清楚，无包膜。切面粉红色，均匀细腻，鱼肉状，有时可见束状组织纵横排列，常有出血坏死。

【病理切片】

1. 脂肪瘤　低倍镜观察肿瘤由分化成熟的脂肪细胞构成，呈大小不一的分叶状，间隔为少量的纤维结缔组织。

2. 纤维瘤　低倍镜观察，胶原纤维排成束状，互相交织，其间有细长的分化好的纤维细胞。高倍镜观察，瘤细胞呈细长形，核小，两端尖，与正常纤维细胞相似。

3. 结肠腺瘤　低倍镜观察，肿瘤向黏膜表面生长，主要由大量腺体组成。腺体大小不等，排列紊乱，腺管间为结缔组织。高倍镜观察，肿瘤细胞呈柱状，排列整齐，细胞核位于基底部，呈栅栏状排列，细胞无明显异型性，与正常结肠腺体结构相似。

4. 鳞状细胞癌　低倍镜观察，癌细胞排列呈片状或条索状，大小不一，癌巢中心区可见排列成同心圆状呈粉红色的角化珠，又称为癌珠。高倍镜观察，高分化鳞癌的癌细胞排列，由癌巢的外层向内观察，外层的癌细胞似基底细胞，内为类似于棘细胞的癌细胞，再内为角质层。低分化鳞癌不形成角化珠，癌细胞大小不等，形态多样，核大深染，可见核分裂象。在癌组织间有纤维结缔组织。

5. 结肠腺癌　低倍镜观察，高分化腺癌细胞呈腺管状排列，排列紊乱，管腔大小不等，腺腔形状极不规则。高倍镜观察，癌细胞大小不一，形态各异，染色加深，呈单层或多层排列，可见核分裂象。低分化腺癌无完整的腺腔样结构，癌细胞排列成实性癌巢，异型性明显，核分裂象多见。

6. 纤维肉瘤　低倍镜观察，肿瘤细胞弥漫分布，无巢状结构。瘤细胞丰富，间质少，瘤细胞与成纤维细胞相似。高倍镜观察，瘤细胞大小不一，呈梭形或圆形，异型性明显，核分裂象多见。

实验五　心血管系统疾病

一、实验要求

1. 识别高血压性心脏病、原发性固缩肾、高血压脑出血、主动脉粥样硬化、心肌梗死等大体标本的形态学变化。
2. 识别小动脉硬化、风湿性心肌炎、动脉粥样硬化的镜下病变特点。

二、实验内容

大体标本	病理切片
1. 高血压性心脏病	1. 小动脉硬化
2. 原发性固缩肾	2. 风湿性心肌炎
3. 高血压脑出血	3. 主动脉粥样硬化
4. 主动脉粥样硬化	
5. 心肌梗死	

【大体标本】

1. 高血压性心脏病　心脏体积增大，重量增加，左心室室壁显著肥厚，乳头肌增粗，瓣膜无明显病变。

2. 原发性固缩肾　肾体积缩小，重量减轻，质地变硬。表面呈弥漫的细颗粒状。切面皮质变薄，皮髓质界限不清。

3. 高血压脑出血　大脑冠状切面，见内囊及基底核区有一较大出血灶，血液凝固呈黑色，该处脑组织破坏。

4. 主动脉粥样硬化　主动脉内膜表面凹凸不平，可见大小不等稍隆起的黄色斑点、条纹或黄白色蜡滴样纤维斑块。部分斑块破溃，形成粥样溃疡。

5. 心肌梗死　在左心室壁可见形状不规则的梗死灶，呈灰白色，无光泽，其边界清晰。

【病理切片】

1. 小动脉硬化　肾或脾小动脉管壁高度增厚，呈玻璃样变性，管腔狭窄。

2. 风湿性心肌炎　低倍镜观察：心肌间质及小血管附近可找到成簇细胞聚集的病灶，即风湿小体。高倍镜观察：典型的风湿小体中央有少量嗜酸性碎块状纤维素样坏死，周围散在有风湿细胞。该细胞体积较大，圆形或多边形，胞质丰富，嗜碱性，有时呈双核，核膜清楚，染色质浓集于中心，呈枭眼状。周围有少量淋巴细胞、单核细胞浸润。

3. 主动脉粥样硬化　病变表层为增生的纤维组织，常发生玻璃样变性，其下为粉染无结构物质，内有多量无一定排列方向的针形空隙（制片过程中胆固醇结晶溶解后遗留之空隙），有时可见少量钙盐（蓝染颗粒）沉着。边缘和底部可见肉芽组织和少量淋巴细胞和泡沫细胞。

实验六　呼吸系统疾病

一、实验要求

1. 会识别慢性支气管炎、肺气肿、大叶性肺炎、小叶性肺炎、肺心病的大体标本形态变化。
2. 会观察肺气肿、大叶性肺炎（红色肝变期、灰色肝变期）、小叶性肺炎的镜下病变特点。

二、实验内容

大体标本	病理切片
1. 慢性支气管炎	1. 肺气肿
2. 肺气肿	2. 大叶性肺炎
3. 大叶性肺炎	3. 小叶性肺炎
4. 小叶性肺炎	
5. 肺心病	

【大体标本】

1. 慢性支气管炎　支气管黏膜充血呈暗褐色，黏膜表面粗糙，并可见许多针头大小的小孔（因腺体导管开口增大所致），其余肺组织较疏松（气肿）。

2. 肺气肿　肺组织膨胀，体积增大，边缘变钝，切面呈海绵状，并可见因肺泡壁破裂融合而形成的大泡。

3. 大叶性肺炎　病变肺叶肿大呈灰白或红色，质实如肝，切面干燥呈颗粒状。胸膜表面有纤维蛋白渗出。

4. 小叶性肺炎　肺内有多数散在大小形状不一的灰黄色实变区（脓性渗出），部分融合成片。

5. 肺心病　右心室肥厚，心腔扩张、心脏重量增加，心尖钝圆，肺动脉圆锥显著膨隆，通常以肺动脉瓣下 2cm 处右心室肌壁厚度超过 5mm 作为诊断肺心病的形态标准。

【病理切片】

1. 肺气肿　肺组织大部分区域肺泡腔扩大，肺泡壁变薄或断裂，断裂的肺泡相互融合成大泡。

2. 大叶性肺炎

（1）红色肝样变期：病变均匀一致，肺泡腔内充满大量纤维蛋白、红细胞及少量中性粒细胞，肺泡壁毛细血管扩张充血。

（2）灰色肝样变期：肺泡腔内渗出物主要为中性粒细胞、纤维蛋白，而红细胞消失。肺泡壁毛细血管受压，病变肺组织呈贫血状态。

3. 小叶性肺炎　病变呈灶性分布，病变中央的小支气管管壁充血水肿及多量中性粒细胞和少量单核细胞浸润，有脱落上皮；周围肺组织的肺泡腔内有上述炎性渗出物。

实验七　消化系统疾病

一、实验要求

1. 会识别胃溃疡、病毒性肝炎、门脉性肝硬化的大体标本，确认其大体形态特点。
2. 会观察慢性胃炎、溃疡病、病毒性肝炎、肝硬化的切片，确认其镜下病变特点。

二、实验内容

大体标本	病理切片
1. 胃溃疡	1. 慢性萎缩性胃炎
2. 急性重型肝炎	2. 胃溃疡
3. 亚急性重型肝炎	3. 急性肝炎
4. 门脉性肝硬化	4. 急性重型肝炎
5. 坏死后性肝硬化	5. 门脉性肝硬化

【大体标本】

1. 胃溃疡　胃小弯侧黏膜面有一卵圆形溃疡病灶，直径小于2cm；溃疡边缘整齐，底部平坦；周围黏膜粗糙，皱襞呈放射状。

2. 急性重型肝炎　肝体积明显缩小；边缘变锐，包膜皱缩，质地柔软；表面及切面呈黄色或红褐色。

3. 亚急性重型肝炎　肝体积有不同程度缩小，包膜轻度皱缩；切面呈黄绿色（胆汁淤积），有许多散在灰白色结节。

4. 门脉性肝硬化　肝体积缩小；表面及切面有大小较一致的小结节，黄褐色或黄禄色，直径小于0.5cm；结节周围灰白色间隔较细。

5. 坏死后性肝硬化　肝体积缩小；表面及切面有大小不等的结节，大小悬殊，直径多在0.5cm以上；结节周围灰白色间隔较宽，宽窄不一。

【病理切片】

1. 慢性萎缩性胃炎　黏膜固有层腺体变小，数目减少，淋巴细胞、浆细胞浸润；黏膜上皮有明显肠上皮化生。

2. 胃溃疡　组织凹陷处为溃疡底部，两侧为溃疡边缘；溃疡底由黏膜层起分四层：渗出层、坏死层、肉芽组织层及瘢痕层，其中瘢痕层可见小动脉内膜炎等改变。

3. 急性肝炎　肝细胞体积增大，胞质透亮，排列拥挤，肝窦受压；肝细胞嗜酸性变及嗜酸性小体；点状坏死，坏死灶内有淋巴细胞浸润；汇管区炎细胞浸润。

4. 急性重型肝炎　肝组织广泛、弥漫性大片坏死，仅小叶边缘少量残留肝细胞，无再生结节；浸润的炎细胞主要为淋巴细胞和单核细胞。

5. 门脉性肝硬化　正常肝小叶结构完全破坏由假小叶取代，假小叶内肝细胞排列紊乱，无中央静脉或偏位或多个；有的假小叶内可见汇管区；假小叶之间为较细的纤维组织间隔，其中有新生小胆管及慢性炎细胞浸润。

实验八　泌尿系统疾病

一、实验要求

1. 会识别弥漫性毛细血管内增生性肾小球肾炎、弥漫性硬化性肾小球肾炎。
2. 会观察弥漫性毛细血管内增生性肾小球肾炎、弥漫性硬化性肾小球肾炎。

二、实验内容

大体标本	病理切片
1. 毛细血管内增生性肾小球肾炎	1. 毛细血管内增生性肾小球肾炎
2. 弥漫性硬化性肾小球肾炎	2. 弥漫性硬化性肾小球肾炎

【大体标本】

1. 毛细血管内增生性肾小球肾炎　肾体积增大，表面光滑，颜色较红，故又称为"大红肾"，若有出血点，称为"蚤咬肾"。

2. 弥漫性硬化性肾小球肾炎　继发性颗粒性固缩肾两侧肾脏对称性缩小，表面呈细颗粒状，切面呈皮质变薄，皮、髓质分界不清，小动脉管壁增厚，变硬。肾盂周围脂肪组织增多。

【病理切片】

1. 毛细血管内增生性肾小球肾炎

（1）肾小球体积大，细胞数增多：增生的细胞主要为毛细血管内皮细胞和系膜细胞，有较多的中性粒细胞和少量的单核/巨噬细胞浸润。增生细胞导致毛细血管受压或闭塞，肾小球内血流减少。严重时肾小球内毛细血管壁可发生纤维素样坏死及微血栓形成，血管破裂出血。

（2）肾小管病变：上皮细胞变性腔内可见管型。

（3）肾间质：充血水肿，中性白细胞浸润。

2. 弥漫性硬化性肾小球肾炎　大量肾小球纤维化及玻璃样变，其所属肾小管萎缩、纤维化、消失。残存肾小球代偿性肥大，所属肾小管扩张，可见各种管型。间质纤维组织增生，淋巴细胞和浆细胞浸润，间质内小动脉硬化，管壁增厚，腔狭窄。

实验九　女性生殖系统与性传播疾病

一、实验要求

1. 会识别子宫颈癌、乳腺癌的大体标本。
2. 会观察子宫颈癌、乳腺癌的镜下病变特点。

二、实验内容

大体标本	病理切片
1. 子宫颈癌	1. 子宫颈癌
2. 乳腺癌	2. 乳腺癌

【大体标本】
1. 子宫颈癌
（1）外生菜花型：癌组织主要向子宫颈表面生长，形成乳头状或菜花状突起，表面常有坏死和浅表溃疡形成。
（2）溃疡型：癌组织除向宫颈深部浸润外，表面同时有大块坏死脱落，形成溃疡，似火山口状。
2. 乳腺癌 肿块灰白色，质硬，无包膜，界不清，癌组织穿透皮肤，形成溃疡。乳腺皮肤呈橘皮样外观，乳头回缩、下陷。

【病理切片】
1. 子宫颈鳞状细胞癌 癌细胞主要为多角形，有角化及癌珠形成。
2. 乳腺癌（浸润性癌） 癌细胞形态多样，腺管结构可有可无，穿破乳腺导管或腺泡的基膜而侵入间质，核分裂象多见。

实验十 传 染 病

一、实验要求

1. 会识别原发综合征、慢性纤维空洞性肺结核、流行性脑脊髓膜炎、肠伤寒的大体标本形态变化。
2. 会观察流行性乙型脑炎、流行性脑脊髓膜炎、肠伤寒、急性痢疾、结核结节的镜下病变特点。

二、实验内容

大体标本	病理切片
1. 肺原发综合征	1. 结核结节
2. 慢性纤维空洞性肺结核	2. 肠伤寒
3. 粟粒性肺结核	3. 流行性乙型脑炎
4. 肠伤寒	
5. 细菌性痢疾	
6. 流行性脑脊髓膜炎	

【大体标本】
1. 肺结核原发综合征 肺上叶下部（或下叶上部）近胸膜处，有一圆形干酪样坏死病灶，直径1cm左右。切面灰黄色，质致密。同侧肺门支气管周围淋巴结明显肿大，切面呈干酪样坏死（结核性淋巴管炎，肉眼一般不易辨认）。
2. 慢性纤维空洞性肺结核 肺上叶有一陈旧性厚壁空洞，空洞壁由灰白色纤维组织构成，内壁附有干酪样坏死物质。空洞周围肺组织纤维化，胸膜增厚。其余肺组织尤其是肺下叶，可见多个新旧不一大小不等的结核病灶。
3. 粟粒性肺结核 肺叶切面有多数分布均匀的灰黄色粟粒大小的结核结节，伴有大片干酪样坏死。
4. 肠伤寒 小肠黏膜见一椭圆形的溃疡，边缘整齐，底部干净，可见暴露的肠肌层，溃疡与肠轴平行。

5. 细菌性痢疾 肠黏膜表面有一层灰色膜状物，粗糙而无光泽即假膜，病变范围广泛，部分假膜脱落，形成溃疡。

6. 流行性脑脊髓膜炎 脑膜血管高度扩张充血、蛛网膜下隙充满混浊的脓性渗出物。渗出物分布广泛，覆盖脑沟、脑回，使沟回结构模糊不清。脑室显示不同程度的扩张。

【病理切片】

1. 结核结节 低倍镜观察，肺组织中有许多大小相似的结核结节散在分布。高倍镜观察，典型的结核结节中央为郎汉斯巨细胞，细胞体积巨大，胞质内有多个核排列于细胞周边，呈花环状或马蹄状。周围是数量较多的类上皮细胞，细胞呈梭形或多边形，胞质丰富，细胞之间分界不清。再外围是少量淋巴细胞。有的结节中央可发生干酪样坏死。

2. 肠伤寒 低倍镜观察，回肠黏膜及黏膜下层见淋巴滤泡增生，淋巴细胞内有大量巨噬细胞增生聚集成团形成伤寒小结。高倍镜，淋巴滤泡内增生的巨噬细胞体积较大，胞质丰富、核圆形或肾形，胞质内有的可见吞噬的红细胞、淋巴细胞及组织碎片即伤寒细胞。

3. 流行性乙型脑炎 低倍镜观察，脑组织内血管高度扩张、充血，血管周围间歇加宽，淋巴细胞围绕血管呈袖套状浸润。高倍镜观察，神经细胞变性、坏死，可见神经细胞卫星现象、噬神经细胞现象，脑组织中可见筛网状坏死灶即软化灶，也可见胶质细胞增生形成的胶质结节。

参考文献

丁运良 .2002. 病理学基础 . 北京：人民卫生出版社

贺平泽 .2012. 病理学基础 . 第 2 版 . 北京：科学出版社

金惠铭，王建枝 .2008. 病理生理学 . 第 7 版 . 北京：人民卫生出版社

李玉林 .2015. 病理学 . 第 8 版 . 北京：人民卫生出版社

孙景洲 .2006. 病理学 . 南京：东南大学出版社

王斌，陈名家 .2013. 病理学与病理生理学 . 第 6 版 . 北京：人民卫生出版社

王平 .2013. 护士职业资格考试护考急救包 . 第 5 版 . 北京：人民军医出版社

王恩华 .2003. 病理学 . 北京：高等教育出版社

王建中，贺平泽 .2009. 病理学基础 . 北京：科学出版社

王建中，黄光明 .2013. 病理学基础 . 第 3 版 . 北京：科学出版社

王志敏 .2008. 病理学基础 . 第 2 版 . 北京：人民卫生出版社

杨怀宝，谢建华 .2012. 病理学 . 西安：第四军医大学出版社

杨怀宝 .2013. 病理学基础 . 北京：人民卫生出版社

周洁 .2015. 病理学与病理生理学北京：科学出版社

周溢彪 .2007. 病理学基础 . 第 2 版 . 北京：人民军医出版社

病理学基础教学大纲

（76 课时）

一、课程性质和任务

病理学是研究疾病发生发展规律，阐明疾病本质的科学，属医学基础课。本课程包括疾病的原因和发病机制，患病机体器官组织的病理变化（形态、结构、功能和代谢变化），疾病的经过和转归。其总任务是使学生掌握疾病过程一般的共同规律；使学生能运用病理学的基本知识，为学习后续课程奠定理论基础。

二、课程教学目标

（一）知识教学目标

（1）掌握基本病理变化、常见病的病变特点和概念。
（2）理解健康与疾病的概念及两者间的动态连续性。理解常见疾病的基本病理变化及其病理临床联系。
（3）了解病因与疾病、局部与整体、形态结构与功能代谢及相关专业知识的联系。

（二）能力培养目标

（1）能初步认识总论和各论的典型病变特点。
（2）能应用理论知识理解和分析常见病的临床表现。
（3）初步掌握病理与临床的联系。

（三）思想教育目标

（1）初步具备辩证思维的能力。
（2）具有预防为主的观念，培养良好的职业素质和理论联系实际的科学态度。
（3）具有良好的职业道德修养、人际沟通能力和团结协作精神。
（4）具有严谨的学习态度、科学的思维能力和敢于创新的精神。

三、教学内容和要求

教学内容	教学要求			教学活动参考	教学内容	教学要求			教学活动参考
	了解	理解	掌握			了解	理解	掌握	
绪论				理论讲授 多媒体演示	（一）健康与疾病			√	多媒体演示
（一）病理学的任务和内容			√		（二）病因学概述		√		
（二）病理学在医学实践中的地位	√				（三）发病学概述	√			
（三）病理学的研究方法		√			（四）疾病的经过与转归		√		
（四）病理学的学习方法	√				二、细胞和组织的适应、损伤和修复				理论讲授 多媒体演示
一、疾病概论				理论讲授	（一）细胞和组织的适应				

续表

教学内容	教学要求 了解	教学要求 理解	教学要求 掌握	教学活动参考	教学内容	教学要求 了解	教学要求 理解	教学要求 掌握	教学活动参考
1. 萎缩			√	标本、模型观察 显微镜观察 案例分析讨论	1. 栓子的运行途径			√	
2. 肥大		√			2. 栓塞的类型和对机体的影响	√			
3. 增生		√			(五)梗死		√		
4. 化生			√		1. 梗死的概念			√	
(二)细胞和组织的损伤					2. 梗死的原因、类型及病理变化			√	
1. 变性					3. 梗死对机体的影响	√			
2. 细胞死亡					实践2：大体标本：肺淤血、脑出血、脾或肾贫血性梗死、肠出血性梗死	熟练掌握			技能实践
(三)细胞组织损伤的修复									
1. 再生		√			切片标本：肺淤血、肝淤血、混合血栓	学会			
2. 肉芽组织		√			四、炎症				理论讲授
3. 肉芽组织的概念、形态结构特点功能			√		(一)炎症的概念、原因		√		多媒体演示
4. 创伤愈合					(二)炎症的基本病理变化：变质、渗出、增生			√	活体触摸、观察标本、模型观察 案例分析讨论 显微镜观察
(1)创伤愈合的基本过程	√				(三)炎症局部表现和全身反应		√		
(2)创伤愈合的类型		√			(四)炎症的类型及病变特点			√	
(3)影响创伤愈合的因素	√				(五)炎症的结局		√		
实践1：大体标本：肾细胞水肿、肝脂肪变性、凝固性坏死、液化性坏死、干性坏疽、湿性坏疽、肾盂积水	熟练掌握			技能实践	实践3：大体标本：急性化脓性阑尾炎、假膜性炎、纤维素性心包炎、脓肿、急性重型肝炎、炎性息肉	熟练掌握			技能实践
切片标本：肝脂肪变性、肉芽组织	学会				切片标本：蜂窝性阑尾炎、炎性息肉	学会			
三、局部血液循环障碍				理论讲授	五、肿瘤				理论讲授
(一)充血				多媒体演示 实物演示 标本、模型观察 显微镜观察 案例分析讨论	(一)肿瘤的概述				多媒体演示 活体观察 实物演示 标本、模型观察 案例分析讨论 显微镜观察
1. 动脉性充血		√			1. 肿瘤的概念			√	
2. 静脉性充血			√		2. 肿瘤性增生与非肿瘤性增生的区别		√		
(二)出血		√			(二)肿瘤的特征				
(三)血栓形成		√			1. 肿瘤的大体形态和组织结构		√		
1. 血栓形成的条件和机制					2. 肿瘤的异型性			√	
2. 血栓形成的过程和血栓的类型		√			3. 肿瘤的生长与扩散			√	
3. 血栓形成的结局		√			4. 肿瘤的代谢特点	√	√		
4. 血栓对机体的影响		√			(三)肿瘤对机体的影响			√	
(四)栓塞					(四)良性肿瘤与恶性肿瘤的区别			√	

续表

教学内容	教学要求			教学活动参考	教学内容	教学要求			教学活动参考
	了解	理解	掌握			了解	理解	掌握	
(五)肿瘤的命名与分类			√		(一)原发性高血压				多媒体演示
(六)癌前病变、原位癌、早期浸润癌		√			1.病因及发病机制		√		显微镜观察
(七)常见肿瘤举例	√				2.类型及病理变化			√	实物演示
(八)肿瘤的病因与发病学概要		√			(二)动脉粥样硬化及冠心病				标本、模型观察
(九)肿瘤的防治原则	√				1.病因和发病机制		√		案例分析讨论
实践4:大体标本:皮肤乳头状瘤、甲状腺腺瘤、食管鳞状细胞癌、纤维瘤、脂肪瘤、纤维肉瘤 切片标本:结肠腺瘤、鳞状细胞癌、结肠腺癌纤维瘤、脂肪瘤、纤维肉瘤	熟练掌握 学会			技能实践	2.基本病理变化			√	
					3.重要器官的病理变化及对机体的影响		√		
					4.冠状动脉粥样硬化性心脏病			√	
					(三)风湿病				
					1.病因及发病机制		√		
六、水、电解质代谢紊乱				理论讲授	2.基本病理变化		√		
(一)脱水的概念		√		多媒体演示	3.心脏的病理变化			√	
(二)脱水的类型、原因及机体变化			√	案例分析讨论	4.其他组织器官的病理变化		√		
(三)高、低钾血症的概念及机体变化			√		(四)心瓣膜病				
(四)水肿的概念及发病机制			√		1.二尖瓣狭窄		√		
(五)水肿的常见类型及临床特点		√			2.二尖瓣关闭不全		√		
(六)水肿对机体的影响		√			3.主动脉瓣狭窄		√		
					4.主动脉瓣关闭不全		√		
七、发热				理论讲授	(五)心肌炎	√			
(一)概述		√		多媒体演示	(六)心力衰竭				
(二)发热的原因与机制			√	案例分析讨论	1.概念			√	
(三)发热的时相与热型		√			2.病因与诱因、分类		√		
(四)发热时机体代谢功能变化		√			3.代偿功能、发病机制		√		
(五)发热的生物学意义	√				4.机体的功能代谢变化	√			
(六)发热的治疗原则与护理		√			5.防治原则	√			
八、休克				理论讲授	实践5:大体标本:高血压性心脏病、原发固缩肾、高血压脑出血、主动脉粥样硬化、心肌梗死 切片标本:小动脉硬化、风湿性心肌炎、主动脉粥样硬化	熟练掌握 学会			技能实践
(一)休克的概念、原因及分类		√		多媒体演示					
(二)休克的发生机制及微循环变化			√	案例分析讨论					
(三)机体代谢和功能变化		√			十、呼吸系统疾病				理论讲授
(四)休克的病理生理基础	√				(一)慢性支气管炎				多媒体演示
					1.病因及发病机制		√		显微镜观察
九、心血管系统疾病				理论讲授	2.病理变化及病理临床联系			√	标本、模型观察
					3.结局及并发症		√		案例分析讨论

续表

教学内容	了解	理解	掌握	教学活动参考	教学内容	了解	理解	掌握	教学活动参考
(二)慢性阻塞性肺气肿					3. 各型肝炎的病变特点及病理临床联系		√		
1. 病因及发病机制	√				(四)肝硬化				
2. 病理变化		√			1. 门脉性肝硬化的病因及发病机制		√		
(三)慢性肺源性心脏病					2. 门脉性肝硬化的病理变化及病理临床联系、结局		√		
1. 病因及发病机制	√								
2. 病理临床联系		√			3. 坏死后性肝硬化的病因及发病机制				
(四)肺炎					4. 坏死后性肝硬化病变及病理临床联系	√			
1. 肺炎的分类	√				5. 胆汁性肝硬化	√			
2. 大叶性肺炎的病因、发病机制		√			(五)肝性脑病	√			
3. 大叶性肺炎的病理变化及病理临床联系、并发症			√		实践7:大体标本:胃溃疡、门脉性肝硬化急性重型肝炎、亚急性重型肝炎、坏死后性肝硬化 切片标本:慢性萎缩性胃炎胃溃疡、门脉性肝硬化、急性重型肝炎、急性肝炎	熟练掌握 学会			技能实践
4. 小叶性肺炎的病因、发病机制		√							
5. 小叶性肺炎的病理变化及病理临床联系、并发症			√						
6. 间质性肺炎	√								
(五)呼吸衰竭									
1. 概念			√						
2. 病因及发病机制		√			十二、泌尿系统疾病				理论讲授 多媒体演示 标本、模型观察 显微镜观察 案例分析讨论
3. 机体的功能及代谢变化			√		(一)肾小球肾炎				
实践6:大体标本:慢性支气管炎、大叶性肺炎、小叶性肺炎、肺气肿、肺心病 切片标本:肺气肿大叶性肺炎、小叶性肺炎	熟练掌握 学会			技能实践	1. 病因及发病机制	√			
					2. 基本病理变化与临床综合征		√		
					3. 常见肾小球肾炎类型及病变特点			√	
十一、消化系统疾病				理论讲授 多媒体演示 标本、模型观察 显微镜观察 案例分析讨论	(二)肾盂肾炎				
(一)慢性胃炎					1. 概念、病因及发病机制		√		
1. 病因及发病机制	√				2. 急、慢性肾盂肾炎的病理变化、病理临床联系		√		
2. 类型、病理变化及病理临床联系	√				(三)肾衰竭				
(二)溃疡病					1. 急性肾衰竭			√	
1. 病因及发病机制	√				2. 慢性肾衰竭		√		
2. 病理变化及病理临床联系		√			3. 尿毒症		√		
3. 结局及并发症		√			实践8:大体标本:毛细血管内增生性肾小球肾炎、弥漫性硬化性肾小球肾炎 切片标本:毛细血管内增生性肾小球肾炎、弥漫性硬化性肾小球肾炎	熟练掌握 学会			技能实践
(三)病毒性肝炎									
1. 病因及发病机制	√								
2. 基本病理变化	√								

续表

教学内容	了解	理解	掌握	教学活动参考	教学内容	了解	理解	掌握	教学活动参考
十三、生殖系统与性传播疾病				理论讲授 多媒体演示 标本、模型观察 显微镜观察 案例分析讨论	2. 基本病理变化			√	显微镜观察 案例分析讨论
(一)子宫疾病					3. 结核病基本病变的转化规律		√		
1. 慢性子宫颈炎	√				4. 肺结核病		√		
2. 子宫颈上皮非典型增生和原位癌		√			(二)伤寒				
3. 子宫颈癌的病因、病理变化及病理临床联系			√		1. 病因及发病机制	√			
4. 子宫内膜增生症	√				2. 病理变化及病理临床联系		√		
(二)乳腺疾病					3. 转归和并发症		√		
1. 乳腺增生病的类型及病变特点	√				(三)细菌性痢疾				
2. 乳腺癌的病因、病理变化、类型、扩散和转移		√			1. 病因及发病机制	√			
(三)前列腺疾病					2. 病理变化及病理临床联系		√		
1. 前列腺炎病因及病理变化	√				(四)流行脑脊髓膜炎				
2. 前列腺增生症病因、病理变化及病理临床联系		√			1. 病因及发病机制	√			
(九)常见性传播疾病					2. 病理变化及病理临床联系		√		
1. 淋病	√				(五)流行性乙型脑炎				
2. 梅毒	√				1. 病因及发病机制	√			
3. 尖锐湿疣	√				2. 病理变化及病理临床联系		√		
4. 艾滋病	√								
实践9:大体标本:子宫颈癌、乳腺癌 切片标本:子宫颈癌、乳腺癌			熟练掌握 学会	技能实践	实践10:大体标本:肺原发综合征、慢性纤维空洞性肺结核、粟粒性肺结核、肠伤寒、流行性脑脊髓膜炎、细菌性痢疾 切片标本:结核结节、肠伤寒、流行性乙型脑炎				
十四、传染病				理论讲授 多媒体演示 标本、模型观察					
(一)结核病									
1. 病因及发病机制	√								

四、教学大纲说明

(一)适用对象与参考学时

本教学大纲可供护理、助产、药剂、医学检验、口腔工艺技术、医学影像技术等专业使用,总学时为76学时,其中理论教学58学时,实践教学18学时。

(二)教学要求

1.本课程对理论教学部分要求有掌握、理解、了解三个层次。掌握是指对病理学中所学的基本知识、基本理论具有深刻的认识,并能灵活地应用所学知识分析、解释生活现象和临床问题。理解是指能够解释、领会概念的基本含义并会应用所学知识。了解是指能够简单理解、记忆所学知识。

2. 本课程在实践教学方面分为熟练掌握和学会两个层次。熟练掌握是指能够独立娴熟地进行正确的实践技能操作;学会是指能够在教师指导下进行实践技能操作。

(三)教学建议

1. 在教学过程中,要结合课程特点,积极采用现代化教学手段,用好标本、模型、活体、挂图等,加强直观教学,充分发挥教师的主导作用和学生的主体作用。注重理论联系实际,并组织学生开展必要的临床案例分析讨论,以培养学生的分析问题和解决问题的能力,使学生加深对教学内容的理解和掌握。

2. 实践教学要充分利用教学资源,结合挂图、标本、模型、活体、多媒体等,采用理论讲授、多媒体演示、标本模型观察、活体触摸、案例分析讨论等教学形式,充分调动学生学习的积极性和主观能动性,强化学生的动手能力和专业实践技能操作。

3. 教学评价应通过课堂提问、布置作业、单元目标测试、案例分析讨论、实践考核、期末考试等多种形式,对学生进行学习能力、实践能力和应用新知识能力的综合考核,以期达到教学目标提出的各项任务。

学时分配建议(76 学时)

序号	教学内容	学时数		
		理论	实践	合计
	绪论	1	0	1
1	疾病概论	2	0	2
2	细胞和组织的适应、损伤和修复	4	2	6
3	局部血液循环障碍	4	2	6
4	炎症	4	2	6
5	肿瘤	6	2	8
6	水、电解质代谢紊乱	3	0	3
7	发热	1	0	1
8	休克	3	0	3
9	心血管系统疾病	6	2	8
10	呼吸系统常见疾病	4	2	6
11	消化系统疾病	4	2	6
12	泌尿系统疾病	4	1	5
13	生殖系统与性传播疾病	3	1	4
14	传染病	6	2	8
机动		3		3
合计		58	18	76

自测题参考答案

绪论
1. A 2. C 3. C

第1章
1. D 2. B 3. B 4. E 5. C 6. C 7. C

第2章
1. B 2. A 3. C 4. D 5. E 6. D 7. C 8. A 9. B 10. E 11. C 12. A 13. B 14. D 15. E

第3章
1. C 2. C 3. A 4. C 5. B 6. C 7. D 8. D 9. C 10. E 11. B 12. E 13. B 14. E 15. B 16. C 17. E 18. B 19. C 20. D

第4章
1. C 2. A 3. B 4. B 5. C 6. D 7. B 8. B 9. B 10. C 11. C 12. A 13. C 14. D 15. B 16. A 17. D 18. D 19. D 20. C 21. C 22. A 23. D 24. E 25. E

第5章
1. D 2. A 3. D 4. A 5. A 6. D 7. A 8. C 9. D 10. B 11. D 12. D 13. D 14. B 15. E 16. C 17. D 18. E

第6章
1. D 2. A 3. B 4. B 5. A 6. D 7. C 8. A 9. C 10. A 11. D 12. D 13. D 14. D 15. D 16. A 17. B 18. D 19. D 20. A

第7章
1. D 2. D 3. B 4. C 5. E 6. C 7. C 8. B

第8章
1. E 2. C 3. A 4. A 5. E 6. A 7. B 8. C 9. C 10. C 11. D 12. B 13. D 14. A

第9章
1. A 2. D 3. D 4. A 5. A 6. B 7. A 8. B 9. A 10. A 11. B 12. A 13. B

第10章
1. E 2. A 3. B 4. B 5. A 6. B 7. B 8. E 9. B 10. D 11. C 12. C 13. A 14. A

第11章
1. B 2. B 3. D 4. D 5. B 6. D 7. C 8. D

第12章
1. C 2. A 3. B 4. D 5. D 6.   7. D 8. C 9. A 10. C 11. C 12. A 13. A 14. E 15. C 16. A

第13章
1. D 2. D 3. A 4. C 5. E 6. C 7. B 8. A 9. E 10. C 11. C 12. B 13. E 14. B 15. D 16. A

第14章
1. E 2. B 3. D 4. E 5. D 6. B 7. A 8. B 9. C 10. B 11. B 12. E